W0330748

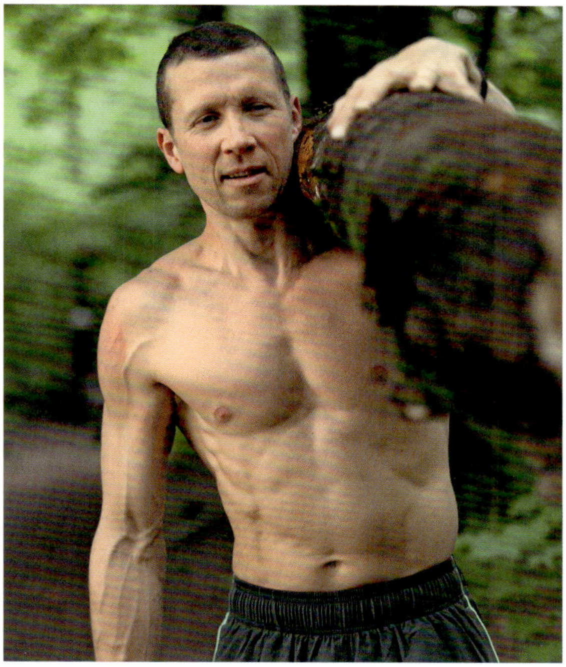

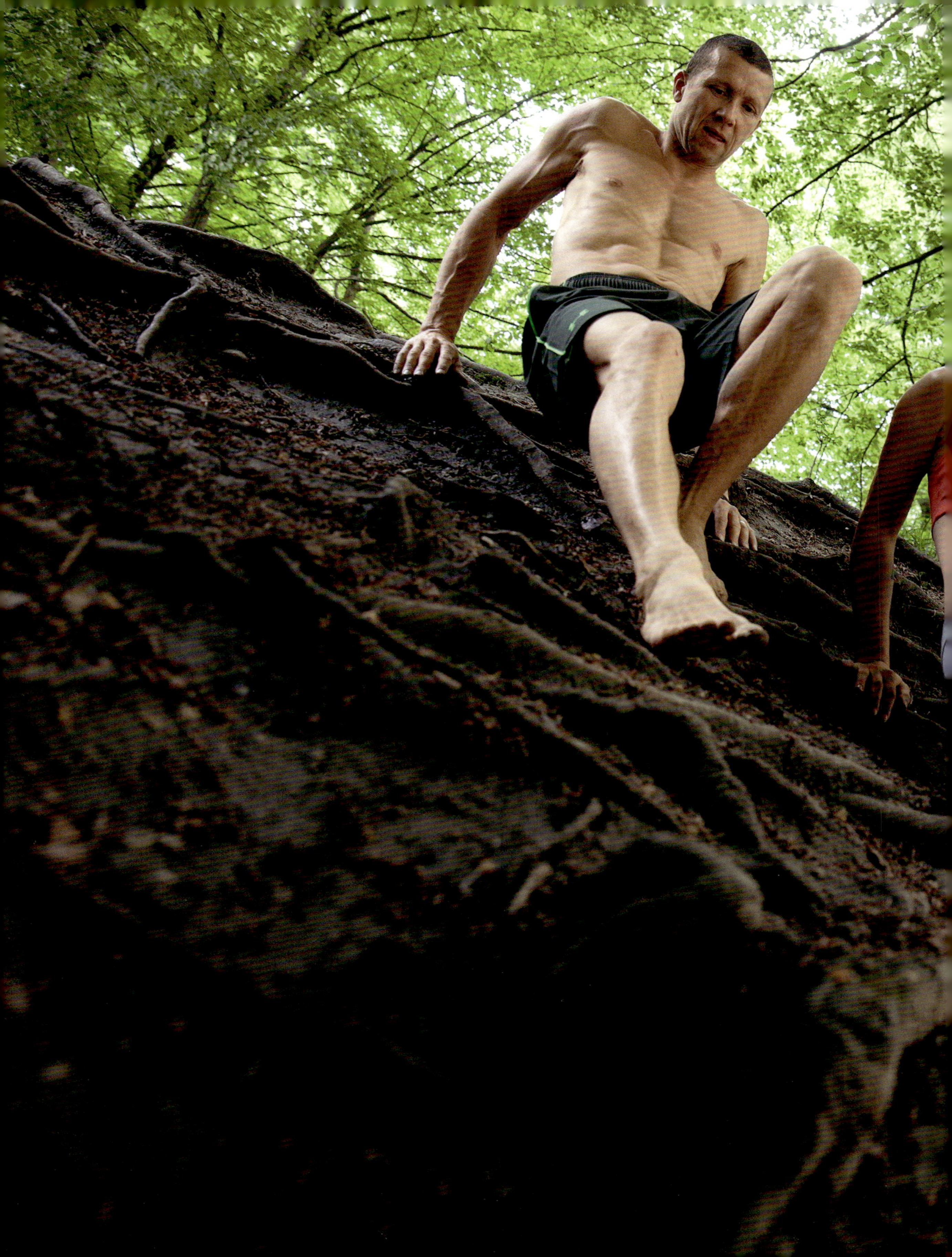

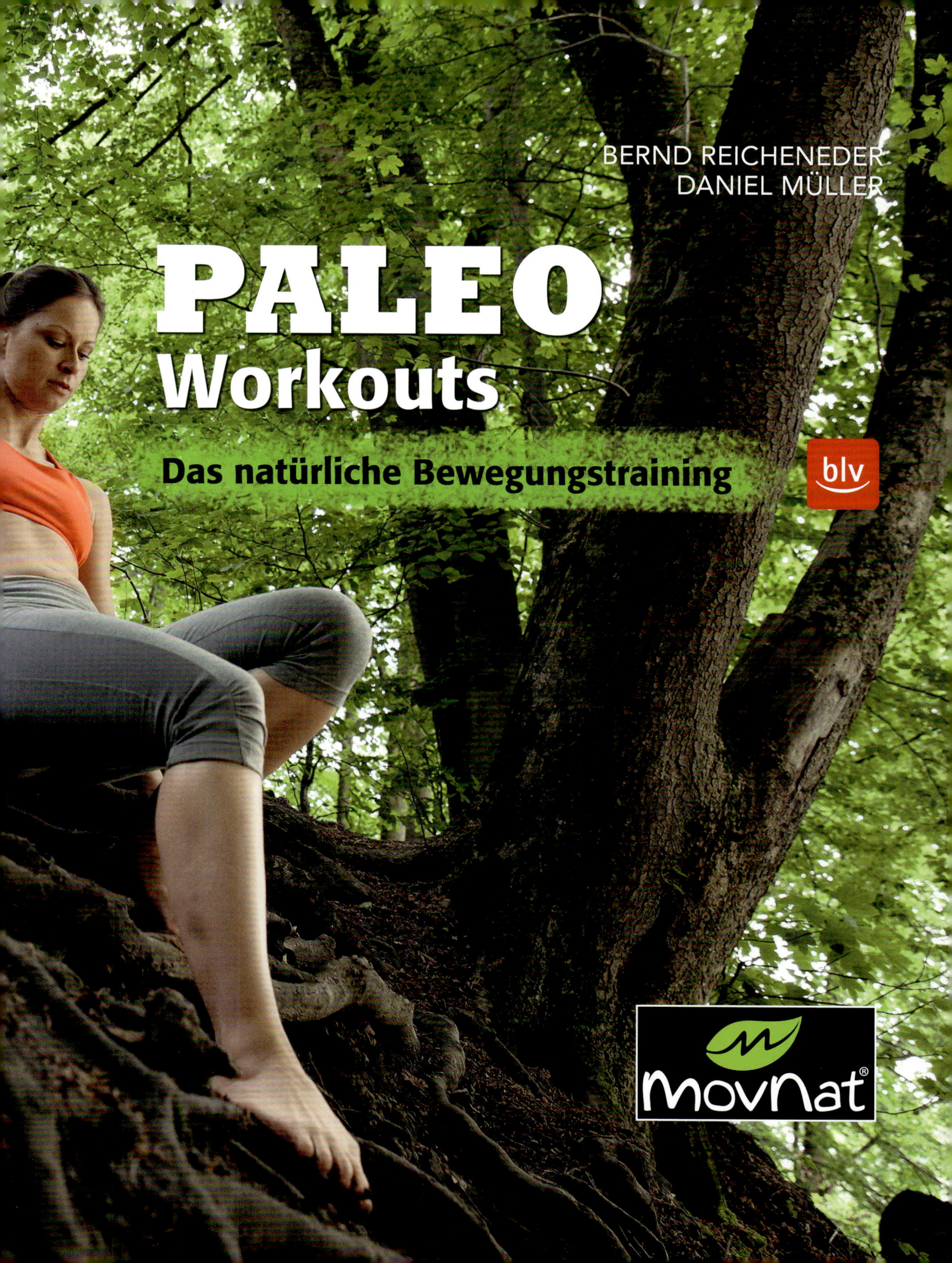
BERND REICHENEDER
DANIEL MÜLLER
PALEO
Workouts
Das natürliche Bewegungstraining
blv
MovNat®

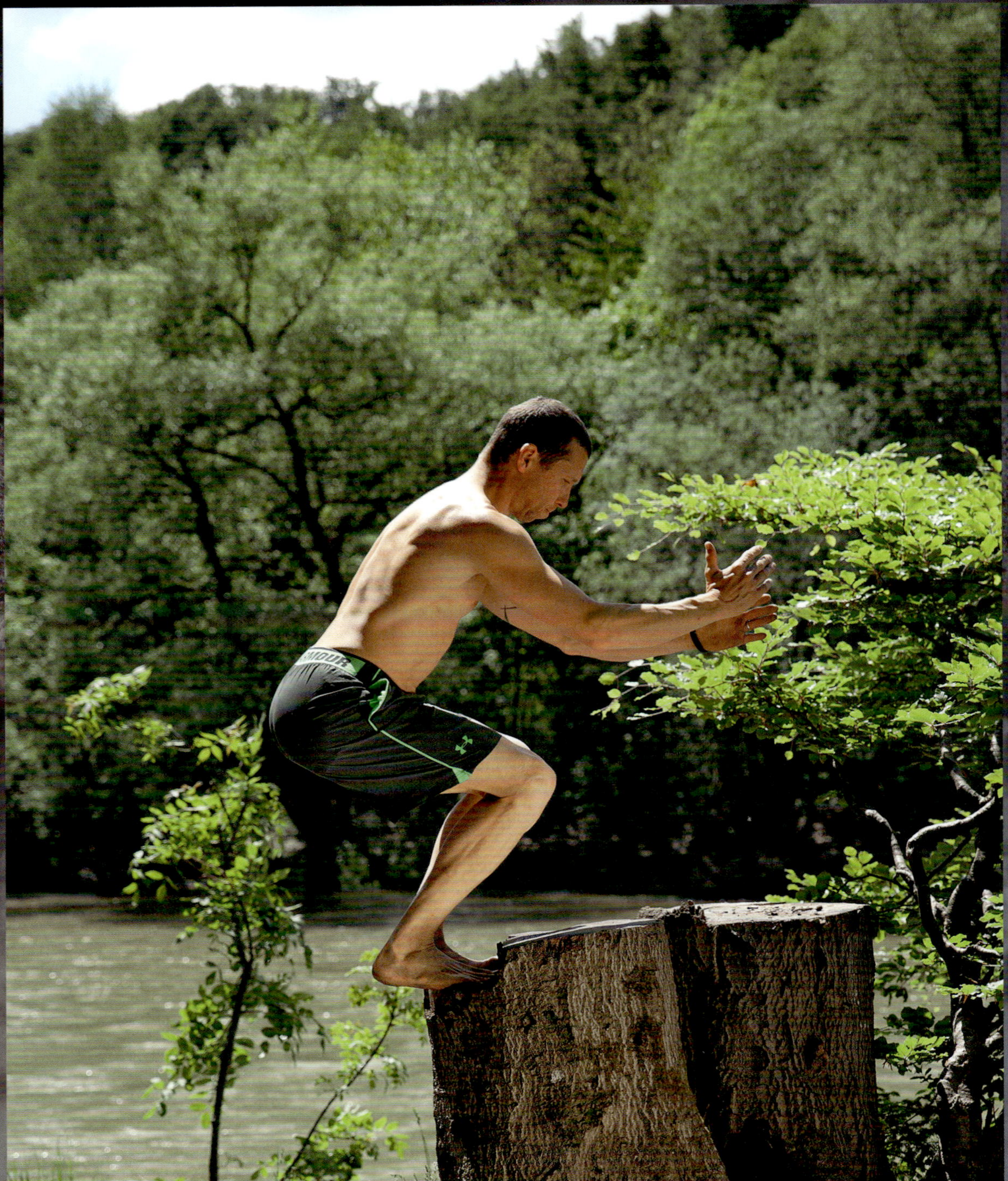

Inhalt

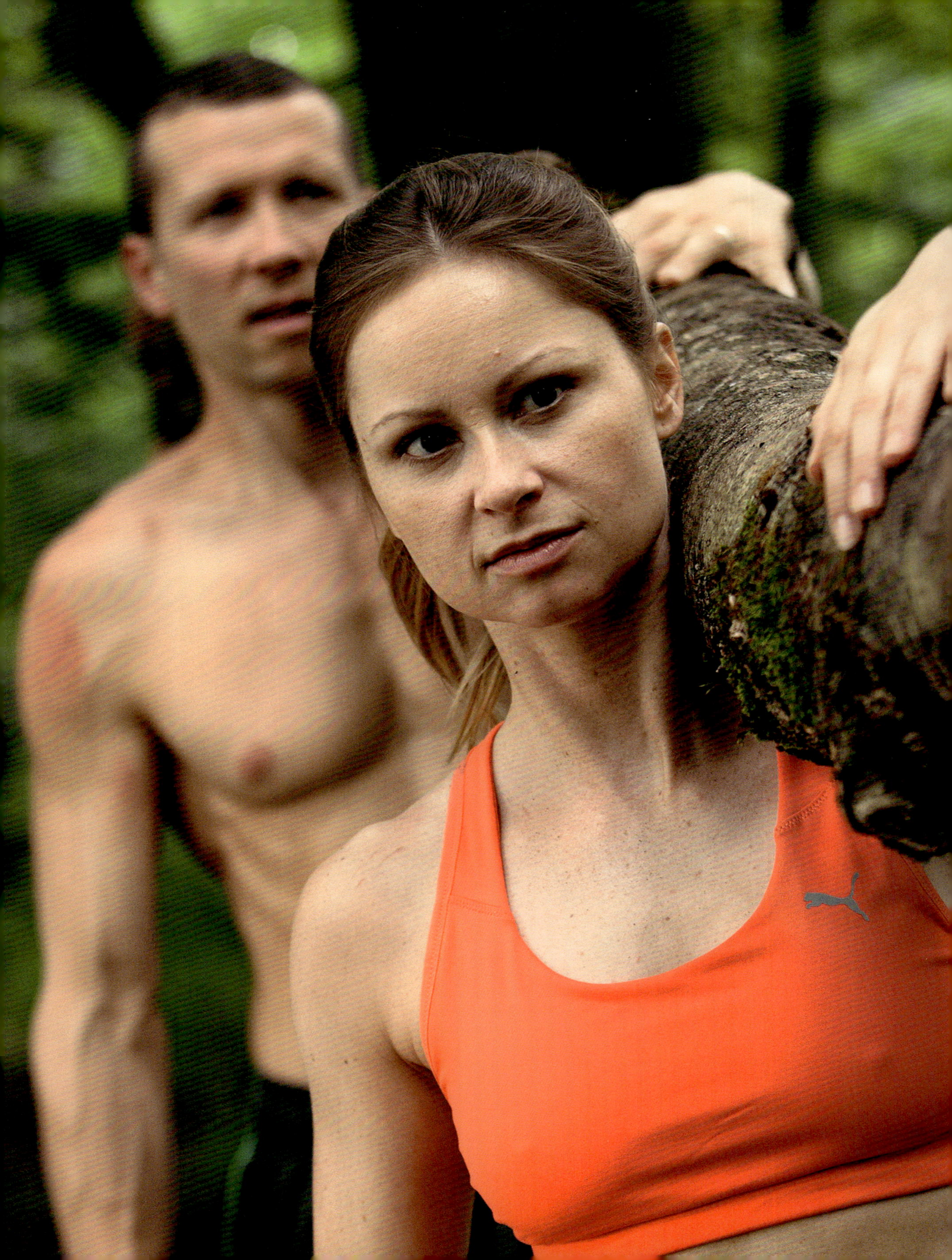

Vorwort

Im Leben eines modernen Menschen ist körperliche Fitness nur noch eine Sache von vielen. Es ist jedem selbst überlassen, ob er seinen Körper trainiert oder nicht. Viele Menschen entscheiden sich gegen körperliche Bewegung und inaktiv zu sein wird allgegenwärtig akzeptiert. Es scheint völlig in Ordnung zu sein, dass unzählige Erwachsene körperlich unfit sind und dass diese missliche Lage, die nicht einmal als solche thematisiert wird, anscheinend folgenlos ist. Oberflächliche und kosmetische Verbesserungen des Körperbildes verbleiben als die vorherrschenden Motive der Menschen, die regelmäßig trainieren. Moderne Fitnessstudios sind voll von »Spiegel-Athleten« – Menschen, die von ihrem eigenen Anblick wie besessen sind und hoffen, einem bestimmten Bild von »Fitness« zu entsprechen. Aber fit auszusehen und fit zu sein ist nicht dasselbe. Fit zu sein bedeutet, in der realen Welt fähig zu sein, körperliche Aufgaben zu lösen, effektiv und effizient handeln zu können und in herausfordernden Umweltsituationen richtig zu reagieren.

Betreten Sie den Weg von MovNat! MovNat ist ein System für körperliche Bildung und eine ganzheitliche Fitnessmethode, die ganz und gar auf die Entwicklung genau dieser Fähigkeiten ausgerichtet ist. Ein »MovNatter« oder »Natural Mover« glaubt, dass es mehr dazu braucht, einen Körper zu bilden, als nur Muskeln aufzubauen und dass es mehr dazu braucht, einen Menschen zu bilden, als nur einen Körper zu formen. Das uralte traditionelle Training hatte die körperliche und geistige Stärkung als Ganzes zum Inhalt; es betonte die lebenswichtige Notwendigkeit, sich auf die praktischen Anforderungen des Lebens vorzubereiten.

Die natürliche menschliche Bewegung ist nicht nur Option unter anderen. Sie war, ist und wird immer eine biologische Notwendigkeit sein. In einer Welt mit einer steigenden Zahl von körperlich hilflosen Männern und Frauen bekommt das zeitlose Streben, auf die wirkliche Welt vorbereitet zu sein, wieder eine grundlegende Bedeutung. Unabhängig von Alter, Geschlecht, ethnischem, kulturellem oder sozialem Hintergrund und auch unabhängig vom aktuellen Fitnessniveau ist diese physische Kompetenz für alle eine biologische Notwendigkeit.

Genauso wie meine Vorfahren vor mehr als hundert Jahren glaube ich, dass der beste Weg ist, so zu trainieren, dass man selbst nie in eine körperliche Hilflosigkeit gerät oder anderen immer helfen kann. MovNat ist sowohl eine uralte als auch eine hochaktuelle Herangehensweise an Fitness, die weit über oberflächliche und selbstsüchtige Erwartungen hinausgeht: Es geht nur darum, sich selbst und anderen helfen zu können.

Praktisch gesehen unterscheidet sich MovNat von anderen Fitnessmethoden oder Programmen in drei Hauptpunkten: Erstens basiert MovNat gänzlich auf natürlichen, organischen, vollständigen und anpassungsfähigen Bewegungen. Auch heute noch strebt fast die gesamte Fitness-»Industrie« und ihre stetig wachsende, technische Maschinerie in die entgegengesetzte Richtung. Warum um Himmels willen sollten Sie es tolerieren, dass sogenannte »Trainingsmaschinen« die eigentliche Funktionsfähigkeit Ihres Körpers diktieren, formen und verkümmern? MovNat bringt Ihre körperliche Natürlichkeit und Freiheit zurück.

Zweitens ist der praktische Wert dessen, was Sie tun, sofort sichtbar: »Ich springe über dieses Hindernis«, »Ich klettere auf diese Stange«, »Ich balanciere über diese Kante« oder »Ich hebe und trage dieses Gewicht«. Es hat etwas Hochmotivierendes, zu wissen, dass Ihre Übung tatsächlich einen Nutzen auf greifbare Art und Weise hat, anstatt sich die ganze Zeit vorzustellen, welchen Muskel Sie gerade trainieren, und dabei Wiederholungen zu zählen, und es ist einfach viel unterhaltsamer und macht Freude.

Schließlich sind die Bewegungen anpassungsfähig. Zu Anfang ist es vielleicht schwierig, sich vorzustellen, wie wichtig das ist. Bei MovNat gibt es so etwas wie die »perfekte Form« nicht. Wir verstehen nur die »effiziente« Form. Eine perfekte Form hat etwas mit der Nachahmung einer Position zu tun, die traditionell gespeichert wurde. Jemand hat gesagt, dass eine bestimmte Form genau die Form sei, und Sie müssen das so beachten, als wäre es eine Regel. MovNat erlaubt die Freiheit, jede nötige Anpassung vorzunehmen, die für die aktuelle Umgebung und den eigenen Körper wichtig ist. Dies ist der erste wichtige Aspekt der Anpassungsfähigkeit von Bewegungen. Der zweite ist die sogenannte »Körper-Geist-Umwelt«-Verbindung. Ich gebe Ihnen ein Beispiel: Wenn Sie springen, müssen Sie möglicherweise stabil und exakt auf einer unebenen, kleinen Fläche landen. Ihr Geist kann sich hier nicht mit etwas anderem beschäftigen, weil Sie eine praktische Bewegung innerhalb einer Situation machen, die Sie nicht außer Acht lassen dürfen und an die Sie sich anpassen müssen. Ihr Geist und Ihr Körper müssen sich zur selben Zeit auf dasselbe konzentrieren. Sie müssen alle Sinne hellwach halten. Das ist wirkliche Achtsamkeit; reine Präsenz in dem Moment, in dem Sie gerade sind und was Sie gerade tun. Das schafft, was man als den »Flow«-Zustand bezeichnet. Im heutigen hektischen Leben ist die Achtsamkeit eine unübliche Fähigkeit und der Flow eine seltene kostbare Erfahrung geworden.

Dieses Buch wurde von einem meiner besten Schüler und Ausbilder, Bernd Reicheneder, und seinem Co-Autor, Daniel Müller, geschrieben, die wie ich und mehrere Tausend weiterer Natural Movement Coaches auf dieser Welt all ihre Energien dazu aufwenden, die körperliche Energie der Menschen wieder aufzuwecken, ihre Bewegungskompetenz wieder zu schulen und ihr Selbstvertrauen, ihre Selbstachtung und Zufriedenheit durch Natural Movement zu erhöhen. Sie haben eine großartige Leistung erbracht, inhaltsreiches Material in einen praktischen Wegweiser für Anfänger zusammenzufassen, sodass es jeder verstehen und gleich ausführen und anwenden kann.

Keine wirkliche körperliche Kompetenz ist ohne die Anpassungsfähigkeit der Bewegung möglich und keine Bewegungsanpassungsfähigkeit ist ohne Achtsamkeit möglich. Achtsames Üben ist Ihre Gelegenheit, den Geist mit dem Körper, mit der Umgebung und dem Moment zu verbinden. Das allein macht MovNat zu einer einzigartigen Herangehensweise an das Thema Fitness.

Der Titel des Buches ist »Paleo Workouts«. Die Idee ist es, den Menschen klar zu machen, dass es sich hier um eine uralte Art und Weise des Trainings handelt, das dem unserer Vorfahren sehr ähnelt, wie sie sich in der Wildnis bewegten und wie sie in diesem Prozess ein sehr hohes Leistungsniveau bekommen haben. Größtenteils ist es heutzutage immer noch die Art und Weise der praktischen Bewegung und Fitness von Jägern und Sammlern, die noch in der Natur leben. Wir nennen es nicht »Paleo Fitness«, sondern nur einfach »Natural Movement«, und MovNat ist die Methode, die wir entwickelt haben, um diese natürlichen Bewegungen in effektivster Weise zurückzuerlangen. Natural Movement ist mehr als nur ein Workout. Es ist ein uraltes Bewegungsverhalten, das wir alle brauchen, ein Lebensstil, von dem wir gewaltig profitieren können, das Geburtsrecht der Selbstbefähigung und körperlicher Gesundheit, wie wir sie alle verdienen. Durch das Erlernen und Ausführen der MovNat-Methode steht Ihnen das alles wieder offen.

Erwan Le Corre, Gründer von MovNat

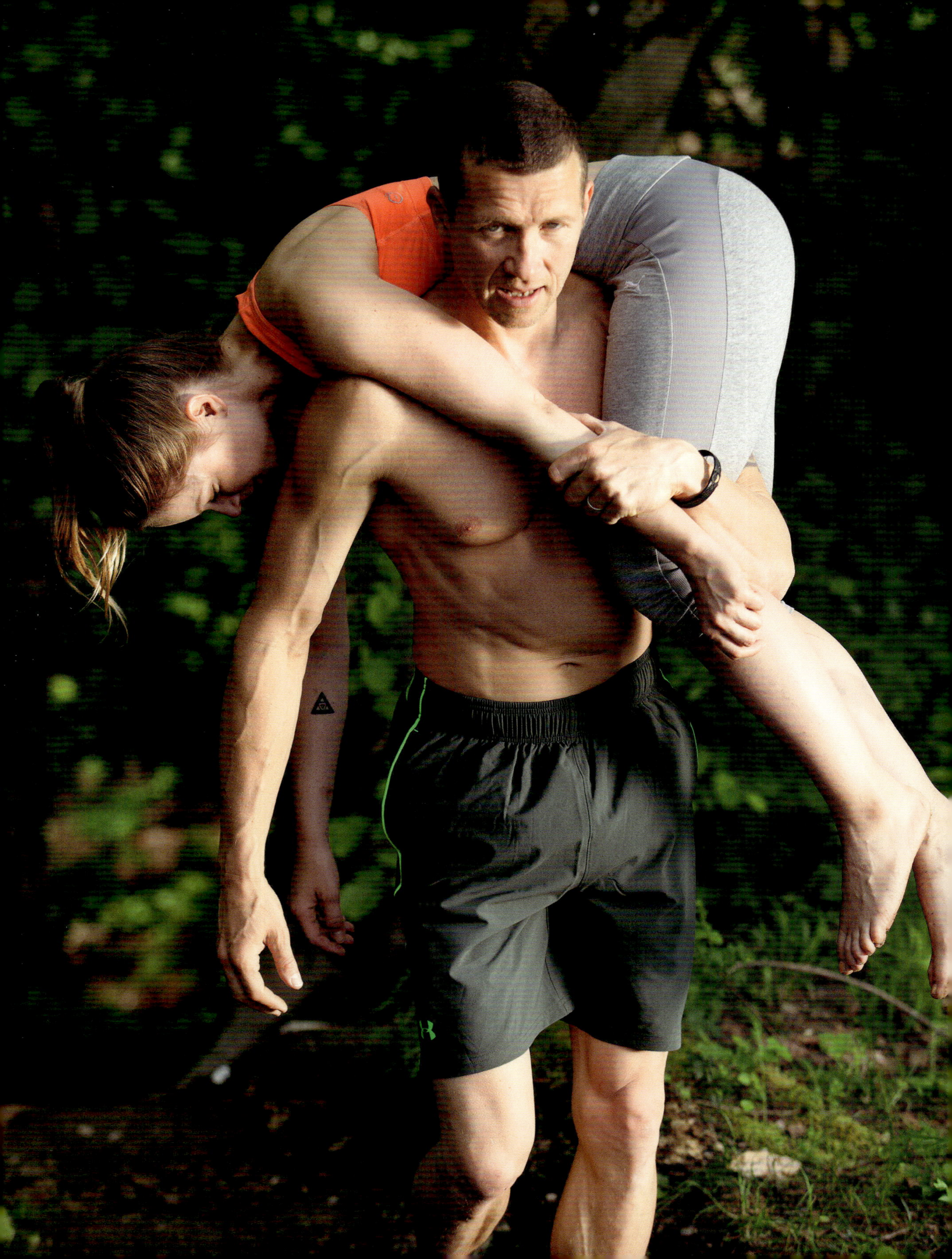

Sei stark, um nützlich zu sein

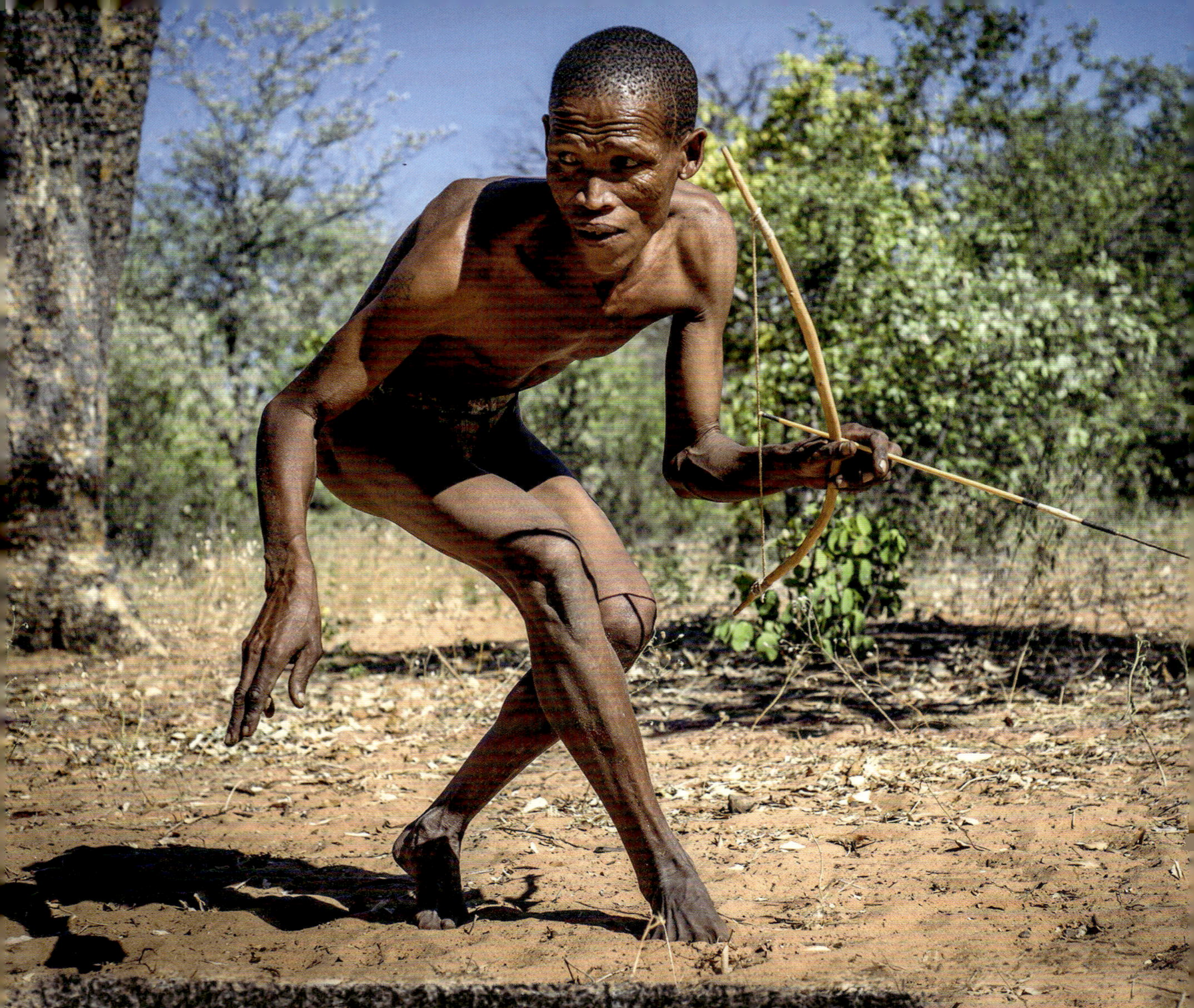

Die Geschichte der natürlichen Bewegung

Fitness, wie wir sie heute kennen, ist eine moderne Erfindung – etwas, das in den 1970er-Jahren mit Bodybuilding, Aerobic und Jogging seinen Lauf genommen hat. Körperliche Ertüchtigung jedoch reicht viel weiter zurück, in eine Zeit, in der körperliche Bewegung kein Luxus oder Freizeitvergnügen, sondern eine Notwendigkeit war, um das Überleben zu sichern. Vor Jahrhunderten und Jahrtausenden hatten die Menschen keine Maschinen und Gewichte, die wir heute in den Fitnessstudios finden, trotzdem waren sie in besserer körperlicher Verfassung als wir. Um zu verstehen, warum das so ist, wie die moderne Fitnesskultur entstand, was uns in der Zwischenzeit verloren gegangen ist, was MovNat ist und wie es wirken soll, hilft ein tieferer Blick in die Geschichte der natürlichen Bewegung.

Die Vorzeit – der Mensch als Teil der Natur

Diese Zeit war geprägt durch das Recht des Stärkeren, das Überleben und die Reproduktion. Entwöhnt vom Leben in Bäumen war der Mensch nun **8 Millionen Jahre** auf zwei Beinen unterwegs, bis er vor etwa 2000 Jahren zum Homo sapiens wurde. Die körperliche Entwicklung folgte ihrem gewohnten natürlichen Weg, der durch die praktischen Anforderungen des Lebens in und mit der Wildnis, dem Vermeiden oder Bewältigen von Bedrohungen und der Suche nach Nahrung und Schutz geprägt war.
Die Anforderungen an die Bewegung waren vielfältig und umfassten verschiedene Arten der Fortbewegung (Lokomotion), der Manipulation von Gegenständen, das Schwimmen und Kämpfen. Mit der Herstellung von Werkzeugen, dem Feuermachen und dem Jagen und Sammeln trat der Homo sapiens den Siegeszug über die Erde an.
Um in einer rauen Umgebung voller Hindernisse und Gegner zu überleben, musste der Mensch gut laufen, gehen, balancieren, springen, kriechen, klettern, heben, tragen, werfen, fangen, schwimmen und kämpfen können. Neben diesen praktischen Fähigkeiten entwickelten sich auch emotional-künstlerische Bewegungsformen, wie Tanzen, aber auch spielerische und rituelle Bewegungsweisen.
Die körperlichen Qualitäten, wie Kraft und Mobilität, wurden nicht durch strukturierte Trainingsprogramme, spezielle Methoden oder Fitnessprogramme erlangt, sondern von Kindesbeinen an durch die tägliche, instinktive und unumgängliche Praxis komplexer Bewegungsfertigkeiten nach und nach ausgebildet.

Die Jungsteinzeit: erste Landwirtschaft

Der Übergang vom nomadischen Jäger und Sammler zum Bauern führte zu dramatischen Veränderungen in der körperlichen Aktivität der Menschen. Die tägliche Hausarbeit des Getreideanbaus und der Viehzucht brachte neue physische Anforderungen mit sich. Die Arbeit und Ernährung war jedoch zu einem Großteil monoton und führte zu Überbeanspruchungen des Bewegungsapparates, Mangelerscheinungen und Krankheiten. Gleichzeitig ging die Bedeutung von komplexen Bewegungen, wie Laufen, Balancieren, Springen, Kriechen oder Klettern, deutlich zurück. Solche Bewegungen sind im Rahmen der Sesshaftigkeit selten gefordert oder wurden in einer vereinfachten Art und Weise ausgeführt, wie zum Beispiel das sichere und besser einschätzbare Klettern auf eine Leiter im Vergleich zur komplexen Leistung, auf einen Baum zu klettern.

Die Antike: Kriegsvorbereitung und Ästhetik

Zwischen 4000 v. Chr. und dem Untergang des Römischen Reiches 476 n. Chr. erlebte die Zivilisation durch Kriege und Eroberungen mehrere Aufstiege, aber auch Verluste. Ägypter, Assyrer, Babylonier, Perser und später die Griechen und Römer führten das körperliche Training für die männlichen Jugendlichen und Männer ein. Der Grund? Vorbereitung auf den Krieg und Huldigung der Götter durch körperliche Leistung.
Das militärische Training in der Antike hatte Ähnlichkeiten mit den Bewegungen unserer Steinzeitvorfahren, jedoch war es strukturierter und hatte ein primäres Ziel, die Vorbereitung auf den Krieg: Gehen und Laufen mit und ohne Rüstung, Springen, Klettern, Heben und Tragen schwerer Gegenstände, Werfen, waffenloses und bewaffnetes Kämpfen, Reiten, Wagenrennen und das Erlegen wilder Tiere. Junge Männer bereiteten sich so auf sportliche Wettkämpfe und den Krieg vor.
Quellen von athletischen Wettkämpfen gibt es vom alten Ägypten zur Zeit der Pharaonen und natürlich aus Griechenland, wo es allerorts sogenannte agonistische Spiele gab, allen voran die ehrwürdigen Spiele in Olympia. Schön und gut, kalós kai agathós, war das erklärte Ziel jedes griechischen Mannes und für die Griechen und als philosophisches Ideal ein wichtiger Teil der Erziehung und Bildung. Die körperliche Kultur

wuchs über den praktischen Nutzen hinaus und wurde zum Selbstzweck, ähnlich unserer modernen Fitness. Im Römischen Reich verrohten die einstigen praktischen Ideale zusehends für grausame Spiele und wiederum den Krieg.

Das Mittelalter: Arbeit, Sport, Spiel und Krieg

Durch die Ausbildung eines vom Christentum geprägten Welt- und Menschenbildes veränderte sich die Körperkultur während des Mittelalters stark. Das Christentum stärkte den Glauben an den Geist des Menschen, der Körper wurde als sündhaft und unwichtig angesehen. Mittelalterliche Bewegungsformen umfassten größtenteils den aristokratischen Sport, der durch Jagd, Tanz, Ballspiele und Wettkämpfe geprägt war. Die körperliche Erziehung war innerhalb des Rittertums von Exklusivität geprägt. Innerhalb vieler Turniere vollzogen die Ritter Bewegungsfertigkeiten und Wettkämpfe im Laufen, Springen, Schwimmen, Tauchen, Speerwerfen, Steinstoßen, Bogenschießen, Ringen, Reiten, Schwertfechten, Skilauf, Eislauf, Segeln, Rudern usw. Der Handwerkerstand organisierte das Fecht-, Ring- und Schützenwesen sowie Kinderspiele.

Die Renaissance

Das Zeitalter der Renaissance brachte ein größeres Interesse am Körper, der Anatomie, Biologie, Gesundheit und Bewegungserziehung.
Neben der Ausweitung und Differenzierung des spätmittelalterlichen Sports (Fechten, Schießen, Schwimmen, Reiten, Spiele, Tanz) ist vor allem die Arbeit des Spaniers Cristóbal Méndez prägend für diese Zeit. 1553 veröffentlichte er das erste Buch, das körperliches Training und seine positiven Effekte aus einer medizinischen Sichtweise darstellte und klassifizierte. 16 Jahre später erschien das berühmte Werk des itali-

Antike Skulptur »Diskobolos« als Idealbild der Athletik. Das im 18. Jahrhundert entwickelte »Gymnasticon« – eine frühe Trainingsmaschine.

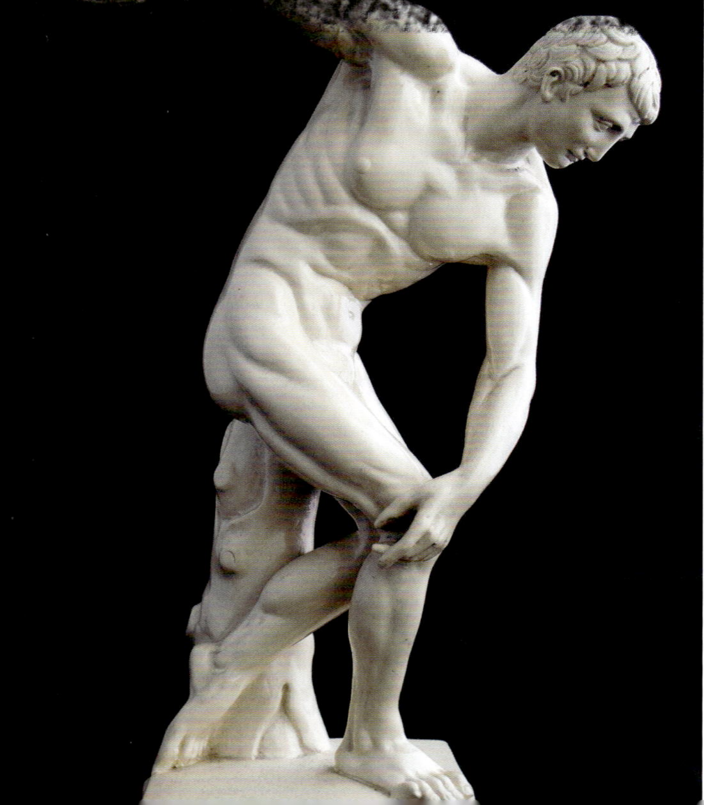

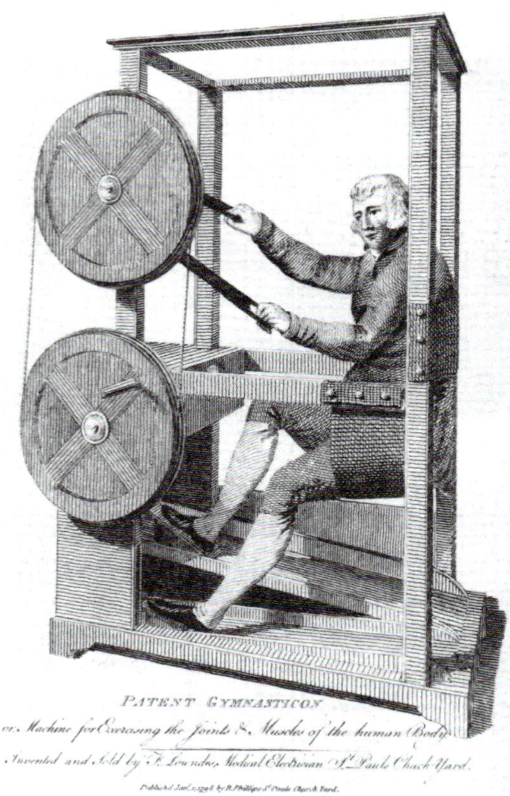
PATENT GYMNASTICON
or, Machine for Exercising the Joints & Muscles of the human Body
Invented and Sold by F. Lowndes, Medical Electrician St. Pauls Church Yard.

enischen Arztes Mercurialis *De Arte Gymnastica*, das einen ganzheitlichen Ansatz über Hygiene, Ernährung, körperliches Training und natürliche Heilmethoden beinhaltete. Es wird als erstes Buch der Sportmedizin angesehen und hatte einen großen Einfluss auf die Entstehung der Physiotherapie.

Die industrielle Revolution und die moderne Leibeserziehung

Die Industrielle Revolution markierte den Wechsel von der Handarbeit zur maschinenbasierten Produktion und veränderte die soziale und Körperkultur grundlegend. Durch das Aufkommen eines sitzenden Arbeits- und Lebensstils entstanden neue Ansätze zur Bewegungserziehung. In Deutschland eröffnete Johan Bernard Basedow 1774 das Gymnasium »Philantropinum«, welches körperliches Training und Spiele betonte. Die Einleitung der modernen Leibeserziehung wurde besonders durch die Arbeiten von Johann Christoph Friedrich GutsMuths, dem »Großvater der Gymnastik« vorangetrieben. Sein Buch *Gymnastik für die Jugend* war das erste systematische Buch über das Turnen, es wurde zum Standardwerk der Leibeserziehung in der englischsprachigen Welt. Seine Übungen orientierten sich an aristokratischen Normen und der griechischen Gymnastik und umfassten Bewegungsformen, wie Tragen, Heben, Ziehen, Hangeln, Klettern, Springen und Schwimmen.
Friedrich Jahn kam Anfang des 19. Jahrhunderts in die Körperkulturszene. Der »Turnvater« war ein Pionier der modernen Leibeserziehung, der sich an dem Philanthropen Pestalozzi orientierte. Sein 1811 in der Berliner Hasenheide eröffneter »Turnplatz« war der erste freie Sportplatz, auf dem systematische Leibeserziehung stattfand. Seine Turnübungen waren vielseitig und natürlich ausgerichtet, es fanden leichtathletische Übungen, Turnen an Geräten, Schwimmen, Fechten, Klettern, Spiele und Wandern statt.
In anderen Ländern Europas, wie England, Schweden, Italien, Spanien und dem heutigen Tschechien, sowie in Amerika entstanden im 19. Jahrhundert ähnliche Systeme der Bewegungserziehung, viele davon lehnten sich an die Arbeit von GutsMuths und Jahn an. Der Fokus der Bewegungsformen lag dabei größtenteils auf natürlichen Fertigkeiten, Körperübungen, Turnen, Laufen, Werfen und Fangen, Springen, Klettern und kämpferischen Wettkämpfen. Die Körper- und Trainingskultur brachte den Menschen praktische Bewegungsfertigkeiten bei, die sie für das reale Leben und mögliche Kriegssituationen vorbereiteten.
Ein Kontrast zu diesen Ansätzen war die Entwicklung des »Gymnasticon« im Jahr 1796. Das erste »Trainingsgerät« wurde von Francis Lowndes entwickelt, um die Gliedmaßen einzeln zu trainieren. Es entstand aus der orthopädischen Wissenschaft heraus und wurde bei Krankheiten, wie Gicht, Rheuma, Erschöpfung u.a., verwendet.

Das Aufkommen und die Institutionalisierung der ersten Sportarten

Im 19. Jahrhundert kamen die ersten Sportarten nach Europa, wie zum Beispiel Boxen, Fußball, Rudern, Tennis, Hockey oder Golf. Auch technische Erfindungen, wie das Fahrrad, Motorrad oder das Auto, wurden »versportlicht«, also für sportliche Rennen tauglich gemacht. Die Sportarten wurden durch Meisterschaften, Regelwerke, Institutionalisierung und Medieneinsatz immer mehr professionalisiert, sodass die reine Bewegung und deren praktischer Nutzen wieder in den Hintergrund rückte. Die Leibeskultur ermöglichte auch gezielte Angebote für Frauen, Senioren, Kinder usw.
Anfang des 20. Jahrhunderts brachte der französische Marineoffizier und Sportlehrer Georges Hébert die körperliche Kultur einen entscheidenden Schritt voran. Er entwickelte die »Méthode Naturelle«, ein Trainingsystem, das ausschließlich aus natürlichen Bewegungsfertigkeiten, wie Gehen, Laufen, Balancieren, Springen, Krabbeln, Klettern, manipulativen Fertigkeiten (Heben, Tragen usw.) und Selbstverteidigung bestand. Hébert

war für die körperliche Ausbildung der französischen Marine zuständig und veröffentlichte 1912 sein erstes Buch *L'éducation physique ou l'entraînement complet par la méthode naturelle.* Nach dem Zweiten Weltkrieg und der damit verbundenen »Aufbauphase« entstand der Hochleistungssport, der stark durch die Medien erfasst wurde und eine Abtrennung vom Breitensport vollzog. Die Menschen wollten nun immer mehr über die Optimierung der körperlichen Leistungsfähigkeit wissen, woraus die Sportwissenschaft entstand. Die körperliche Ertüchtigung wurde »Mittel zum Zweck«, anstatt auf eine selbstverständliche Weise in das Leben integriert zu sein. Die Welt der Spezialisierung wurde größer, allgemeine Bewegung wurde zu »Übungen« und »Sportarten«.

Die ersten Fitnessstudios und das Bodybuilding

Der Amerikaner Bernarr Macfadden gilt als Begründer der Fitnessstudios. Er propagierte einen minimalistischen Lebensstil in der Natur mit täglichem körperlichen Training und einem Verzicht von Alkohol, Tee, Kaffee und Weißbrot. Er veröffentlichte die ersten Magazine über Muskeltraining und veranstaltete Schauwettkämpfe in Amerika. Es entstand die Bodybuildingszene und das berühmte »old school« Fitnessstudio.

Es startete eine Fitnesswelle, die in ihrem Umfang kaum zu greifen ist. Das Zeitalter der ästhetikbasierten, industriegesteuerten Fitness- und Gesundheitsbewegungen umfasst zunehmend kompliziertere Trai-

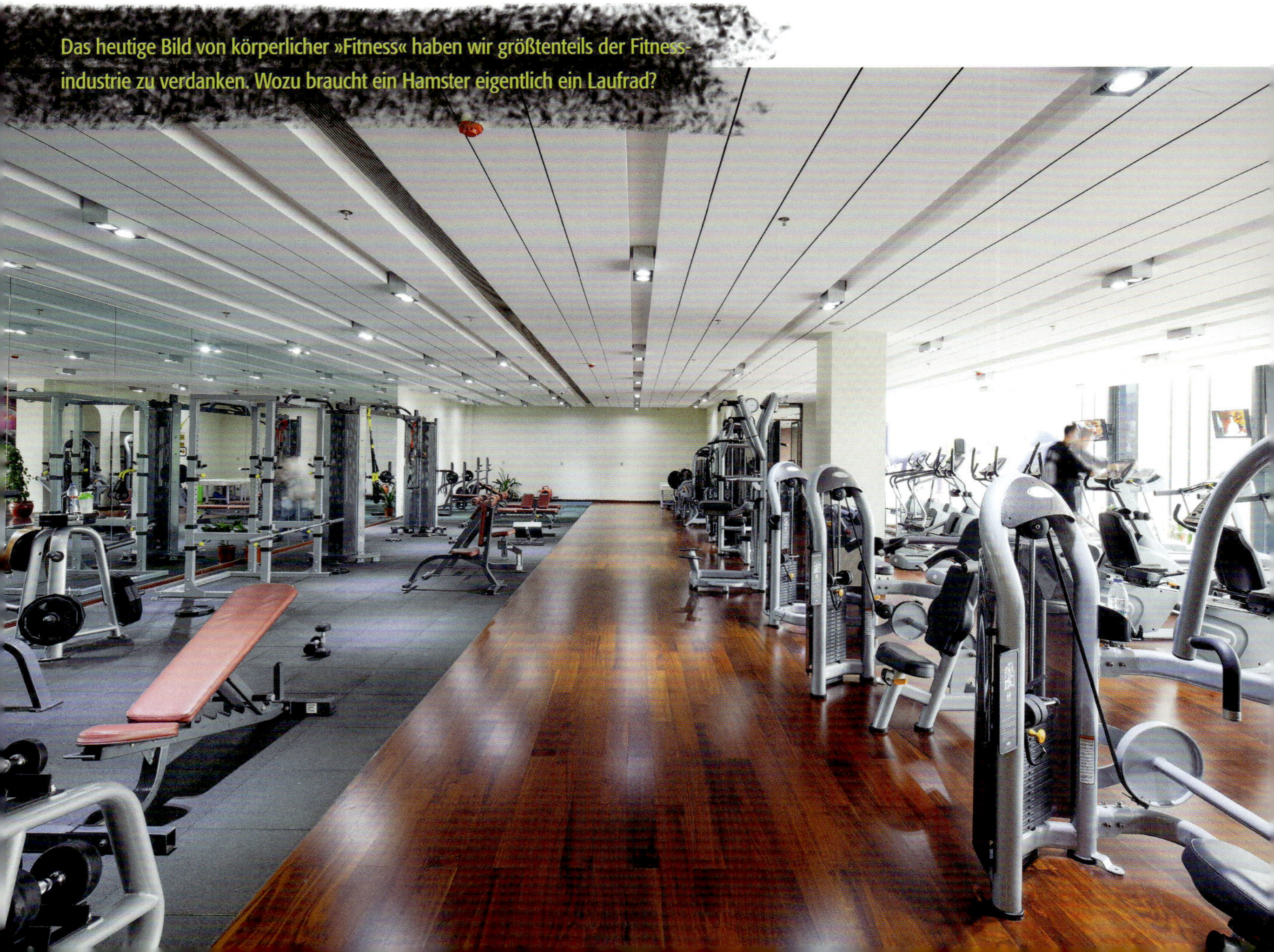

Das heutige Bild von körperlicher »Fitness« haben wir größtenteils der Fitnessindustrie zu verdanken. Wozu braucht ein Hamster eigentlich ein Laufrad?

ningsgeräte, Home Equipment, die Nahrungsmittelergänzungsindustrie, Bücher, Zeitschriften, DVDs und diverse Fitness-Apps.

Der aktuelle Stand: Fitness überall?

Über den Zeitraum von einem Jahrhundert wurden tausende Methoden und Programme erfunden, die alle versprechen, Sie in die beste Form Ihres Lebens zu bringen, und das in der schnellsten verfügbaren Zeit. Die folgende kurze Aufzählung gibt nur einen bruchteilhaften Eindruck der immensen Marketingideen der modernen Fitnessindustrie, für die die Menschen im letzten Jahrhundert mehrere Millionen ausgegeben haben: 5-Minuten-Ab-Shredder, Pilates Power Balls, Spinning, Ab-Roller, Power Plates, Fitnessbänder, Power Slider, Gym Sticks, Gravity Boots usw.

Wo sind wir gelandet?

Wenn wir über die Entwicklung der körperlichen Ertüchtigung und Fitness in der Menschheitsgeschichte nachdenken, sollten wir uns genau das fragen. Sicher haben die modernen Bestrebungen auch ihre Vorteile. Durch die sport- und gesundheitswissenschaftliche Forschung wissen wir besser denn je, wie unser Körper funktioniert, welche Belastungen er verarbeiten kann und wie wir seine Leistungsfähigkeit durch Training steigern können.
Doch trotz des vielen Wissens und der unzähligen Möglichkeiten zur körperlichen Ertüchtigung war die menschliche Bevölkerung noch nie so sesshaft, bewegungsfaul, krank und übergewichtig. Die Lebenserwartung steigt eher durch medizinische Fortschritte, die die entstandenen Beschwerden und Krankheiten besser bekämpfen, jedoch werden die körperlichen Einschränkungen und Krankheiten an sich nicht weniger, eher im Gegenteil – wie kann das sein?
Wir leben in einer Gesellschaft, in der körperliche Leistungsfähigkeit nicht mehr als praktischer Nutzen gebraucht wird. Durch den Fokus auf Dinge wie Arbeit, Geld, soziales Ansehen, Ästhetik, Reichtum, Bequemlichkeit, Sparsamkeit, Schnelllebigkeit und die primär symptomatischen und eindimensionalen Herangehensweisen im Gesundheitssystem verlieren wir mehr und mehr den Bezug zu unserer (eigenen) Natur.

Ein falsches Bild von Fitness

Die Gesundheits- und Fitnessindustrie vermittelt ein Bild von Fitness und Körperlichkeit, das nichts mit dem zu tun hat, was unser Körper tatsächlich braucht. Wir denken, Fitness bestünde aus einem ästhetischen Aussehen oder dem Meistern einer Sportart. Die am meisten verbreitete Meinung über »Trainieren« und Gesundheit ist, dass man nur regelmäßig Ausdauertraining machen müsste und ein wenig Krafttraining (vielleicht noch ein wenig Stretching). Dazu noch einige Nahrungsergänzungsmittel oder Diäten und schon sind Sie fit und gesund!
Fitness zu besitzen bedeutet jedoch mehr, als nur Gewichte zu bewegen und zwei- bis dreimal pro Woche Ausdauerlauf zu betreiben. Sie sollten praktische Fertigkeiten erlangen, die im realen Leben anwendbar sind und die Sie befähigen, mit wechselnden Umweltbedingungen umzugehen. Vor dem Hintergrund der Sesshaftigkeit des Menschen, der steigenden Stressbelastung und gleichzeitig steigenden Anforderungen in Alltag, Beruf und Sport ist körperliches Training heutzutage eine absolute Notwendigkeit. Viele wissen nicht, welche Methode sie als Erstes ausprobieren sollen. Wir sind der Meinung, dass die Fitnesswelt an Klarheit und Einfachheit verloren hat. Wir haben unseren praktischen Sinn verloren. Wir haben unsere Natürlichkeit verloren.
Trotz der vielen Bemühungen der Gesundheits- und Fitnessindustrie waren wir noch nie so inaktiv. Sollten wir die Antwort weiterhin aus diesen Feldern erwarten? Oder kommt die Lösung von einer anderen, einfacheren und praktischeren Einstellung, einer natürlichen Bewegungskultur?

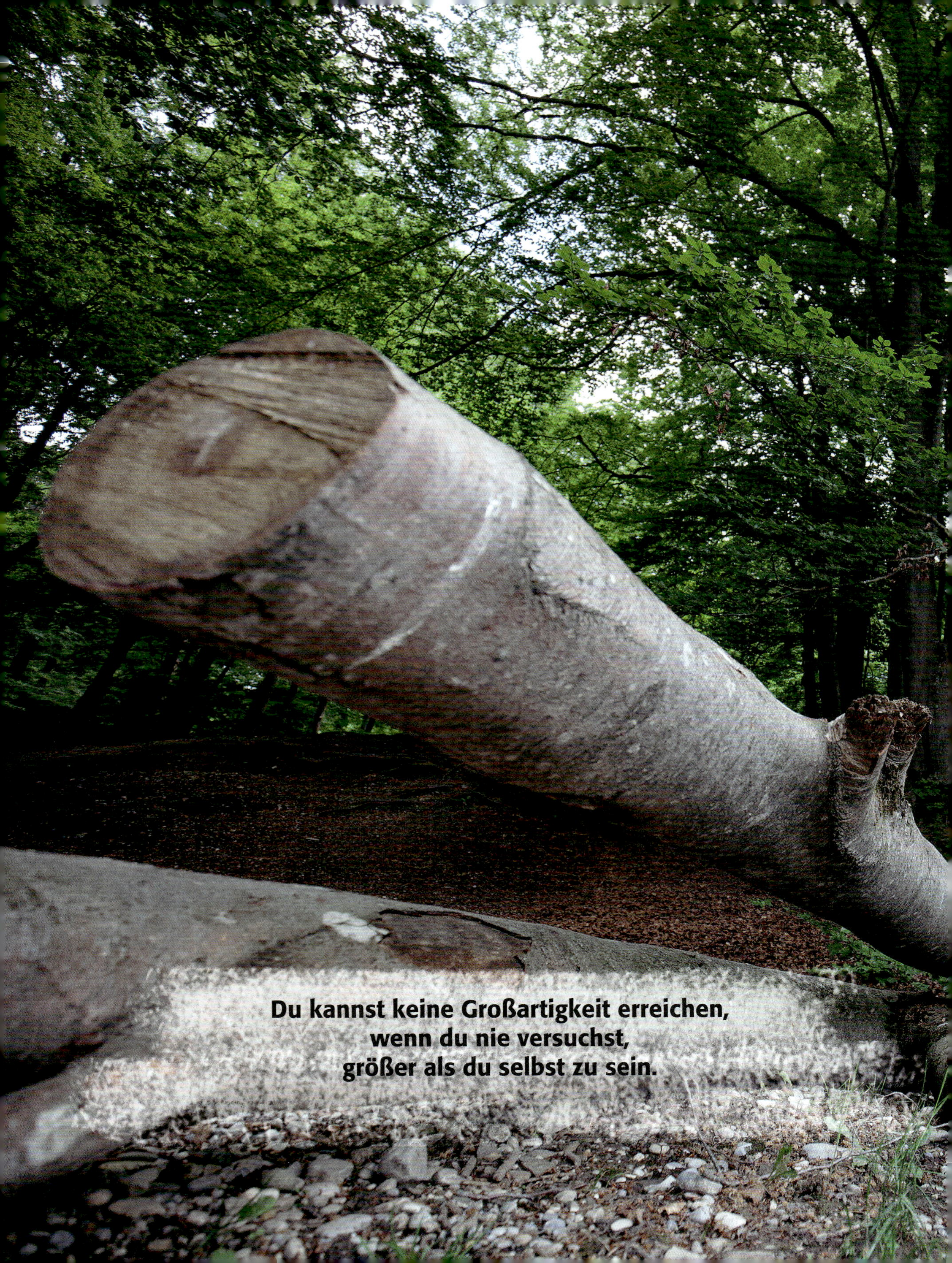
Du kannst keine Großartigkeit erreichen,
wenn du nie versuchst,
größer als du selbst zu sein.

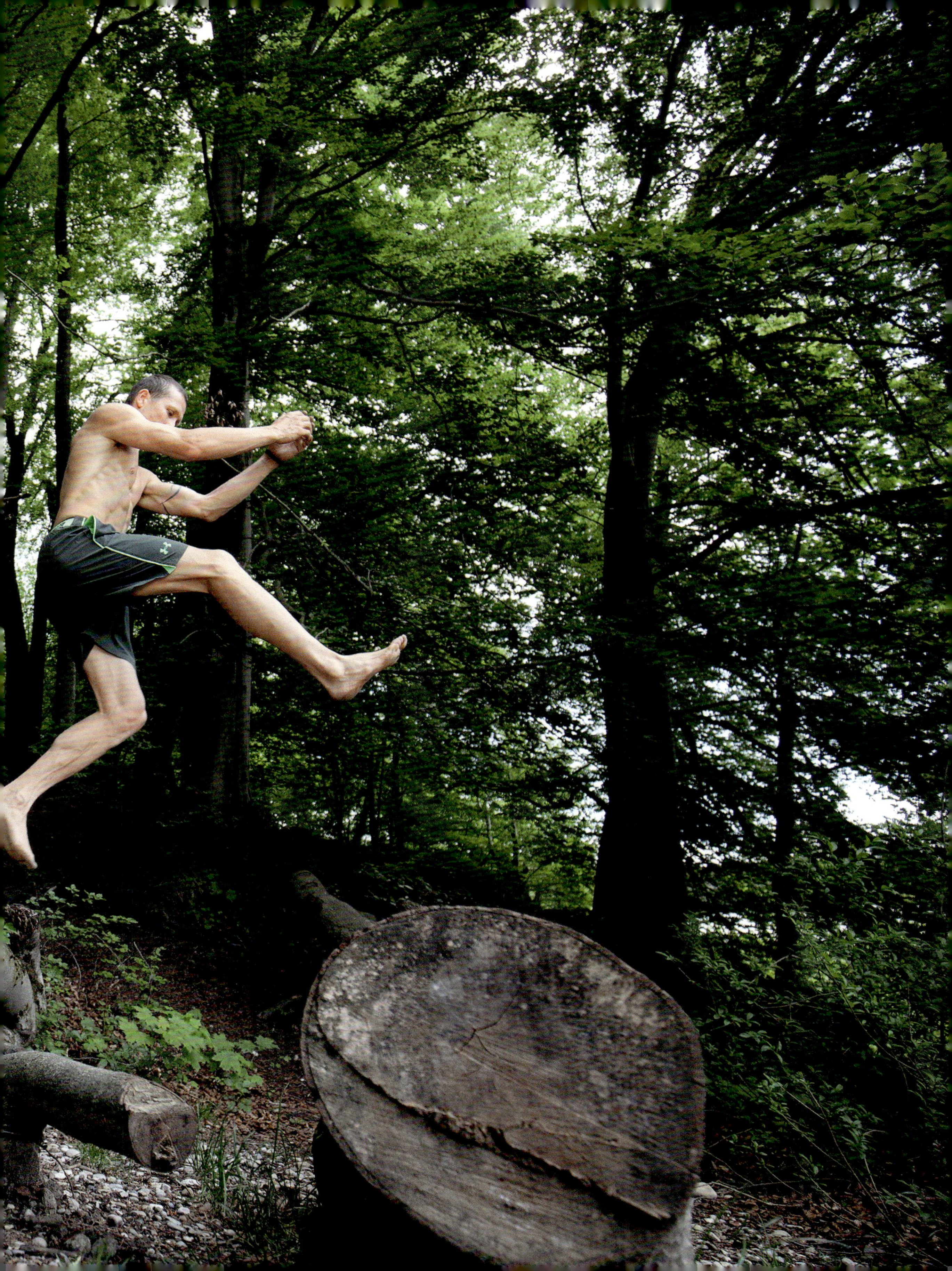

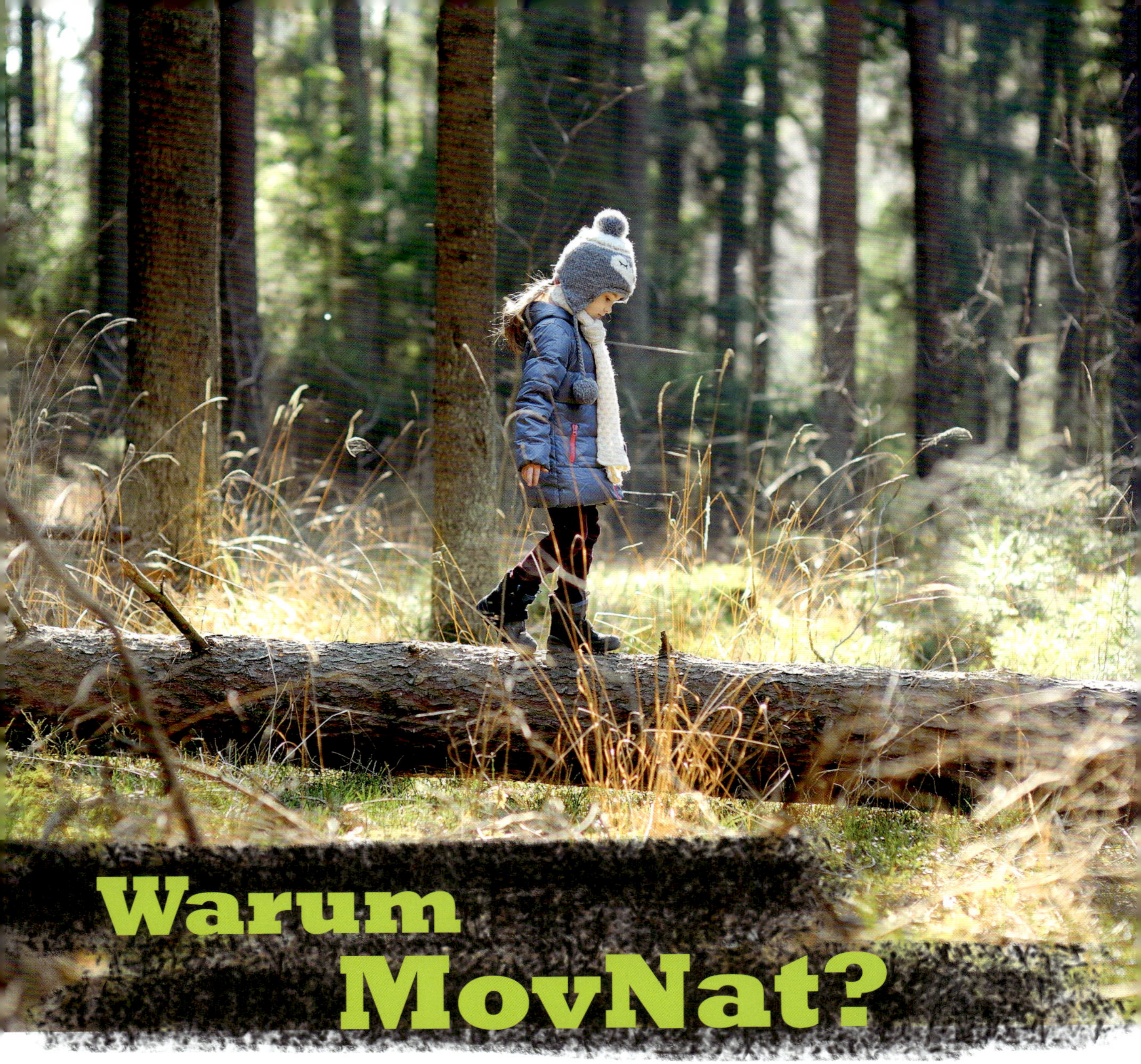

Warum MovNat?

Welche Rolle spielt natürliche Bewegung im Kontext des modernen Lebensstils? Um besser zu verstehen, wie stark unser heutiges Verständnis von körperlicher Fitness und Bewegung von unserer eigentlichen Natürlichkeit abweicht, lohnt es sich, neben dem Blick auf die Menschheitsgeschichte auch die Individualentwicklung des Menschen zu betrachten. Dazu braucht man sich nur das Bewegungsverhalten eines Kindes anzuschauen, denn für Kinder ist Bewegung noch etwas völlig Natürliches.

Die ursprüngliche Bewegungspraxis

Erinnern Sie sich an die Bewegungsformen, mit denen Sie sich als Kind beschäftigt haben? Sicher nicht, denn als Kind haben Sie noch einen Bewegungsinstinkt, der es Ihnen ermöglicht, sich permanent mit Ihrer Umgebung auseinanderzusetzen, ohne darüber nachzudenken. Das, was Ihnen vielleicht einfällt, sind nur »Übungen« oder »Spiele« oder »Sportarten«, die Sie allerdings nur als solche bezeichnen kön-

nen, weil Sie es von Ihren Eltern oder Spielkameraden erfahren haben. Vor dieser Zeit allerdings gab es in Ihrer Kleinkindentwicklung eine Phase, in der alle möglichen Bewegungsformen selbstverständlich, reaktiv und nicht klassifiziert waren. Sie haben Ihren Körper erlebt, ihn in der Umwelt eingesetzt, Kräfte erfahren, spielerische Momente erlebt. Schauen Sie sich ein Kind an. Es bewegt sich balancierend, kniend, kriechend, hüpfend, springend, dreht sich auf einem Fuß, tänzelt, attackiert, fällt hin, rennt, überwindet, stemmt, zieht, reißt, klettert … und denkt dabei nicht eine Sekunde darüber nach, dass es sein gesamtes Bewegungssystem, seinen Körper und seinen Geist nachhaltig entwickelt. Die menschliche Bewegung ist generalisiert und nicht Mittel zum Zweck. Man gebraucht den Körper in der Art und Weise, in der man ihn gebrauchen kann, ohne Geräte, Hilfsmittel, Maschinen oder Ähnliches. Warum bewegen sich Kleinkinder und Naturvölker auf diese Art und Weise? Weil sie es können und weil sie es müssen!
Bewegung in ihrem ursprünglichen Sinn ist auch eine Ausdrucksform von Emotionen und Erfahrungen, denn unsere Stimmungen (allgemeine Stimmungen und aktuelle Gefühle) und Fertigkeiten sind permanent in unserer Körperhaltung und in unseren Bewegungen ersichtlich.

Keine »schädlichen« Bewegungen

Die menschlichen Bewegungsfertigkeiten haben sich durch die evolutionären Prozesse über Jahrtausende gebildet und verfeinert, dabei konnte sich auch ein gesundes Gefühl für Risiko und Wagnis ausprägen. Es gab keine »schädlichen Bewegungen«, wie wir sie heutzutage zu nennen pflegen. In der konstanten Auseinandersetzung mit der Umwelt konnten sich der aktive und passive Bewegungsapparat, also unsere Muskulatur und die Knochen, Gelenke, Sehnen und Bänder durch vielfältige Reize selbst ausprägen und leistungsfähig werden (auch durch z. B. harten Boden, Kälte, Druck- und Zugkräfte). Der menschliche Körper bildete so einen eigenen Schutz durch den permanenten Umgang mit den Anforderungen aus der Umwelt. Für diese Belastungssituationen sind wir trainiert.

Bewegung fördert die Gehirnstruktur

Dazu kommt eine enorme Leistung unseres Gehirns. Bewegung ist der größte Faktor in der Entwicklung des menschlichen Neokortex (jüngster Teil der Großhirnrinde), denn je komplexer die Bewegungen wurden, desto mehr musste sich die Gehirnstruktur anpassen. Deshalb wirkte nicht nur das selbstständige Ausführen von vielfältigen Bewegungen, sondern auch das permanente Erlernen von neuen Bewegungen und Bewegungskopplungen auf die menschliche Entwicklung ein. Der Ausgangspunkt für Veränderungen in der Gehirnstruktur, den man neuronale Plastizität nennt, ermöglichte die Entwicklung von fortgeschrittenen Gehirnleistungen.

Die heutige Bewegungspraxis

Wie sieht die Bewegungspraxis unserer Kinder aus, wenn diese nach dem frühen Kindesalter in die Schule kommen? Wie bewegen wir uns Erwachsene heutzutage im Vergleich zu Kleinkindern oder Menschen, die in der Natur leben?
Zunächst haben wir sehr wenig oder fast keine Bewegungsvielfalt. Die meiste Zeit verbringen wir im Sitzen, Liegen oder Gehen, gelegentlich laufen wir, bücken uns oder gebrauchen die Arme, jedoch meist nur direkt vor dem Körper. Wenn wir außerhalb dieser monotonen Muster andere Bewegungsformen realisieren, handelt es sich meist um spezifische »Übungen«, Sport, Disziplinen oder »Muskeltraining«, denn komplexere Bewegungen sind für uns nicht mehr selbstverständlich und praktisch orientiert, sondern sie werden klassifiziert. Sobald wir als Kind also etwas mehr von unseren Eltern verstehen wollen, bekommen wir gesagt »das ist Sport XY«, »das ist die Übung

ABC« usw. Bewegung wird somit nicht mehr selbstverständlich und spielerisch, sie erfüllt einen bestimmten Zweck. So wird gezielte Bewegung oft als »Ausgleich« vom Bewegungsmangel und den damit verbundenen Problemen wie hohem Stresslevel oder muskulären Dysbalancen »verwendet«. Außerdem wird Bewegung immer mehr »dosiert«. Ob wir nun die Wiederholungen beim Krafttraining zählen oder dem Rat der Weltgesundheitsorganisation folgen, zwei bis drei Mal wöchentliches Ausdauertraining von je 30 bis 40 Minuten sei gesundheitlich empfehlenswert. Wir entfernen uns somit von der Generalität der Bewegung hin zur Spezialisierung. Die menschliche Bewegungsvielfalt wird spezifiziert, es gibt nicht nur Sportarten, sondern auch bestimmte Bewegungen für spezielle Verletzungen, Übungen und Sportarten je nach Körperbau, Alter, Trainingserfahrung usw. Im Zuge dieser Spezialisierung sammelten sich jede Menge Dogmen an: ein Ausdauerathlet wird als besonders »fit« angesehen, Yoga ist vor allem für die »Beweglichkeit« usw.

Kein Bezug mehr zum eigenen Körper

Es ist schließlich so weit gekommen, dass wir »aktuelle Studien« im Bereich Gesundheitssport brauchen, die uns sagen, dass zwei bis drei Mal wöchentliches Ausdauertraining das Risiko für Herz-Kreislauf-Krankheiten mindere. Die Unsicherheit, die viele Menschen gegenüber ihren eigenen Bewegungsfähigkeiten entwickeln, nutzen andere Menschen, um Profit daraus zu schlagen. Bewegung und Sport wird vermarktet mit teuren Geräten, Dutzenden von Büchern über die richtige Methodik, Nahrungsergänzungsmitteln, speziellen Laufschuhen bis hin zu immer neuen Apps, die unseren gesundheitlichen Status erfassen sollen. Der Bezug zu den eigenen Kräften geht dadurch verloren und wir gebrauchen unseren Körper nicht mehr in der Art und Weise, wie er es verlangt.

Wir gebrauchen Stühle, die uns das Sitzen erleichtern sollen, mit dem Ergebnis, dass wir so viel sitzen, dass wir die Fähigkeit verlieren, uns ohne Gebrauch der Hände auf den Boden zu setzen. Die Beweglichkeit, Kraft, Robustheit und Stabilität in unserem Unterkörper geht dadurch so stark verloren, dass wir schon im späten Kindesalter Haltungsschwächen entwickeln, die Mobilität im Erwachsenenalter nur mit viel Aufwand und Mühe wiederbekommen, wozu wir aber keine Energie investieren wollen, da uns andere Dinge zu sehr belasten, mit dem Ergebnis, dass wir uns später eventuell sogar einer Operation unterziehen müssen.

Wir benutzen jede Menge technischer Hilfsgeräte, Fahrstühle, Koffer mit Rollen, Autos, Klimaanlagen usw., sodass wir die Belastung auf unseren Organismus minimieren und mehr Kapazitäten für andere Aktivitäten zur Verfügung haben. Jedoch wird unser Organismus dadurch geschont und muss sich nicht mehr an erschwerte Bedingungen anpassen.

Wir polstern unsere Möbel und Schuhe und ebnen alle Böden, sodass wir es bequem und berechenbar haben, jedoch werden wir bei Kälte öfter krank, empfinden Treppenlaufen als anstrengend, können keine schweren Sachen mehr tragen, müssen Fahrradfahren als Kompensation einsetzen, bekommen schwache Füße, die nicht mehr stabil sind, eine Haut, die keine Reibung mehr erträgt, Knochen und Gelenke, die keine Kräfte mehr abfangen müssen und daher an Dichte verlieren, Muskeln, die nicht arbeiten müssen und deshalb von anderen Strukturen kompensiert werden müssen, was zu Überlastungen und Verletzungen führen kann.

Die Auswirkungen des Bewegungsmangels und das Schrumpfen der Komfortzone des modernen Menschen sind nicht nur auf den Bewegungsapparat immens, sondern auch auf die Gesundheit des Gehirns, die geistige Entwicklung und die Entstehung von fast allen Krankheiten. Selbst wenn ein Mensch als »fit« oder »sportlich« gilt, hat er in der Regel wenige Momente, in denen er völlig neue Bewegungen erlernt, da viele Menschen die gleichen Bewegungen und Sportarten über eine lange Zeit ausführen. Somit wird neuronale Plastizität nicht benötigt und unser Gehirn muss sich nicht mehr an komplexe Bewegungen anpassen.

Mit MovNat zu den wahren Fähigkeiten

Führen Sie sich diese Gegensätze einmal kurz vor Augen. Vielleicht entdecken Sie Situationen in Ihrem Alltag, in denen Ihnen deutlich wird, wie sehr wir uns eigentlich schonen und unsere körperlichen und geistigen Kräfte verkümmern. Dies betrifft neben der Bewegung auch andere Lebensbereiche.
Begegnen Sie dem Rest Ihres Lebens mit ein bisschen mehr Mut zur Entfaltung Ihrer wirklichen Fähigkeiten! MovNat zeigt Ihnen, wo Sie anfangen können.

Über die Hälfte des Tages verbringen Erwachsene in Industrieländern mit Sitzen. Künstlich hergestellte Hilfsmittel sollen uns dann das geben, was uns fehlt. Wo ist der Fehler?

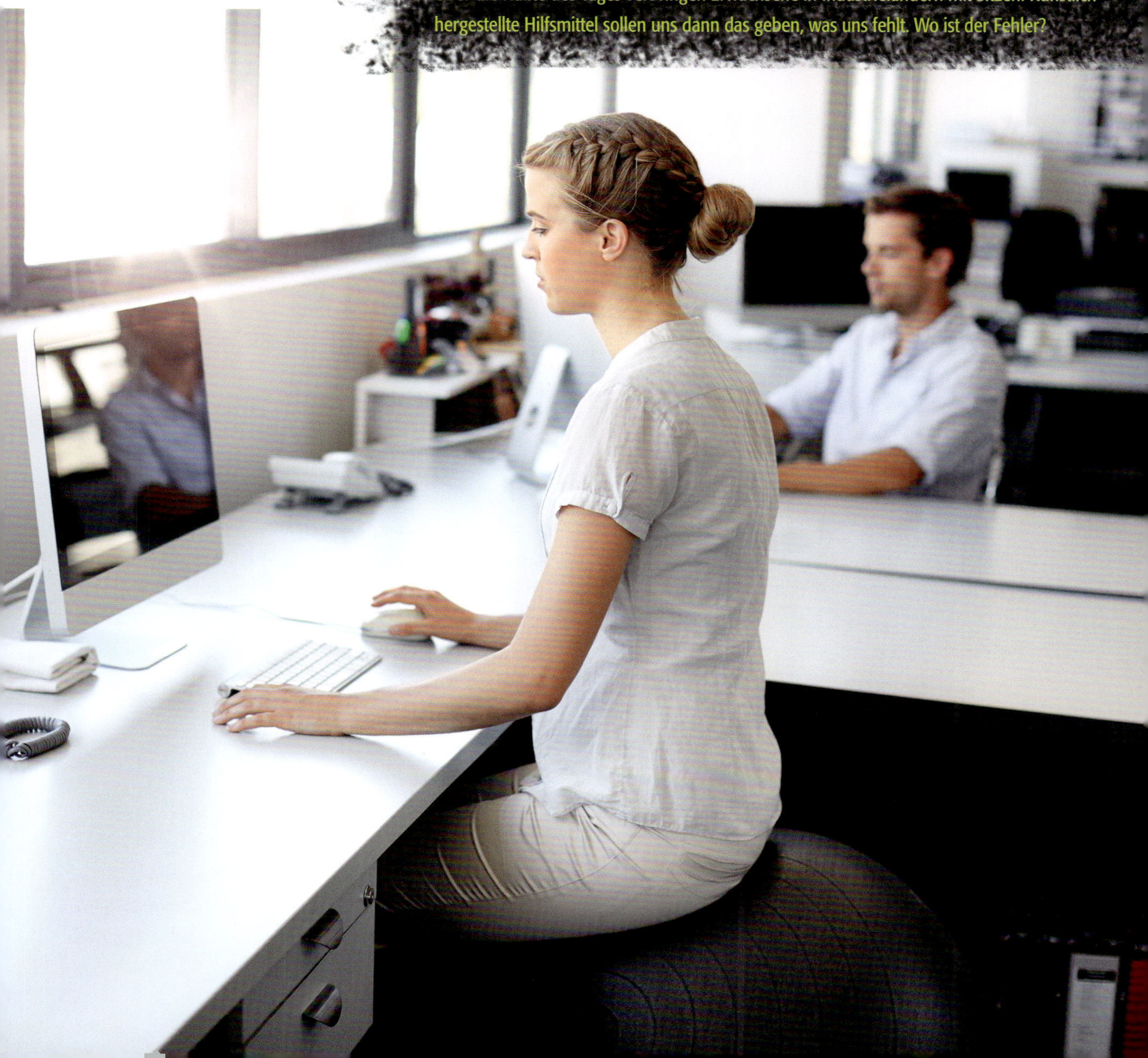

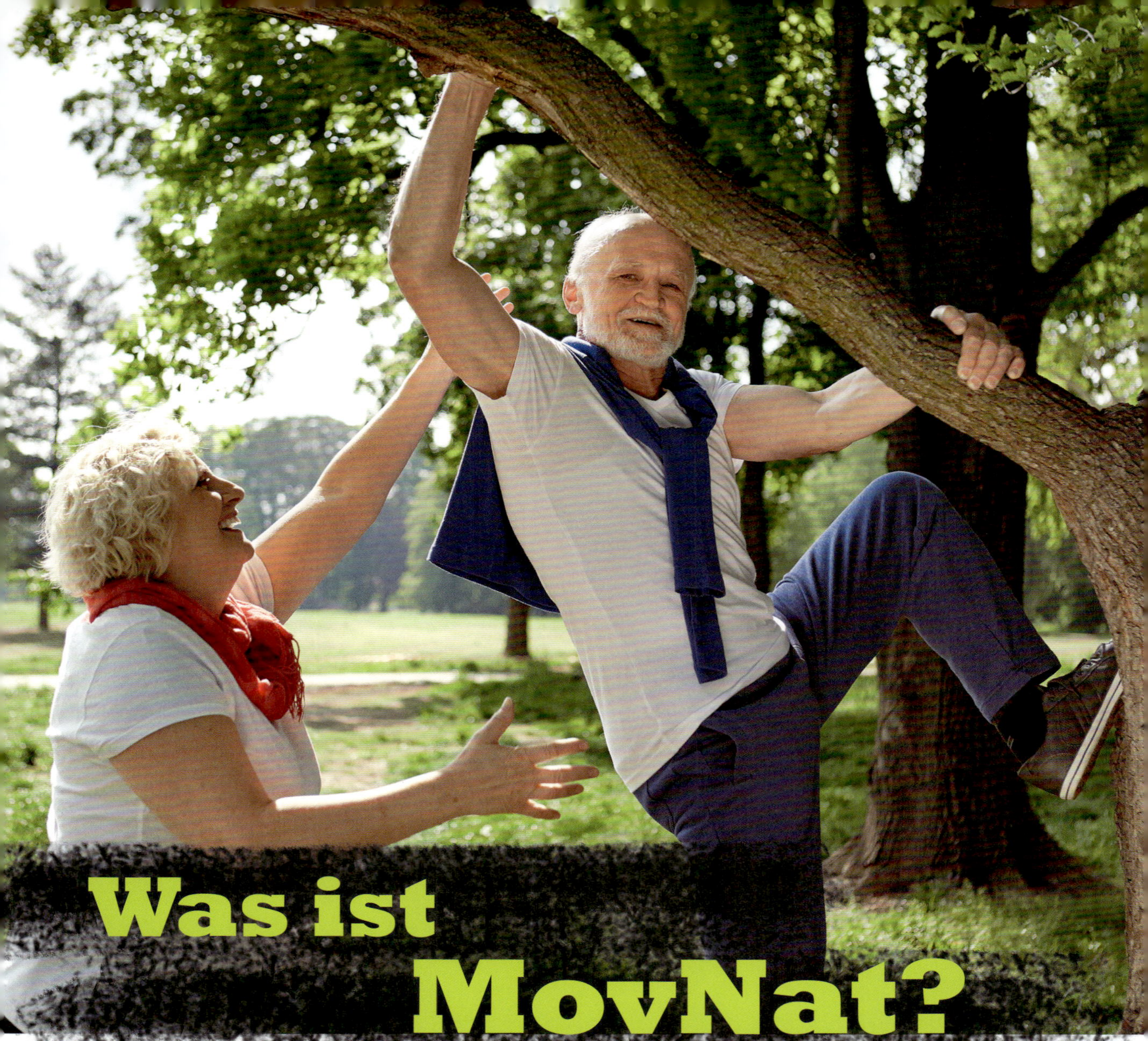

Was ist MovNat?

MovNat ist ein Fitnesssystem, das die natürliche und rein praktische Bandbreite der menschlichen Bewegungsfähigkeiten lehrt, um es jedem Menschen zugänglich zu machen. Das MovNat-System trainiert die physische Kompetenz in Bezug auf die praktische Leistungsfähigkeit.

Ernährung, Atmung, Bewegung und Liebe sind die wichtigsten Dinge, die ein Mensch braucht. Mindestens in den ersten drei Lebensjahren ist für alles gesorgt, ohne Aufwand, minimalistisch und rein, seit Millionen von Jahren. Heutzutage steckt dies von Anbeginn in einer Krise, weil die Natürlichkeit verlorengegangen ist. Aber wie all die anderen Faktoren kann natürliche Bewegung jederzeit wiederentdeckt und erfahren werden.

Die neuro-motorische Entwicklung

Lassen Sie uns gleich zu Beginn ein Beispiel bringen, das Ihnen schnell zeigen kann, was MovNat leistet. MovNat beginnt für den Menschen ab dem Zeitpunkt

seiner Geburt mit der sogenannten **Neurodevelopmental Sequence** (NDS). Die NDS ist die Abfolge von Bewegungen in einer vorhersehbaren Weise, die sich auf jedem Kontinent und in jedem Kulturkreis unabhängig in den ersten beiden Lebensjahren nahezu identisch entwickelt, für die Gattung Mensch also bezeichnend ist. Drehen vom Rücken auf den Bauch, das Krabbeln (hier gibt es Ausnahmen), Sitzen auf dem Boden, Knien, Aufstehen und Gehen. So entwickelt jeder Mensch seine artspezifischen Bewegungsfähigkeiten, um diese Basis im Laufe des Lebens weiter und weiter auszubauen und schließlich zu meistern. Gleichzeitig mit der Bewegungsentwicklung entwickelt sich das Gehirn. Die körperliche und geistige Entwicklung sind voneinander stark abhängig. Die Bewegung ist von Instinkten und dem Drang nach Erkundung der Umgebung zur Stimulierung unsere Sinne getrieben. Diese Stimulierung erfolgt durch das Sehen, Berühren, Riechen, Schmecken und Hören und kann nur durch die Bewegung erweitert werden. Jeder dieser fünf Sinne spielt eine lebensnotwendige Rolle in der Entwicklung des Gehirns und der Bewegung.
MovNat ist eines der wenigen Bewegungssysteme, das dieses überaus wichtige Bauteil der menschlichen Gesundheit abdeckt, und nennt es Natural Development Sequence (ebenfalls NDS), da es auf die Wiedererlangung der verschütteten natürlichen **Neurodevelopmental Sequence** beim Erwachsenen abzielt.
Im MovNat-System ist dieses Thema integraler Bestandteil. Sie finden es im Workout-Kapitel als Ground Transitions und Get Ups.
Leider wird dieses menschliche Grundnahrungsmittel in der Fitnessszene und auch im therapeutischen Kontext oft vernachlässigt.

Schritt für Schritt zu natürlicher Bewegung

Das Erlernen des MovNat-Systems für Ihren persönlichen Weg sollte Schritt für Schritt erfolgen. Zunächst werden Techniken vermittelt, die für eine bestimmte Bewegungsaufgabe die effektivste Antwort darstellen. Die Techniken des Übungsteils sind ein Grundgerüst des natürlichen Bewegungsrepertoires. Wenn Sie sich mit den Techniken erstmal vertraut gemacht haben, sollten Sie diese effizient ausführen können. Durch das Üben und Verfeinern gelingt es Ihnen, bewusst und unbewusst die Technik immer sauberer und sicherer auszuführen, also effizient. Sie arbeiten sich in eine effiziente Bewegungsform hinein, die es ihnen erlaubt, immer geschickter und souveräner mit physischer Kompetenz zu agieren. Schließlich probieren Sie die Technik unter schwierigeren Bedingungen. Die Entwicklung einer Technik gehorcht also dem Schema: erst Effektivität, dann Effizienz und schließlich Anpassungsfähigkeit.

Die 10 MovNat-Prinzipien

Um das MovNat-System in seiner Beziehung zu Natur und Menschen besser zu verstehen, haben wir zehn grundlegende Prinzipien erstellt, die die philosophische Basis des MovNat-Systems bilden.
Diese Bewegungsfähigkeiten haben aus evolutionärer Sicht einen natürlichen Ursprung in diesen Bereichen:

Instinktiv
Die Techniken sind größtenteils instinktiv. Wir lernen sie, um unsere Geschicklichkeit zu verbessern und Fähigkeiten und schließlich Kompetenz zu entwickeln. Niemand fängt ganz von vorn an, denn es ist in uns!

Universal
Unsere Bewegungsfähigkeiten betreffen jeden Menschen, unabhängig von seiner Herkunft, dem Geschlecht oder Alter.

Praktisch
Die Techniken haben einen direkten Anwendungsbezug zu einfachen als auch schwierigen Situationen im Alltag, die körperliche Leistungsfähigkeit erfordern.

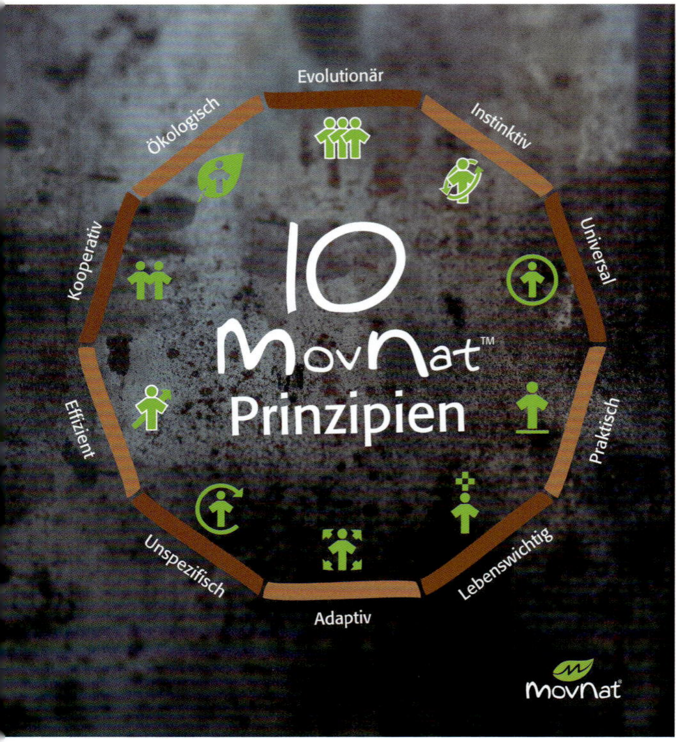

Lebenswichtig

Die Techniken sind in Notfällen, um sich selbst und/ oder um anderen zu helfen, von großer Bedeutung und tragen zur Sicherheit bei.

Adaptiv

Die Techniken müssen sich an die kontextuellen Anforderungen, wie die Umwelt oder die Situation, anpassen können.

Unspezifisch

Alle Techniken, die geübt werden, zielen auf die Entwicklung eines breiten Repertoires an Fähigkeiten ab.

Effizient

Die Techniken werden mit hoher Geschicklichkeit praktiziert, also einer effizienten Technik, was sich in einer höheren Leistungsfähigkeit, einer ökonomischen Energieverwertung und mehr Sicherheit auswirkt.

Kooperativ

Die Bewegungsfähigkeiten können in Zusammenarbeit von zwei oder mehreren Individuen ausgeführt werden, um körperliche Aufgaben zu realisieren, die ein Mensch allein nicht ausführen kann, wie zum Beispiel das Tragen von größeren Objekten oder das Steigen über eine hohe Mauer. Ebenfalls können manche Bewegungen alleine praktiziert werden, die aber zugleich der Unterstützung anderer Menschen dienen können.

Ökologisch

Die Bewegungsfähigkeiten sollten schließlich auch draußen geübt werden, um gesundheitliche Effekte zu maximieren und die Verbindung zur Natur zu erhöhen und so weit wie möglich wiederherzustellen.
Die hier vorgestellten Grundtechniken erfüllen alle diese zehn Prinzipien. Entspricht eine Technik nicht diesen Prinzipien, handelt es sich nicht um eine natürliche Bewegung. Um komplexere Techniken zu erlernen oder zu verfeinern, kann jedoch auch isoliertes Training durchgeführt werden.

Den Körper stärker zu machen ist, als würde man eine bessere Hardware bekommen – die Bewegungsfertigkeiten sind aber die Software, ohne die die Hardware nicht funktionieren würde. Das eine kann ohne das andere nicht arbeiten.

Erwan Le Corre

Die MovNat-Skills (natürliche Bewegungsfertigkeiten)

Fitness ist nach dem MovNat-Konzept also das Lernen, Trainieren und Anwenden bestimmter Techniken. Diese Techniken sind für den Menschen seit mindes-

tens acht Millionen Jahren die Hauptwerkzeuge zum Überleben. Dabei glauben wir fest daran, dass jeder Mensch in seinem Leben diese physische Kompetenz als Grundlage seiner Gesundheit benötigt.
Es gibt also evolutionär verankerte, natürliche Bewegungsfertigkeiten der menschlichen Spezies, deren Anwendung wir als biologisch und praktisch relevante Art und Weise des körperlichen Trainings sehen. Die Funktion schafft die Form und ohne diese Form gibt es keine Funktion. Die Funktion sind die natürlichen Bewegungsfertigkeiten.

Wir haben diese natürlichen menschlichen Bewegungsfertigkeiten in drei getrennte Bereiche klassifiziert:

- Lokomotorische Fertigkeiten bilden die Fähigkeit eines Individuums, seinen eigenen Körper im freien Raum zu bewegen.
- Manipulierende Fertigkeiten bilden die Fähigkeit eines Individuums, Objekte im freien Raum zu bewegen.
- Kämpferische Fertigkeiten bilden die Fähigkeit eines Individuums, sich selbst oder andere zu verteidigen.

Wir sprechen also von drei Arten von Bewegungsfertigkeiten: Fortbewegung, Manipulation, Kampf. In jedem dieser Bereiche befinden sich die verschiedenen Fertigkeiten. Bei der Fortbewegung sind es sieben (Gehen, Laufen, Springen, Balancieren, Kriechen, Klettern und Schwimmen), bei manipulativ vier (Heben, Tragen, Werfen und Fangen) und beim Kämpfen zwei (Schlagen und Ringen).

Die Hierarchie der Bewegungsfertigkeiten

Das offenbart auch die Hierarchie: Wir haben eine Fortbewegungsbasis, einen Aufbau mit manipulativen Fertigkeiten und einen Gipfel, der durch die Fertigkeiten des Kampfes gebildet wird. Dies kann auch als Orientierung zur Schwerpunktsetzung des eigenen

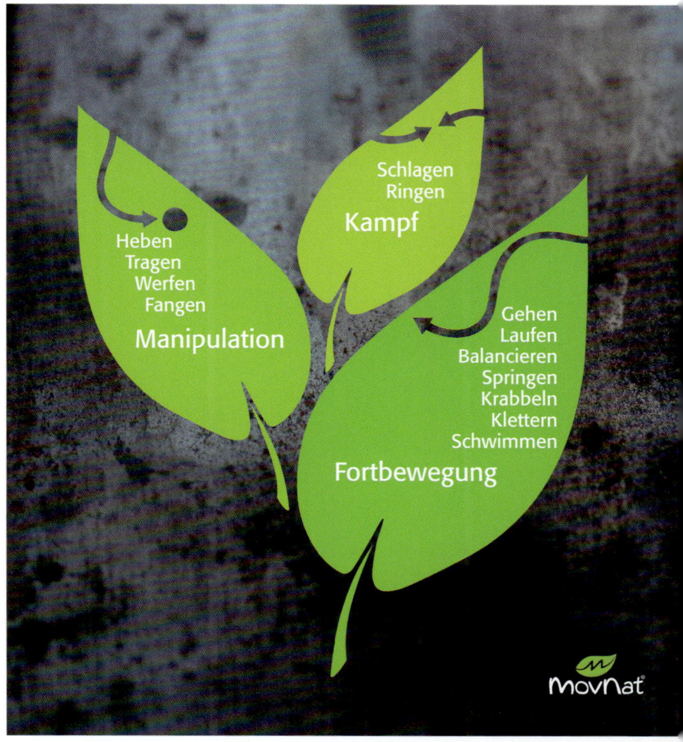

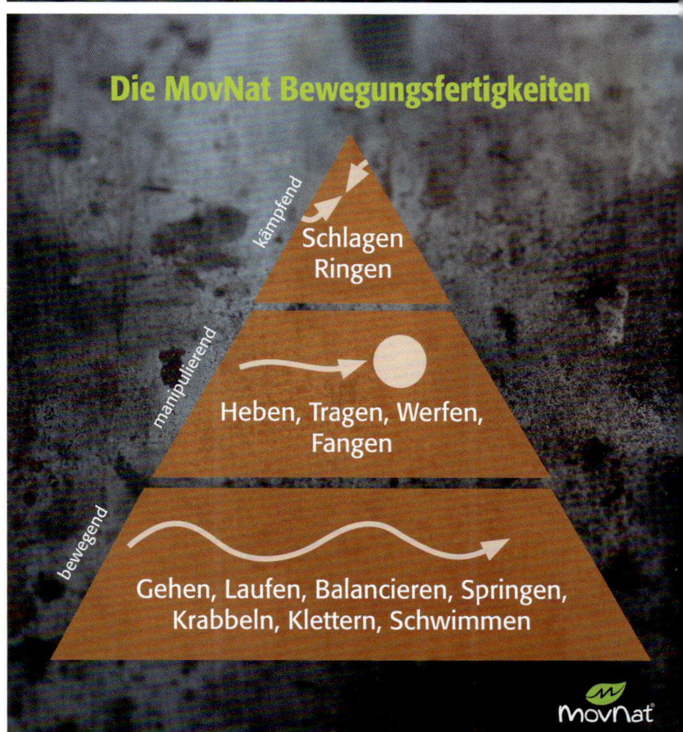

Trainings genutzt werden und hat den Vorteil, dass ein Partner zunächst nicht nötig ist. Das wichtigste technische Ziel von MovNat ist es, dieser Hierarchie entsprechend die Bewegungsfertigkeiten gleichermaßen aufzubauen.
Letztendlich gibt es für jede einzelne Bewegungsfertigkeit ein Unendliches an Techniken und Variationen. Je mehr Techniken Sie beherrschen, desto höher ist Ihr Repertoire, Ihre physische Leistung und Kompetenz. In dem vorliegenden Buch wird entsprechend der Vielfalt nur ein Grundstein an Techniken, Varianten und Variationen gelegt.

Effektivität, Effizienz und Anpassungsfähigkeit

Effizienz ist die Fähigkeit, über 630 verschiedene Muskeln zur richtigen Zeit in einer exakten Länge miteinander zu synchronisieren und zu koordinieren – und das Moment für Moment während einer Bewegung. Durch das weitaus komplexere Fasziensystem wird die Aktion des Muskelsystems im Gesamtorganismus zu einer Gesamtbewegung mithilfe von zum Beispiel Elastizität und Propriozeption. Dabei sind wir Menschen von einem Gravitationsfeld umgeben, in dem wir uns entwickelt haben. Daher ist es wichtig zu verstehen, wie sich der menschliche Körper innerhalb dieses Gravitationsfeldes bewegt. Natürliche menschliche Bewegungsfertigkeiten effizient zu meistern, verlangt die körperliche Auseinandersetzung mit den Gesetzen der Mechanik in unserem Gravitationsfeld.

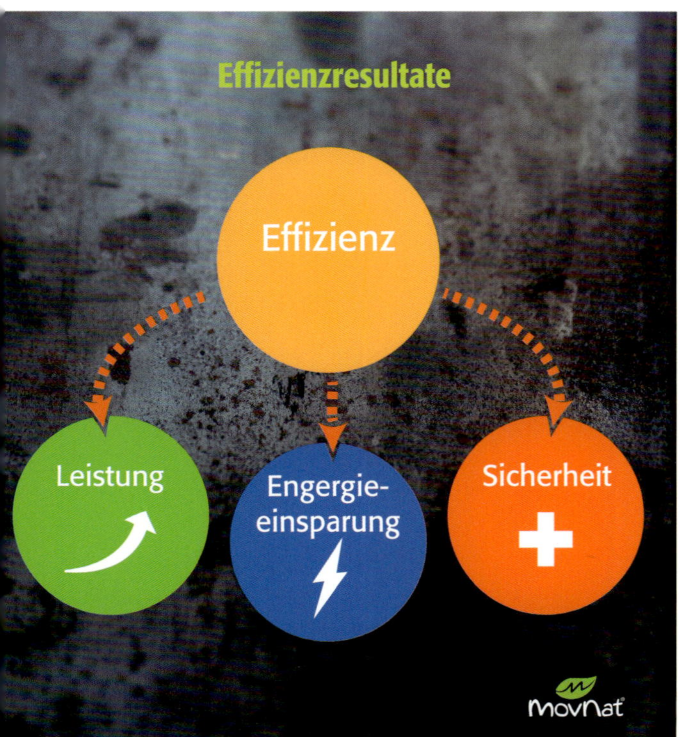

Beispiel: Das Laufen setzt sich aus vielen Einzelfertigkeiten zusammen. In Wirklichkeit ist es die effizienteste Art und Weise der Fortbewegung des Menschen. Deshalb gilt es auch als die wichtigste Bewegungsfertigkeit des Menschen. Der Körper ist aber sehr einseitig von der Gravitation beeinflusst. Wenn Sie Krabbeln, Balancieren, Springen, Klettern und Sprinten damit kombinieren, trainieren Sie Techniken, die alle wichtigen Bestandteile des Laufens verbessern, wie Haltung, Kraftübertragung, Elastizität und Kraft. Dadurch wird der Körper an verschiedene Aufgaben in verschiedenen Umgebungen konditioniert. Das natürliche Bewegungstraining fördert die Nutzung von spezifischen Bewegungsmustern, die Effizienz garantieren. So werden Sie Ihre Leistungsfähigkeit auf eine Art und Weise steigern, wie Sie es bisher nicht kannten. Ohne den Einsatz der vielfältigen Bewegungsfertigkeiten und Techniken, wie sie MovNat lehrt, kann sich das System Mensch immer nur ineffizient bewegen, außer er bewegt sich in einem sehr spezialisierten Rahmen. Wird eine Technik nicht auf effiziente Art und Weise ausgeführt, geht immer Energie verloren, die Sicherheit ist nicht garantiert und die körperliche Handlung, die Sie ausführen, leidet darunter. Im Gegensatz dazu wirkt sich Bewegungseffizienz automatisch in einer erhöhten Leistung aus, Energie wird ökonomischer genutzt und Sicherheit beim Praktizieren ist gewährleistet.

Die Wirkung des MovNat-Trainings auf Ihren Körper kann auch durch das Pareto-Prinzip verdeutlicht werden. Das Pareto-Prinzip besagt, dass sich 80 % aller Probleme mit einem Mitteleinsatz von ca. 20 % lösen lassen. So wird durch das Training von natürlichen Bewegungen der Bedarf an physischer Gesundheit mit nur ca. 20 % Aufwand gedeckt, kann aber 80 % Ihrer Bewegungsdefizite und daraus resultierende Probleme vermindern! Wenn Sie ein gewöhnliches Fitnesstraining ausüben, dann investieren Sie 80 % Ihrer Zeit und Energie, um nur 20 % gesundheitlichen Nutzen herauszuziehen. Die Definition von Effizienz ist jedoch: maximaler Gewinn durch minimalen Einsatz.

Definition: Effektivität einer Technik

Effektivität ist die Fähigkeit, ein gewünschtes Ergebnis zu erreichen, unabhängig von der angewendeten Methode. In unserem Fall ist Effektivität an die praktische Leistung gebunden, zum Beispiel bei der Fähigkeit, auf einen Ast zu klettern, egal welche Technik man dafür verwendet. Koste es, was es wolle!

Definition: Effizienz einer Technik

Effizienz ist die Fähigkeit, eine bessere Leistung zu absolvieren, während die Effektivität nicht vermindert ist, zum Beispiel schneller zu klettern, Energie zu sparen und Sicherheit zu wahren. So viel wie nötig und so wenig wie möglich!

Unterschied: Stellen Sie sich folgende Bewegungsaufgabe vor: Sie stehen vor einer Mauer und wollen auf die andere Seite. Effektiv wäre es, wenn Sie sich mithilfe von Werkzeugen durch die Mauer arbeiten, sich unten durchgraben oder den langen Weg drumherum gehen oder, obwohl Sie es noch nie gemacht haben, über die Mauer steigen. Entweder schaffen Sie die Aufgabe nicht, denn Sie brauchen dazu viel Energie, oder Sie verletzen sich. Effizient würde man es nennen, wenn Sie die Mauer geschickt überwinden würden: Vertical Split Jump – Climb Up – Tripod Transition – Depth Jump. Tolle Leistung (für jeden möglich), sicher und energiesparend. Wir zeigen Ihnen später, wie es geht.

Definition: Anpassungsfähigkeit einer Technik

Die Anpassungsfähigkeit, auch Umstellungsfähigkeit, Spontanität oder Flexibilität genannt, ist die Fähigkeit, sich auf geänderte Anforderungen und Gegebenheiten einer Umwelt einzustellen. Das Potenzial der Anpassungsfähigkeit liegt in den möglichen Handlungsalternativen in einer Entscheidungssituation sowie in der Reduzierung der benötigten Zeit eine Entscheidung zu treffen, einzelne Strategien und Aktionen umzusetzen und durchzuführen. Die Anpassungsfähigkeit ist eng mit dem Begriff »Lernen« verwandt.

- Alle Techniken sind zu einem gewissen Teil anpassungsfähig an die Komplexität der Umwelt. Wenn wir zum Beispiel seitlich springen anstatt vorwärts, wird die Richtung des Armschwungs auch seitlich wirken und der Körper wird sich leicht zur Seite neigen. Das Bewegungsmuster wird stattdessen dasselbe bleiben, wir sprechen hier von einer »Technik-Variation«.
- Umweltfaktoren verlangen unter Umständen eine zwischenzeitliche Veränderung der idealen Ausführung einer Technik, was die Bewegungseffizienz mehr oder weniger beeinflussen kann. Solch eine suboptimale Ausführung ist ein notwendiger Ausgleich, da ein gewisser Teil der Effizienz zugunsten der Anpassungsfähigkeit und Effektivität verloren gehen muss.

Die Anpassungsfähigkeit steht somit im Fokus der physischen Leistung und ist der entscheidende Faktor bei der Ausbildung der physischen Kompetenz. Ihr Wert liegt somit in der Fähigkeit, praktische physische Aufgaben mit der größten Effizienz unter bestimmten oder unbestimmten kontextuellen Anforderungen zu realisieren.

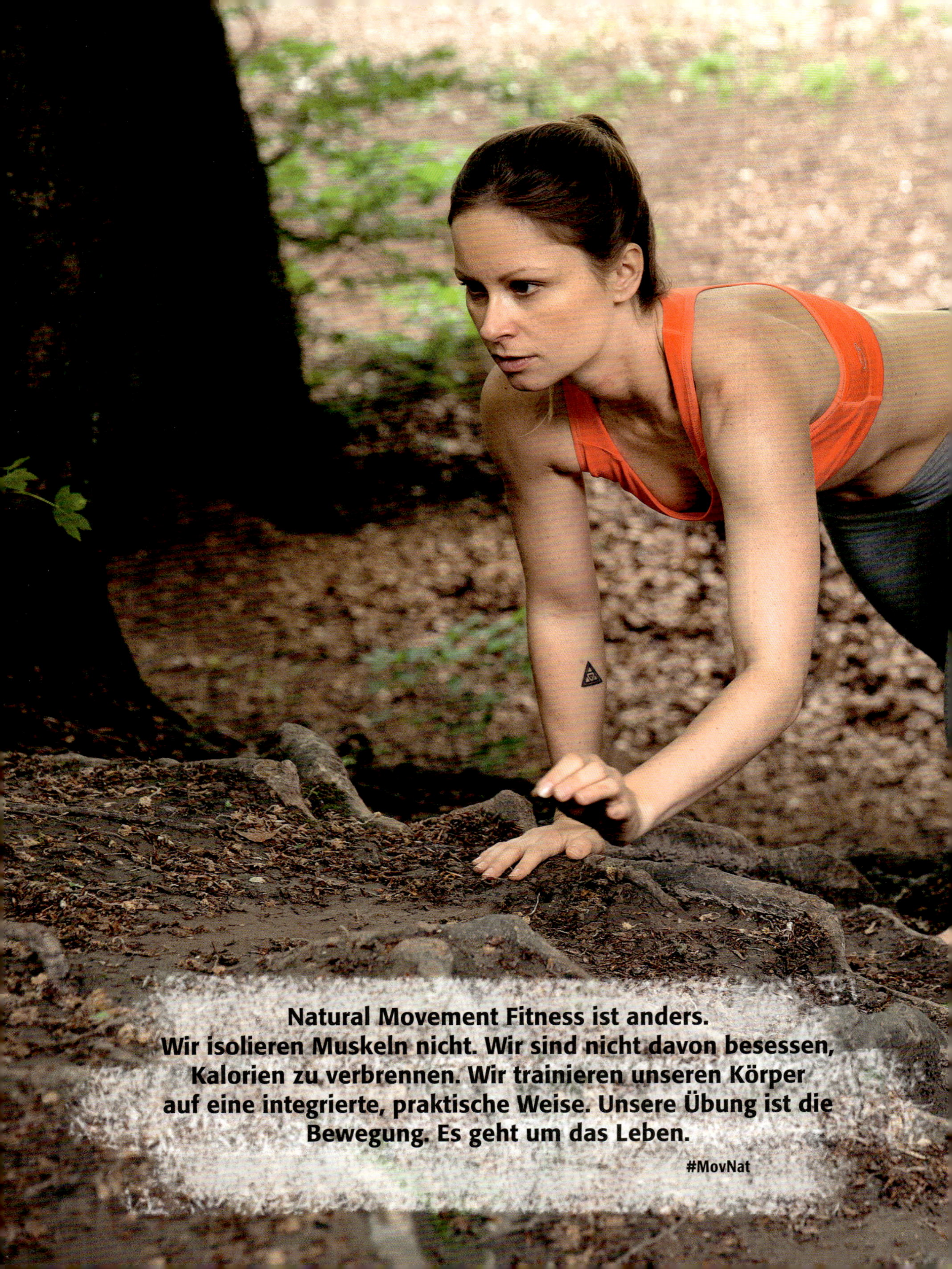

Natural Movement Fitness ist anders.
Wir isolieren Muskeln nicht. Wir sind nicht davon besessen, Kalorien zu verbrennen. Wir trainieren unseren Körper auf eine integrierte, praktische Weise. Unsere Übung ist die Bewegung. Es geht um das Leben.

#MovNat

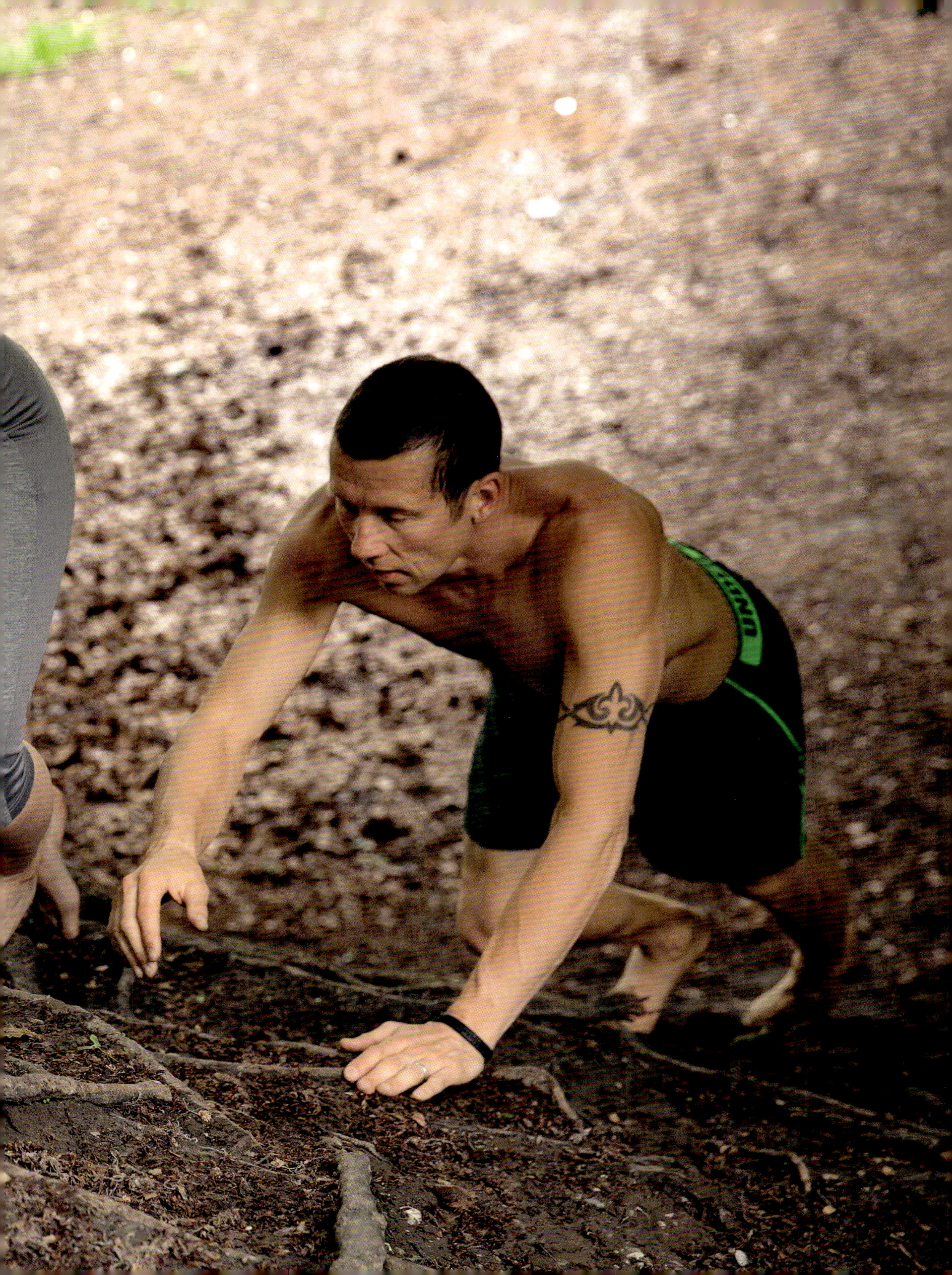

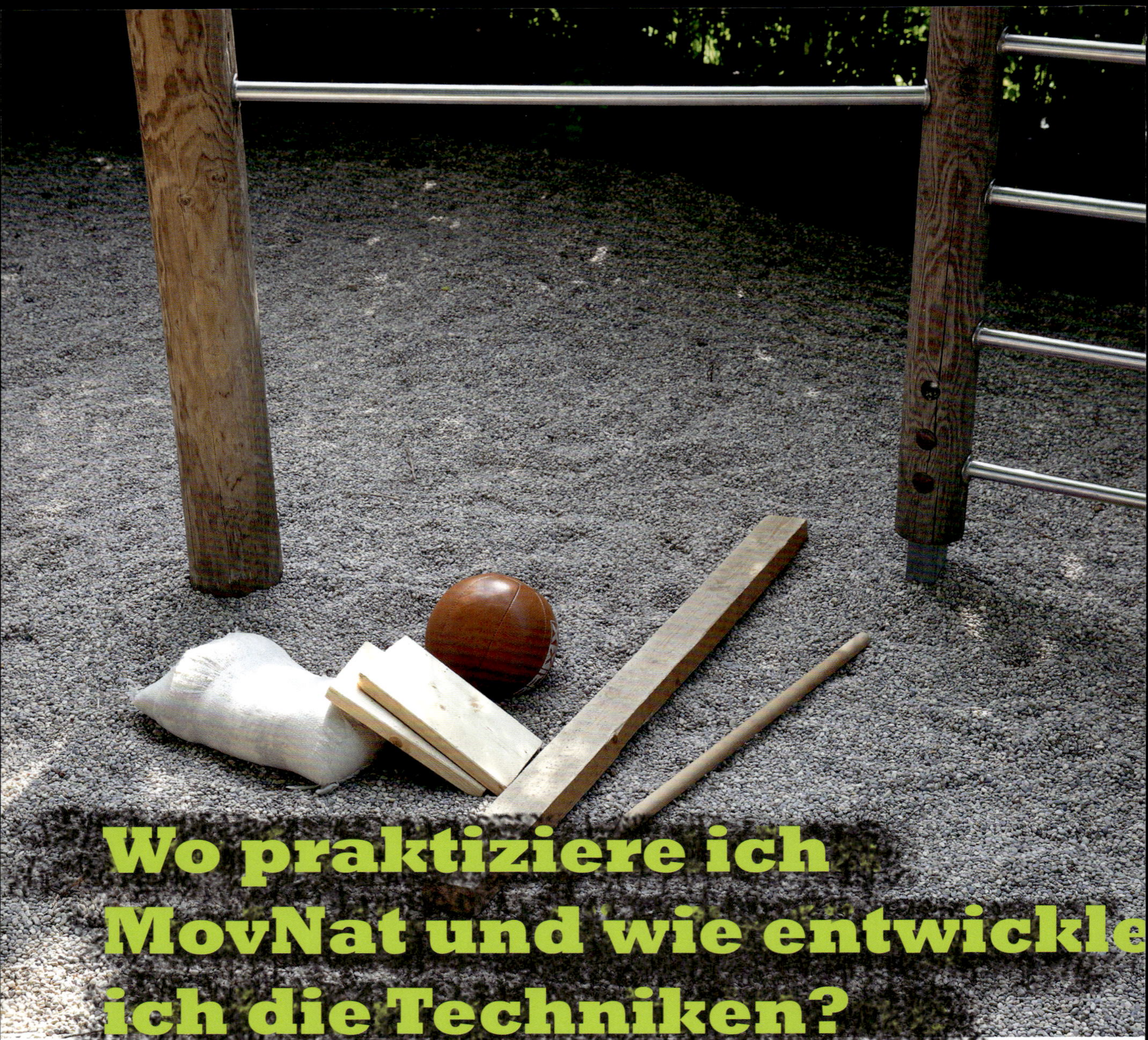

Wo praktiziere ich MovNat und wie entwickle ich die Techniken?

Zu Hause: Balken, Monkey Bars, Bretter

Die meisten Bewegungen im MovNat-System können ganz ohne Hilfsmittel praktiziert werden. Für die Klettertechniken ist es jedoch notwendig, dass Sie sich irgendwo hochziehen können. Dazu bieten sich sogenannte Monkey Bars an, an denen man auch problemlos hangeln kann. Eine Klimmzugstange gibt es für den Türrahmen schon für wenige Euro, als natürlichste Variante eignen sich niedrige Äste eines Baumes. Für die Balancetechniken kann man einfach Balken auf dem Boden platzieren (Breite 5–15 cm) oder zur Not ein paar flache Bretter hinlegen. Einen Sandsack zum Heben kann man sich leicht selber basteln, und ein Medizinball zum Werfen ist auch nicht besonders teuer.

Draußen: Parks, Spielplätze, Natur

Neben den Möglichkeiten, die man zu Hause hat, bieten sich auch öffentliche Orte wie Spielplätze oder Parks an, um MovNat zu praktizieren. Ein Vorteil liegt hier neben der Vielfalt der Möglichkeiten und der meist größeren Fläche auch darin, dass man andere Menschen auf die interessanten Bewegungsformen aufmerksam macht. Passen Sie besonders bei Spielplätzen auf – Sie werden die Kinder nicht mehr los! Ein Nachteil ist hier jedoch, dass viele Spielplätze von Erwachsenen nicht genutzt werden dürfen.

Wie entwickelt man praktische/natürliche Fitness?

Das Ausbilden der richtigen Technik wird durch die gekonnte Beeinflussung der Körperhaltung, der davon direkt abhängigen Atmung, der Abfolge und des Timings der Bewegungsteile sowie der Spannung und Entspannung direkt und indirekt beteiligter Körperteile erreicht. Das Training einer Technik sollte zu einer größeren Bewegungseffizienz und Effektivität führen. Eine MovNat-Technik kann genau beschrieben, gelehrt und gelernt und selbstständig angewendet und weiterentwickelt werden. Die korrekte Anwendung der Techniken führt zu Bewegungseffizienz, die sich in den drei Ergebnissen Leistungssteigerung, Energiesparen und Sicherheit auswirkt. Techniken sind nicht das Resultat von subjektiven Regeln oder Vereinbarungen, sondern abhängig von einer rationalen und zuverlässigen Anwendung der Biomechanik und den Naturgesetzen, wie zum Beispiel der Gravitation. Im MovNat-System setzt sich jede Technik aus den drei Bestandteilen Haltung und Atmung, Timing und Sequenz sowie Anspannung und Entspannung zusammen. Durch die Beachtung dieser Funktionspaare bekommen Sie einerseits Eckpunkte für das Üben einer neuen Technik, andererseits hilft es Ihnen bei der Identifizierung von Problemen, falls Sie bei einer Technik welche bekommen.

Atmung und Haltung

Die Atmung ist für die Bewegungseffizienz wesentlich. Eine kraftvolle und kontrollierte Atmung ist eine Fähigkeit, die sowohl an sich als auch durch Bewegung trainiert wird und kommt in erster Linie aus der Bewegung des Zwerchfells (Diaphragma).

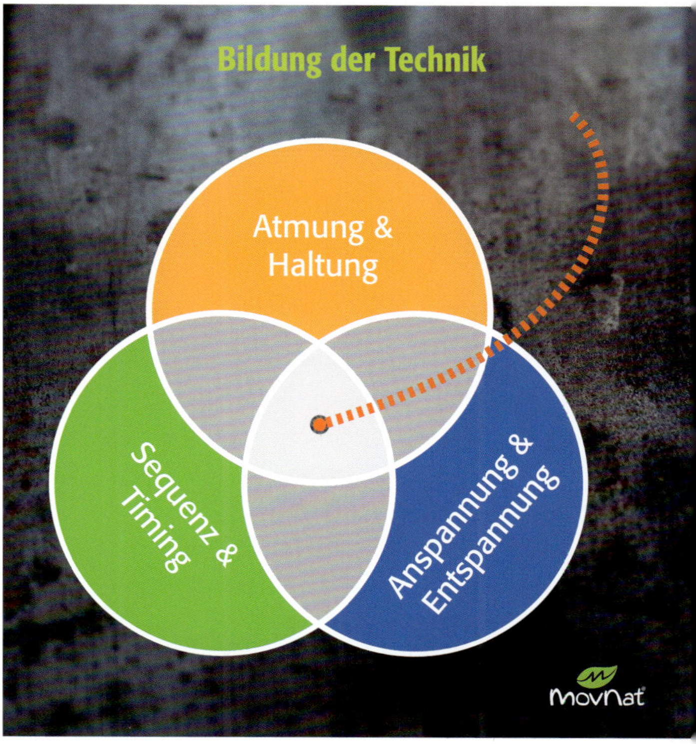

- Die Atmung unterstützt die Achtsamkeit. Geistiger Fokus und Atmungskontrolle arbeiten in einer mit Genauigkeit kontrollierten Bewegung Hand in Hand.
- Die Atmung verstärkt die Wahrnehmung einer korrekten Haltung. Das Zusammenspiel von Atmung und physischer Anstrengung verschafft einen zusätzlichen mechanischen Vorteil.
- Die Atmung unterstützt die physische und mentale Entspannung, was wiederum ein gutes Timing in der Ausführung der richtigen Bewegungsreihenfolge begünstigt.

Die **diaphragmatische Atmung** ist an sich ein großes Thema, wir versuchen es für den Anfänger und Fortgeschrittenen jedoch sehr einfach und praktisch darzustellen. Die meisten Menschen sitzen aufgrund ihres Berufs oder in der Schule sehr viel und verbringen wenig Zeit auf zwei Füßen und in aufrechter Körperhaltung. Aufgrund dieses übermäßigen Sitzens (engl. auch *systemic flexion*) dominiert die oberflächliche Brustatmung, was ein Symptom von Stress ist und sich in Beschwerden im Brustbereich und Nacken auswirken kann. Das Zwerchfell aber als wichtiger Teil der stabilisierenden Rumpfmuskulatur, der aufrechten Körperhaltung, der Kraftübertragung von Ober- zu Unterkörper, als Atemmuskel mit seiner beruhigenden Wirkung auf den Gesamtorganismus, als Teil der Spannung und Entspannung im Körper mit seiner Wirkung zum Beispiel auf die Griffkraft beim Klettern verliert dabei seine Funktion.

Übung

Legen Sie sich mit dem Rücken auf den Boden und stellen Sie die Füße an. Platzieren Sie eine Hand auf dem Bauch und eine auf der Brust. Konzentrieren Sie sich darauf, dass die Atembewegung in den Bauch gelenkt wird, also dass das Heben und Senken der Bauchdecke mit der Hand zu spüren ist. Die Hand auf der Brust sollte keine Bewegung erspüren. Atmen Sie tief und ruhig in den Bauch, die Seiten und in den Rücken. Atmen Sie vier Zählzeiten (z. B. der Rhythmus Ihres Herzschlags) durch die Nase ein und vier Zählzeiten durch den Mund aus. Praktizieren Sie diese Atmung vor jedem Training, um ins Bewusstsein zu bringen, wo und wie die Atmung im Workout beschrieben ist.

Progressionen:

- Legen Sie sich auf den Bauch und drücken Sie die Bauchdecke beim Einatmen fest auf den Boden.
- Legen Sie sich in Rückenlage ein kleines Gewicht auf den Bauch und drücken Sie es bei der Einatmung nach oben.
- Bitten Sie einen Partner, mit den Händen leichten Druck auf Ihren Bauch auszuüben. Der Partner kann dabei auch helfen, die Luft aus dem Bauch zu drücken.

Anwendung:

Wenden Sie diese Atmung bei verschiedenen Bewegungstechniken an:

- **Nicht-intensives Training:** Beim Balancieren (oder als Vorübung beim Gehen) können Sie die diaphragmatische Atmung jederzeit anwenden, um die aufrechte Haltung zu unterstützen, die mentale Konzentration aufrechtzuerhalten und um ruhig und entspannt zu bleiben.
- **Intensives Training:** Bei statisch-dynamisch intensiven Belastungen, wie zum Beispiel dem Active Hang, dem Krabbeln oder dem Tragen von Objekten, hilft die diaphragmatische Atmung auf gleiche Weise wie bei nicht-intensivem Training. Zusätzlich sorgt sie durch eine Belastungsverteilung im Körper mithilfe des Fasziensystems dafür, die auf den gesamten Körper wirkenden Druck- oder Zugkräfte zu verteilen.

Atmung und Haltung stehen in engem Zusammenhang miteinander. Eine verstärkte, korrekte Haltung der Wirbelsäule sichert die Kraftübertragung in kinetischen Ketten und damit das optimale Zusammenspiel von Muskelkraft (konzentrisch oder exzentrisch) und Elastizität des Fasziensystems. Eine gute Haltung wirkt sich außerdem positiv auf das Gleichgewicht, die Entspannungsfähigkeit und die Bewegungssteuerung aus.

Wichtige Aspekte beim Training von MovNat

Beim Erlernen und der Praxis von MovNat-Techniken muss eine Vielzahl an Aspekten berücksichtigt werden. Diese Aspekte wirken im täglichen Leben eines jeden sich bewegenden Menschen, sind unserer Wahrnehmung aber fast vollständig verloren gegangen. Wir nennen diese:

- **Unterstützungspunkte** (Points of Support, POS): In Interaktion mit der Umwelt, spielen die POS eine entscheidende Rolle. Sie sind die Berührungspunkte des Körpers auf einer Unterstützungsoberfläche. Jeder Teil des Körpers kann als ein Unterstützungspunkt wirken, meist sind es die Hände oder Füße, die diese Aufgabe übernehmen. Bewegungen schaffen in den meisten Fällen eine dauerhafte Veränderung der Unterstützungspunkte (POS/Körperteile), der Unterstützungsoberfläche (SOS/Beschaffenheit der Punkte, die der Körper berührt) und der Unterstützungsfläche (BOS/Form der Gegebenheit, auf der man sich bewegt oder an der man sich festhält – Boden, Balken, Stange, Mauer usw.).
- **Unterstützungsfläche** (Base of Support, BOS): Die BOS ist die Fläche, das Terrain oder Objekt, an oder auf dem man sich bewegt oder steht, der Boden, auf dem man steht, oder das Brett, auf dem man gelandet ist, der Balken, auf dem man balanciert, oder die Stange, an der man hängt.
- **Unterstützungsoberfläche** (Surface of Support, SOS): Die Unterstützungsoberfläche kann schmal oder breit, stabil oder instabil, vertikal oder horizontal, weich oder hart, glatt, nass, dreckig oder felsig, hölzern oder metallisch etc. sein.
- **Gravitation:** Sie ist das universale und hauptsächliche Motiv, durch das menschliche Bewegung realisiert wird. Die Schwerkraft erlaubt die Wahrnehmung des Körpergewichts und der Bewegung, welche wiederum die Wahrnehmung der Unterstützungspunkte ermöglichen.
- **Verteilung des Körpergewichts:** Die Verteilung ist der prozentuale Anteil des Körpergewichts pro Unterstützungspunkt. Im gleichmäßigen aufrechten Stand beispielsweise verteilt sich das Körpergewicht zu jeweils 50 % auf jeden Fuß.
- **Körperschwerpunkt** (Center of Gravity, COG): Das COG ist der Punkt, in dem das Körpergewicht gleichmäßig verteilt ist. Er befindet sich ungefähr auf Höhe des Nabels im Inneren des Körpers. Wenn sich die Verteilung des Körpergewichts ändert, ändern sich automatisch der Massenschwerpunkt und die Gravitationslinie in Richtung des Unterstützungspunkts mit der höheren Gewichtsverteilung.
- **Gravitationslinie** (Line of Gravity, LOG) ist eine gedachte vertikale Linie, die senkrecht zur Erdoberfläche steht und durch den Körperschwerpunkt verläuft. Wenn sich die Verteilung des Körpergewichts verändert, dann verändern sich auch der Körperschwerpunkt und die Gravitationslinie.
- **Kombinierter Schwerpunkt** (Combined Center of Gravity, CCOG): Externe Lasten verändern die Position des Körperschwerpunkts. Wenn ein externes Objekt gehalten wird, zum Beispiel bei den Fähigkeiten des Hebens, Tragens, Werfens oder Fangens, kombiniert sich der Schwerpunkt des Objekts mit dem eigenen Körperschwerpunkt. Dieser gemeinsame kombinierte Schwerpunkt liegt zwischen dem eigenen und dem des Objekts. Der korrekte Umgang mit dem kombinierten Schwerpunkt ist wichtig, um eine gute Körpergewichtsverteilung beizubehalten, welche wiederum die Festigkeit und Stabilität des Unterstützungspunkts beeinflusst.
- **Gleichgewicht** ist die Fähigkeit, den Ort des Körperschwerpunkts (COG) im Verhältnis zur Unterstützungsfläche (BOS) zu kontrollieren. Das hängt unter anderem von der Funktion des Innenohrs ab. Das Innenohr, die Wahrnehmung der Unterstützungspunkte (POS) und die Verteilung des Körpergewichts auf den Unterstützungspunkten sind im ständigen Zusammenspiel, um das Gleichgewicht zu sichern, sei es statisch oder dynamisch.

Sequenz und Timing

Die Sequenz betrifft eine Abfolge von Bewegungen von Körperteilen oder -segmenten, die zusammen eine vollständige Bewegung formen. Jede Technik folgt einer bestimmten Sequenz von Einzelereignissen. Je besser die Sequenz ist, desto effizienter ist die Bewegung.

Beispiel: Ein Sprung aus dem Stand beginnt zum Beispiel durch das Einnehmen einer korrekten Haltung, gefolgt von einer Vorlage des Körpers und einer Hüftbeugung, sodass sich das Becken nach hinten verschiebt, während gleichzeitig die Arme mit nach hinten gehen, gefolgt von einem beidseitigen Armschwung nach vorne, dann der Streckung der Beine usw.

Das Timing betrifft den optimalen Zeitpunkt, die Geschwindigkeit und Dauer der Ausführung eines jeden Körperteils innerhalb der Bewegungssequenz. Je besser das Timing ist, desto besser funktioniert auch die Bewegungsabfolge.

Beispiel: Das Timing des Armschwungs nach vorne für einen breiten stehenden Sprung (Broad Jump) ist schnell und kurzzeitig, weil die Bewegung der Arme so explosiv wie möglich sein muss. Springt man mit dieser Technik eine kurze Distanz, ist der Armschwung langsamer und dauert länger, weil durch ihn weniger Sprungenergie erzeugt werden muss.

Wichtige Aspekte von Sequenz und Timing:

- **Körpergewichtsverschiebung** (Body Weight Shifting, BWS): Der BWS ist ein wichtiges Effizienzprinzip, das innerhalb der Bewegungsabfolge (Sequenz) von Bedeutung ist. BWS bedeutet die Verlagerung des Körpergewichts von einem Unterstützungspunkt (POS) auf einen anderen.
  Beispiel: Das Verlagern des Körpergewichts von einem Fuß auf den anderen beim Gehen.
  Für eine optimale Wirkung muss die Körpergewichtsverschiebung mit dem richtigen Timing angewendet werden.
- **Körpergewichtsverlagerung** (Body Weight Transfer, BWT): Eine schnelle Bewegung eines peripheren Körperteils (Schwung holen mit Armen oder Beinen) ermöglicht, einen enormen Betrag an Bewegungsenergie zu produzieren, was dazu führt, dass weniger muskuläre Kraft nötig ist, als wenn die gleiche Bewegung ohne die Körpergewichtsverlagerung vollzogen werden würde.
  Beispiel: Das Vorwärtsschwingen der Arme beim Sprung wirkt sich auf die Sprungleistung aus, weil der Körper vom beschleunigten Gewicht der Arme mitgezogen wird. Für einen optimalen Effekt des BWT müssen die einzelnen Bewegungsbestandteile in der richtigen Reihenfolge, Richtung (Vektor), Geschwindigkeit, Bewegungsamplitude und im richtigen Timing durchgeführt werden. Wenn die Anwendung dieser Variablen nicht angemessen ist, verschlechtert dies die Effizienz. Timing ist das Wichtigste beim BWT. Die Entwicklung des Moments muss immer der Muskelaktion vorausgehen, die hauptsächlich für das Gelingen der Technik verantwortlich ist.

Anspannung und Entspannung

Anspannung und Entspannung sind für eine gute Haltung und das richtige Timing bei der Ausführung einer Bewegungsfolge wesentlich. Es gibt offensichtlich keine Bewegung ohne Muskelanspannung, aber Bewegung würde genauso wenig möglich sein, wenn jeder Muskel im Körper gleichzeitig angespannt ist. Muskelanspannung und -entspannung an den richtigen Körperstellen zur richtigen Zeit ist grundlegend, um die Leistung zu erhöhen, während der Energieverbrauch minimiert wird.
Haltung und Atmung unterstützen das Anspannungs-Entspannungs-Verhältnis. Eine schlechte Haltung bzw. Positionierung im Raum ruft eine schlechte Verteilung des Körpergewichts hervor, die eine übermäßige Wirkung der Gravitation auf den Körper bewirkt und unnötige Spannungen in ihm verursacht. Dies führt zu einer

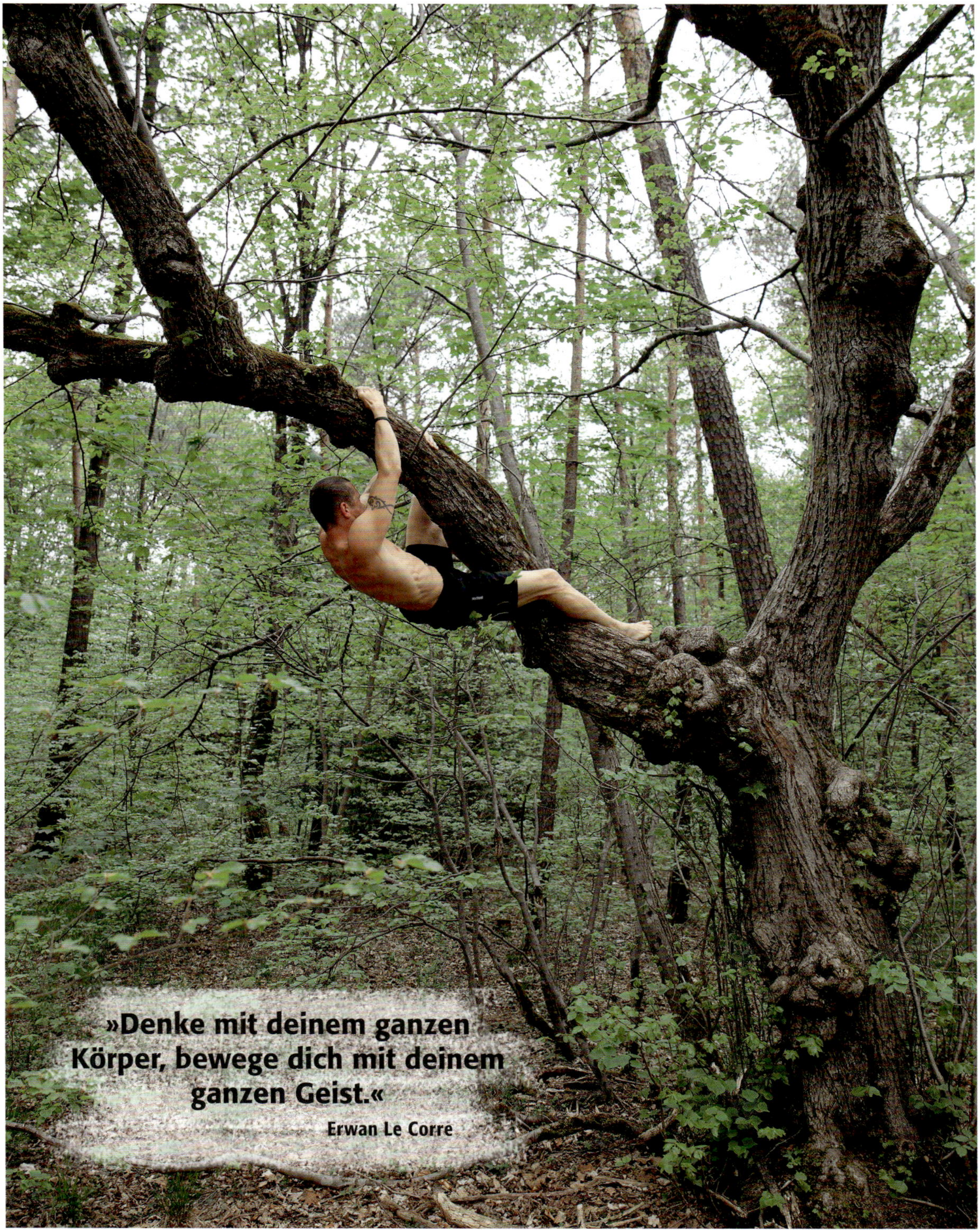
»Denke mit deinem ganzen Körper, bewege dich mit deinem ganzen Geist.«
Erwan Le Corre

schlechten Atmung, wirkt sich negativ auf das Timing aus, was die Bewegungsabfolge verschlechtert usw.

Progressives Üben

Bei MovNat pflegen wir zu sagen, dass »die Bewegung von innen heraus kommt«, was bedeutet, dass der Geist die Bewegung leitet und nicht andersherum. Die klare interne Visualisierung von Bewegungsmustern führt zu einer präzisen internen als auch externen Ausführung der Bewegung. Achtsamkeit in der Bewegung, das Verständnis der natürlichen Kräfte, die auf den Körper wirken, die Anwendung der Prinzipien der Bewegungseffizienz, das Lernen von spezifischen Techniken und die fortdauernde Verfeinerung ist das, was nötig ist, um grundlegende instinktive Fähigkeiten in fortgeschrittene meisterliche Fertigkeiten zu verwandeln. Schließlich ist die Ausübung der Bewegungsfertigkeiten auf eine progressive und sichere Art und Weise die effektivste und praktischste Form der Konditionierung, welche wiederum zu einer besseren physischen Kompetenz und praktischen Leistung führt.

Diese Erkenntnisse zeigen, warum Bewegungsfertigkeiten und Technik in unserer Hierarchie an erster Stelle stehen. Wir hinterfragen also nicht nur die Effektivität unserer physischen Handlungen, sondern vorwiegend auch die Effizienz der Bewegungen. Höhere Level an Konditionierung und Effizienz werden durch das progressive Üben der natürlichen Bewegungstechniken erreicht. Dafür werden Intensität, Volumen und Komplexität Schritt für Schritt gesteigert, unter der Voraussetzung, dass die Bewegungsqualität nicht nachlässt.

Eine spezifische Trainingsplanung, die auf die Ausprägung einer effektiven, effizienten und anpassungsfähigen Technik ausgerichtet ist wie zum Beispiel das Heben, wird sich dieser drei Progressionskategorien

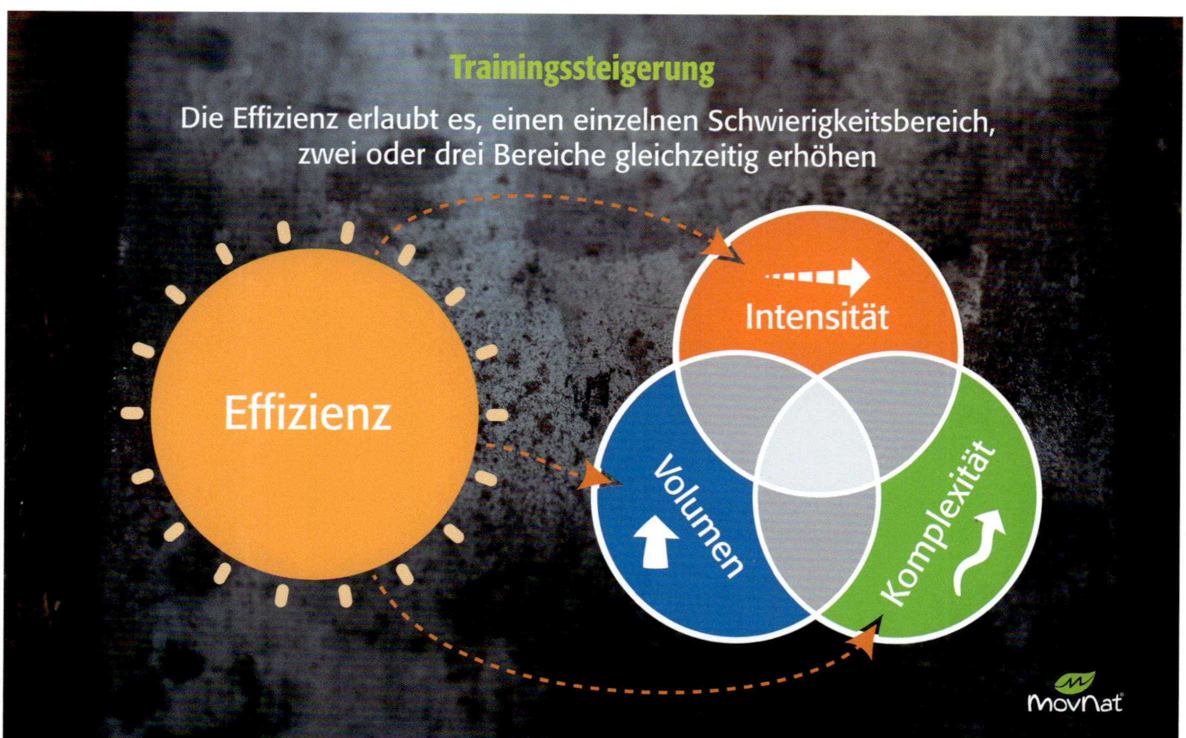

bedienen. Nach dem Erlernen der richtigen Technik wird deren Effizienz in dieser Reihenfolge gesteigert:

- Erhöhung des Volumens (Wiederholungszahlen) bei gleichbleibendem Gewicht
- Erhöhung der Intensität (Gewicht) bei erst kleinem, dann steigendem Volumen
- Erhöhung der Komplexität (interner und externer Kontext, z. B. Boden, Wetter, bergauf/-ab, Erschöpfungszustand etc.) bei gleichbleibendem Volumen und Intensität

Dennoch legen wir selbst bei technisch weniger anspruchsvollen Bewegungen großen Wert auf eine qualitativ hochwertige Ausführung und einen effizienten Energieverbrauch.

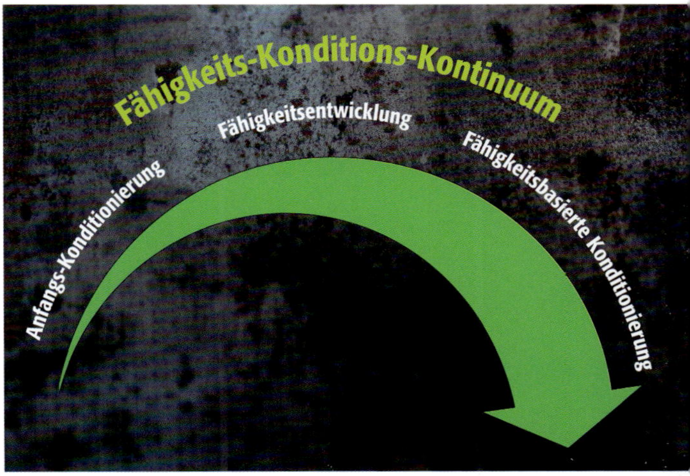

Konditionierung und physische Kompetenz

Aus unserer Erfahrung heraus können wir sagen, dass eine allgemeine Kondition nicht automatisch die Aneignung und das Können von Bewegungsfertigkeiten nach sich zieht. Das Training von qualitativ hochwertigen Bewegungen und Fertigkeiten allein bringt jedoch auch keine umfangreiche und anwendbare Konditionierung. Deshalb müssen beide Ausprägungen trainiert werden.

Beispiel: Das Ausführen von Kniebeugen erhöht zwar die Kraftfähigkeit der Beine, es hat aber wenig spezifischen Nutzen auf eine praktische Fertigkeit wie Springen. Durch das Springen erhöht sich die Kraftfähigkeit der Beine auch nur wenig.

Was wir also benötigen ist das **Kontinuum von Fähigkeit und Konditionierung,** denn je besser Sie sich bewegen und je besser Ihre Kondition ist, desto größer ist Ihr Potenzial für körperliche Leistung und Kompetenz. Je höher diese Kompetenz ist, desto größer sind die Effektivität und Effizienz der praktischen Leistung.

Nach einer grundlegenden Konditionierung, zum Beispiel durch den Deep Squat und den Frontal Swing (Initial Conditioning), erfolgt das Erlernen einer grundlegenden Bewegungsfertigkeit wie dem Broad Jump. Diese an sich schon natürlichen Bewegungen konditionieren den Körper in Richtung der angestrebten Technik. Ist die Kondition ausreichend, wird die neue Technik mit bewusster Kompetenz ausgeführt (Skill Development), wird diese so lange geübt, verfeinert und konditioniert, bis sie sitzt und belastbar ist. Die Erhöhung der Belastung (Progression) wird durch die Steigerung von Volumen, Intensität und Komplexität erreicht (Skillful Conditioning).

Ein Konditionstraining bei gleichzeitigen Bewegungsdefiziten (Dysfunktionen und Asymmetrien) ist demzufolge als falsch anzusehen, da die fehlerhaften physischen Voraussetzungen dadurch verstärkt werden. Kraft oder Konditionierung können ohne die entsprechende qualitative Ausführung von Bewegungsfertigkeiten aus biomechanischen und neuromuskulären Gründen das Verletzungsrisiko erhöhen.

So wird in MovNat trainiert

In MovNat wird jede einzelne Technik nach diesem Schema aufgebaut und trainiert: Ausdauer, weil der Körper Zeit braucht, die Software der Technik zu schreiben, Intensität, um die Hardware zu bilden, und die Bewegungsfertigkeiten, um beide Teile praktisch anwenden zu können.

Sportwissenschaftlich betrachtet beginnt das Training also mit einer allgemeinen Vorbereitung (GPP), zum Beispiel mit einer Kniebeuge. Hier lernt Ihr Körper eine grundlegende Bewegung, die für das Heben und Springen entscheidend ist. Er baut aber gleichzeitig Ausdauer und Kraft auf durch Erhöhung der Wiederholungszahlen und schwerere Gewichte. Dann machen Sie sich durch Technikübungen mit der Sprungbewegung im Speziellen vertraut (SPP) und nutzen die Trainingseffekte aus der Vorbereitung (GPP). Schließlich üben Sie die gleiche Sprungtechnik unter verschiedenen Bedingungen (Weite, Höhe, präzisere Landung usw.) im Rahmen der G-PMD (siehe unten). In MovNat arbeiten Sie sich so durch vielfältige Techniken und sollten versuchen, in allen ein ausgeglichenes Niveau zu halten.

GPP: Die allgemeine körperliche Vorbereitung (GPP = General Physical Preparedness) bezeichnet die Konditionierung von körperlich-mentalen Voraussetzungen, wie Kraft, Schnellkraft, Beweglichkeit, Herz-Kreislauf- und muskuläre Ausdauer, Koordination, Timing, Balance, Agilität, Schnelligkeit oder Regeneration. In MovNat müssen alle diese konditionellen Fähigkeiten gleichermaßen trainiert werden, um auf alle Techniken vorbereitet zu sein. In der konventionellen Fitness werden oftmals nur einzelne konditionelle Fähigkeiten isoliert trainiert.
Beispiel: Stretching, so wie es in der konventionellen Fitness ausgeführt wird, führt zu instabilen Gelenken und detonisierter (d.h. ohne Spannung) Muskulatur und Faszien. Ohne Stabilitätstraining kann das zu Problemen führen.
Bei der GPP handelt es sich also um das Auslösen von physiologischen Anpassungsvorgängen, die es dem Individuum erlauben, konditionelle Fähigkeiten mit einer steigenden Leistung auszuüben. Die Bezeichnung GPP stammt aus dem Leistungssport und ist bereits auf die Entwicklung einer sportartspezifischen Höchstleistung ausgerichtet. Sie setzt sich also aus den Grundfähigkeiten einer bestimmten Sportart zusammen. Als GPP kann auch das Training im konventionellen Fitnesstraining bezeichnet werden.

SPP: Auf die GPP folgt die spezifische körperliche Vorbereitung (SPP = Specific Physical Preparedness). Sie soll den Körper auf eine hochspezialisierte Sportart oder eine spezifische Technik hin trainieren. Eine spezifische Vorbereitung beinhaltet Bewegungen, die nur durch die Wiederholung dieser Bewegungen erlernt werden kann.
Beispiel: Das Schießen eines Tors beim Fußball, ein Marathon oder das Durchführen eines Handstands. SPP-Phase und GPP-Phase wechseln sich in der Regel ab.
Bei MovNat wird die SPP aber nicht nur auf eine Bewegungsfertigkeit trainiert, sondern auf so viele Fertigkeiten wie möglich.

G-PMD: Allgemeine Wahrnehmungs-Bewegungs-Entwicklung (G-PMD = General Perceptual Motor Development) ist eine neue sportwissenschaftliche Betrachtungsweise des MovNat-Systems zur idealen Bewegungsentwicklung.
So wie die allgemeine Arbeitsfähigkeit (GPP) die Kapazität und Robustheit des Körpers trainiert, wird bei der G-PMD die Gesamtfähigkeit und Robustheit des Gehirns erhöht. Bei MovNat wird das G-PMD durch die Prinzipien universal und adaptiv sowie den Faktor des Fühlens, das Wahrnehmen von Atmung, Unterstützungspunkten, Körpergewichtsverlagerung und -transfer usw. trainiert. Die Vorteile dieser Art der Entwicklung in allen Altersgruppen sind:

- Zunahme der Gedächtnisleistung im Alter
- Erhöhung der Synaptogenese (Neubildung von Synapsen, neuronale Plastizität)
- Erhöhte neuronale Komplexität (größere Vernetzung zwischen Synapsen)
- Verbesserung der Propriozeption (Eigenwahrnehmung der Körperpositionen)

- Mehr Kompetenz in einem breiten Spektrum von praktischen Bewegungsmustern
- Größere sportliche Leistung, vor allem in Sportarten, die ein hohes Maß an Anpassungsfähigkeit erfordern

Praktische Beispiele der G-PMD:

- Lernen, wie man ein Objekt effizienter hebt, indem man den Hip Hinge (siehe Seite 77) das erste Mal verwendet.
- Bewegungen auf dem Boden mit unterschiedlichen Umgebungsbedingungen (Situational Demands), wie zum Beispiel über etwas drüber oder unten durch krabbeln oder aufstehen und wieder nach unten gehen auf unterschiedlichen Bodenverhältnissen.
- Präzisionsspringen und Balancieren auf unterschiedlichen Objekten
- Barfußgehen auf unterschiedlichen Bodenbeschaffenheiten
- Brachiation, das heißt unterschiedliche Schwungtraversen beim Klettern.

In unserer Sport- und Fitnessindustrie gilt die Regel, dass Konditionierung im Fitnesstraining stattfindet und Bewegungsfertigkeiten dem Sport vorbehalten sind. In dieser Kultur scheint der Glaube zu herrschen, dass bei der Überlebensfähigkeit des Menschen physische Kraft und Masse eine Rolle spielen. Darwins Lehre von der natürlichen Auswahl ist aber immer noch gültig und die dafür nötige enorme Vielfalt der Bewegungserfahrungen (G-PMD) geht in diesem Spiel jedoch verloren. Wie viele neue Bewegungen haben Sie in letzter Zeit erlernt? Aus der Sicht von MovNat darf die Entwicklung von physischer Leistung und Kompetenz keine Trennung von Konditionierung und Bewegungsfertigkeiten darstellen, sondern beide Qualitäten müssen vereint werden. Dies hängt nicht nur damit zusammen, dass jede dieser Teilkompetenzen unabdingbar ist, sie stehen sogar in einem engen Zusammenhang:

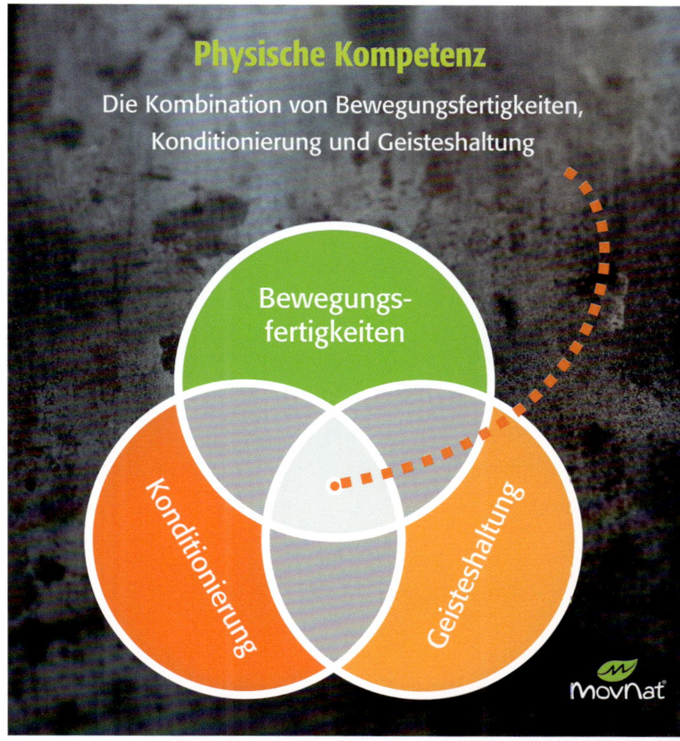
Physische Kompetenz
Die Kombination von Bewegungsfertigkeiten, Konditionierung und Geisteshaltung
Bewegungs-fertigkeiten
Konditionierung
Geisteshaltung
MovNat

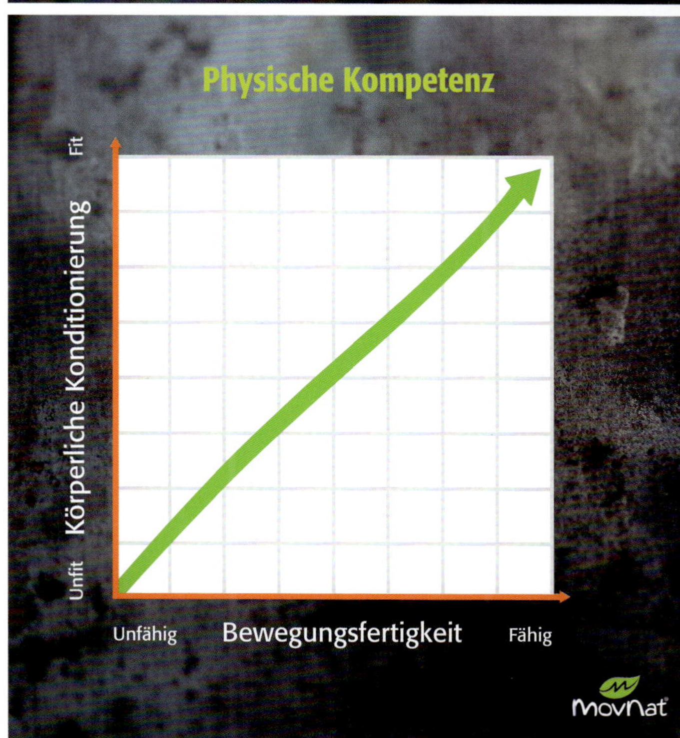

1. Die umfangreichste Konditionierung wird am besten durch das Praktizieren von progressiv-komplizierteren Bewegungsfertigkeiten erreicht.
2. Je umfangreicher die Bewegungsfertigkeiten und das technische Leistungsniveau, desto effektiver wird die Konditionierung.
   Dies kann alles nur sicher und gesund geschehen, wenn die geistige Haltung stets bewahrt wird. Nutzen Sie Ihr Training, um Ihre Aufmerksamkeit gänzlich der Bewegung zu schenken, um Verletzungen zu vermeiden und letztendlich Freude beim Bewegen zu erfahren.

Physische Kompetenz kann also auch als **Bewegungsintelligenz** bezeichnet werden, wenn man bedenkt, wie viele Variablen bei einem Sprung auf ein sehr schmales oder wackeliges Objekt berücksichtigt werden müssen. Ein geübter Mensch nimmt nur noch wenige Dinge wahr: Er sieht das Objekt, reißt bewusst die Arme und Beine hoch und landet. Alle Feinheiten in Absprung, Flug und Landung werden bereits unbewusst durchgeführt. Könner bereiten sich bewusst schon auf das nächste Ziel vor, während sie über ein Hindernis springen.
Schließlich sprechen wir von einem **Kompetenz-Kontinuum,** wenn eine Technik bis zu einer guten Kompetenz gereift ist und dann durch Volumen, Intensität und Komplexität Stück für Stück schwieriger gemacht wird, also die Kompetenz herausgefordert wird.
Beispiel: Wenn Sie kompetent genug sind, um auf einem schmalen Balken zu balancieren, dann versuchen Sie die gleiche Schwierigkeitsstufe, aber drehen nun den Kopf in verschiedene Richtungen (Komplexitätserhöhung) oder tragen Sie ein Objekt beim Balancieren (Intensitätserhöhung). Hat Ihre Technik Bestand, dann sind Sie bereit, den Balken höher zu legen oder schmaler zu machen.
Letztlich wird qualitativ hochwertige Bewegung durch das achtsame Praktizieren gelernter Techniken erreicht. Unbewusste Kompetenz, das heißt, die Fähigkeit, effiziente Bewegungen auszuführen, ohne darüber nachzudenken, ist das höchste Ziel.
Bevor wir dieses Ziel erreichen können, müssen uns zunächst unsere Einschränkung oder Inkompetenz bewusst werden (bewusste Inkompetenz), bevor wir Skills und Techniken lernen, die uns effizienter und effektiver machen. Achtsamkeit ist dabei die grundlegendste Qualität, um größte Erfolge zu erreichen.

Komplexität, Achtsamkeit und Contextual Demands

Komplexität ist das Verhalten der Umgebung, wenn verschiedenste Komponenten auf verschiedene Weise miteinander interagieren können.

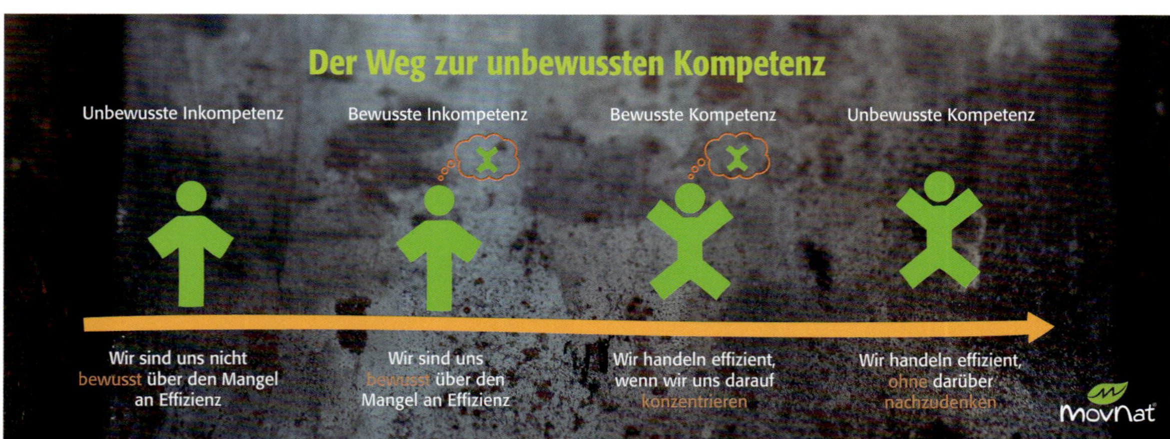
Der Weg zur unbewussten Kompetenz
Unbewusste Inkompetenz
Bewusste Inkompetenz
Bewusste Kompetenz
Unbewusste Kompetenz
Wir sind uns nicht bewusst über den Mangel an Effizienz
Wir sind uns bewusst über den Mangel an Effizienz
Wir handeln effizient, wenn wir uns darauf konzentrieren
Wir handeln effizient, ohne darüber nachzudenken
MovNat

Beispiel: Sie haben bis jetzt einen technisch sauberen Broad Jump (siehe Seite 114) immer auf einem festen Boden durchgeführt. Nun stehen Sie vor der Aufgabe, auf einen begrenzten Ort zu springen, der leicht wackelig ist. Oder Sie hängen nicht mehr an einer Metallstange, sondern versuchen es mit einem Ast, der dicker und unregelmäßig ist. Beide Techniken müssen nun in einem komplexeren Umfeld angewendet werden. Dies gelingt nur, wenn Sie die Übung mit weniger Intensität und mehr Achtsamkeit ausführen, um zu lernen, wie Sie mit der neuen Komplexität der Aufgabe umgehen.

Besonders das Durchführen einer neuen oder effizienteren Bewegungstechnik erfordert viel mehr Achtsamkeit als bei gewohnten Bewegungen, der mentale Aspekt der Ausführung einer Handlung spielt also eine größere Rolle. Technik ist das Werkzeug und Achtsamkeit ist die nötige Aufmerksamkeit, die man benötigt, um das Werkzeug korrekt zu benutzen.

Achtsamkeit ist eine Form des Bewusstseins. Dieses Bewusstsein erzeugt eine erhöhte Körper-Geist-Verbindung während der Bewegungsausführung. Es fördert eine bewusste Kompetenz und eine größere Anpassungsfähigkeit an die Umwelt, was sich in einer erhöhten Effizienz und Effektivität auswirkt.

- Innere Achtsamkeit ist die Wahrnehmung von allen inneren Empfindungen und Signalen des Körpers (Bewegungsmuster, Haltung, Muskelspannung, Gleichgewicht usw.).
- Äußere Achtsamkeit ist die Wahrnehmung von allen äußeren Faktoren, mit denen man umgehen muss (Umweltfaktoren, wie Oberfläche und Beschaffenheit, Stabilität/Instabilität, Formen, Farben, Temperatur, Flugbahnen usw.).

Wenn Sie eine Technik beherrschen, dann können Sie deren Anpassungsfähigkeit durch die Erhöhung der Contextual Demands festigen oder weiter herausfordern. Das Training der Achtsamkeit erlaubt eine optimale Bewegungsantwort auf die Anforderungen in

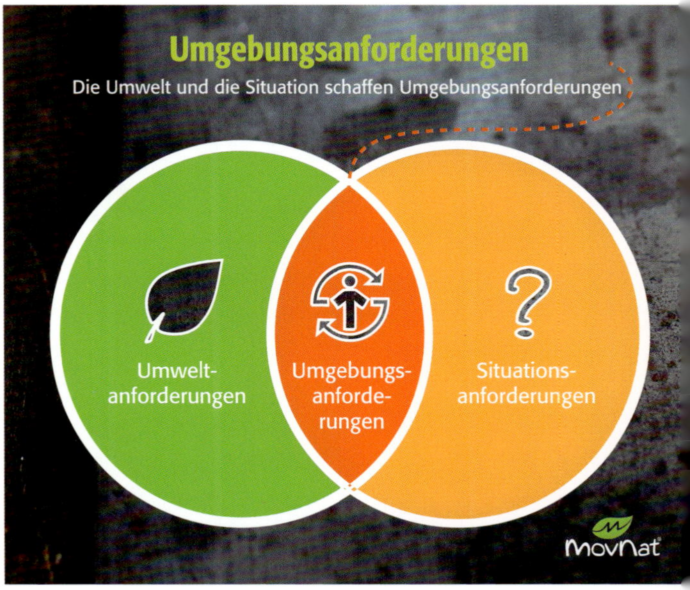

einer bestimmten Situation oder Umgebungsbedingung. Umweltbezogene und situative Anforderungen bilden zusammen einen Kontext, in dem diese physische Leistung praktisch realisiert werden muss. Beim fortschreitenden MovNat-Training müssen eine Vielzahl von Variablen (Environmental Demands), wie zum Beispiel die Bodenbeschaffenheit, Oberfläche, Höhe, das Gewicht, Geräusche oder die Witterungsbedingungen, berücksichtigt werden. Dazu kommen Faktoren wie die Dauer der bevorstehenden Aufgabe, die zur Verfügung stehende Zeit, sowie der physische und geistige Zustand einer Person (Situational Demands). Die Anpassungsfähigkeit ist also fundamentaler Bestandteil des MovNat-Trainings.

Wenn wir uns in einem Fitnessstudio befinden und ein Gewicht heben und tragen, dann sind die Contextual Demands der Bewegungsaufgabe gering. Wenn Sie dieselbe Aktion draußen bei Nacht und Nebel durchführen, ist die Situation weitaus komplexer. Die Einschätzung der Komplexität einer Aufgabe erfolgt über das Risiko-Gefahren-Verhältnis.

Beispiel: Die Konditionierung von Kraftausdauer oder kardio-respiratorischer Leistungsfähigkeit, beim Joggen oder an Trainingsgeräten, wie einem Fahrradergometer, einem X-Trainer oder einem Maschinenzirkel, wirkt sich nicht auf eine anpassungsfähige Ausdauerleistung aus. Kombinieren Sie das Laufen auf einem Waldboden mit Krabbeln, Springen, Klettern in freier Natur – wenn also Anpassungsfähigkeit gefordert ist, dann merken Sie sehr schnell, wie eine Bewegungsumstellung den gewohnten Trott durcheinanderwirft und technisch sowie konditionell rasch herausfordert.

Angstbewältigung

Ein sehr wichtiger Aspekt der Contextual Demands ist die Angst. All die oben genannten Variablen können auf die Psyche einer Person einwirken. Der mentale Aspekt der Angst spielt bei MovNat eine wichtige Rolle in zweierlei Hinsicht:

Angst, sich zu verletzen: Eine der schönsten Disziplinen in MovNat ist das Balancieren. Die Übungen dazu im Workout-Kapitel finden auf einem niederen und stabilen Balken statt. Wenn der Balken an Höhe gewinnt, dann bekommen es die meisten Menschen schnell mit der Angst zu tun. Balancieren ist das Herz und der Kern jeder Bewegung, weil es das komplexe Zusammenwirken von visuellen, vestibulären (den Gleichgewichtssinn betreffenden), propriozeptiven und exterozeptiven (Reize wahrnehmenden) Systemen sowie des motorischen Kortex, des Hirnstamms und einer Handvoll von Reflexbögen (Verbindungen, die Reize weiterleiten) benötigt. Die menschliche Balance hat einige Besonderheiten. Sie verschwindet zum Beispiel recht schnell, wenn wir auf eine Leiter klettern. Aus der Sicht von MovNat ist das Balancieren auf progressiven Schwierigkeitsgraden ein Mittel gegen Angst und fördert den Aufbau von Selbstsicherheit auf natürliche Weise. Der Gewinn an Selbstsicherheit, den Sie in viele Alltagssituationen einfließen lassen können, hilft in vielen Angstsituationen.

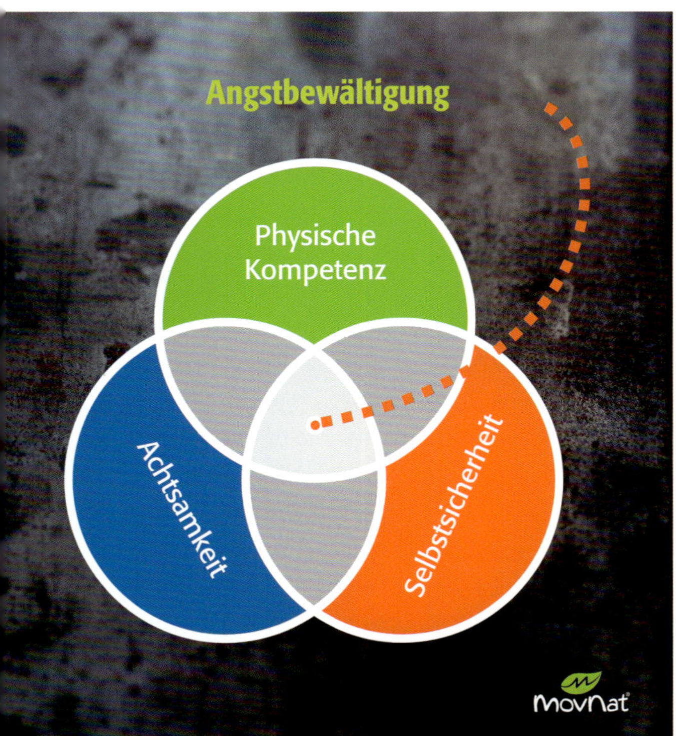

Angst, schief angesehen zu werden: MovNat in der Öffentlichkeit kann Spaß machen, man kann sich aber dabei auch im wahrsten Sinne des Wortes seltsam vorkommen. Dieses Angstgefühl, jemand könnte einen anschauen oder einen sogar ansprechen, ist vollkommen verständlich. Aber bedenken Sie immer, dass Sie das absolut Richtige tun und es auch begründen können. Genießen Sie die Natur und lassen Sie sich nicht von ahnungslosen Mitmenschen in Ihrer Freiheit einschränken. Versuchen Sie, es stattdessen von der anderen Seite zu sehen: Was fehlt denjenigen Menschen, die nicht verstehen, dass sie selbst vielfältige Bewegungen brauchen? Was ist besser für die Geschicklichkeit, das Selbstvertrauen, die Stimmungslage, Gesundheit, Spontanität? Auf der Bank sitzen und zuschauen oder mitmachen?

Die Verbindung achtsamer Bewegungsfertigkeiten mit den unendlichen Möglichkeiten durch Komplexität, kontextuelle Anforderung, Anpassungsfähigkeit und die Bedeutung der Geist-Körper-Umwelt-Verbindung ist also das, was MovNat ausmacht.

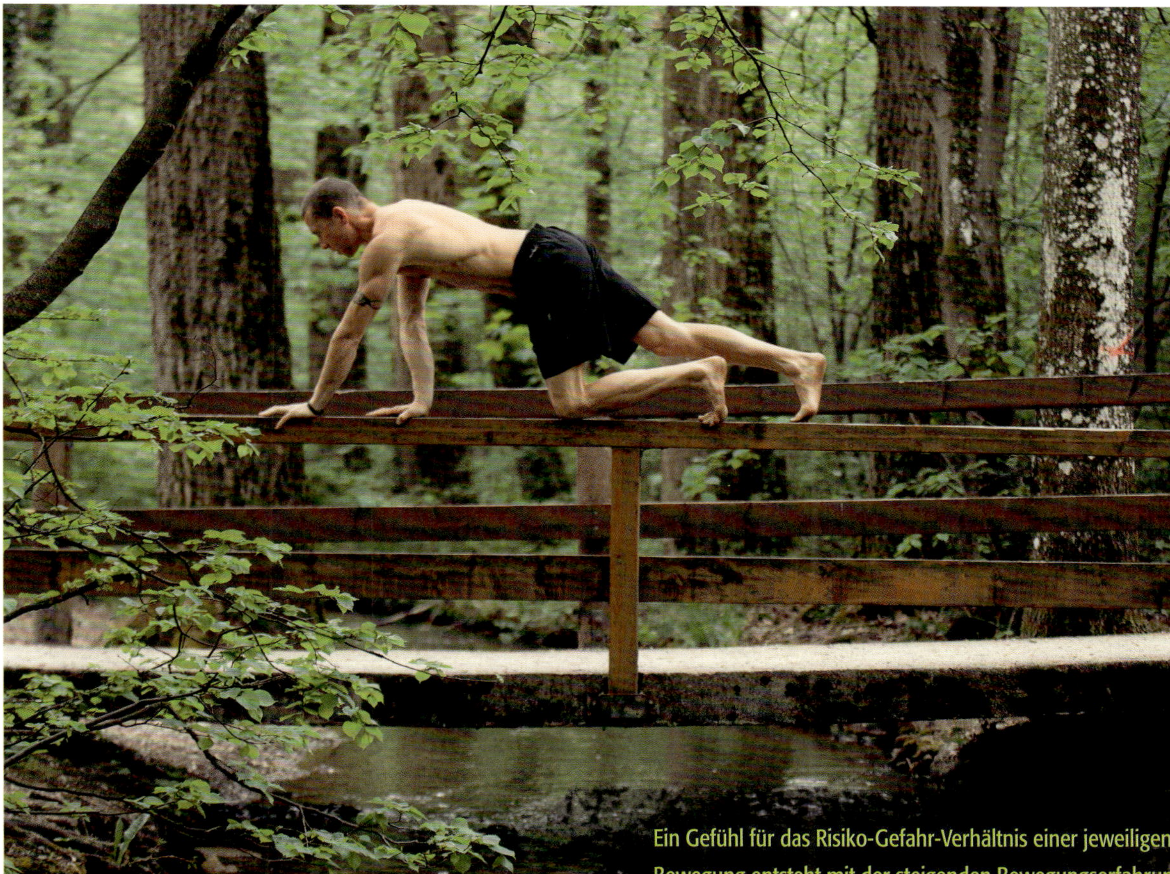

Ein Gefühl für das Risiko-Gefahr-Verhältnis einer jeweiligen Bewegung entsteht mit der steigenden Bewegungserfahrung.

Die Praxis von MovNat ist sehr einfach realisierbar und die positiven Effekte sind immens.

MovNat ist Ihre Gesundheitsrevolution, ganz gleich, wer Sie sind.

Die Workouts sind so strukturiert, dass Sie zunächst mit leichten Techniken und Progressionen beginnen und darin kompetent werden können. Durch Konditionierung dieser Techniken machen Sie Ihren Körper dann leistungsfähiger und schließlich durch Technikverbindungen und weitere Progressionen und Transferwirkungen von einer zu einer anderen Technik anpassungsfähig. Trauen Sie sich ruhig, die eine oder andere Technik selbstständig gemäß des Risiko-Gefahr-Verhältnisses zu erschweren.

Mit dem Üben, Trainieren und Vergrößern Ihres Repertoires an Varianten und Variationen in den einzelnen Techniken und der in diesem Buch vorgeschlagenen Technikauswahl steigen Ihre allgemeine physische Kompetenz, Ihr Selbstvertrauen, Ihre Achtsamkeit, Ihre wahre Natürlichkeit, Ihr Wohlbefinden, Ihre ganzheitliche Gesundheit und vieles mehr.

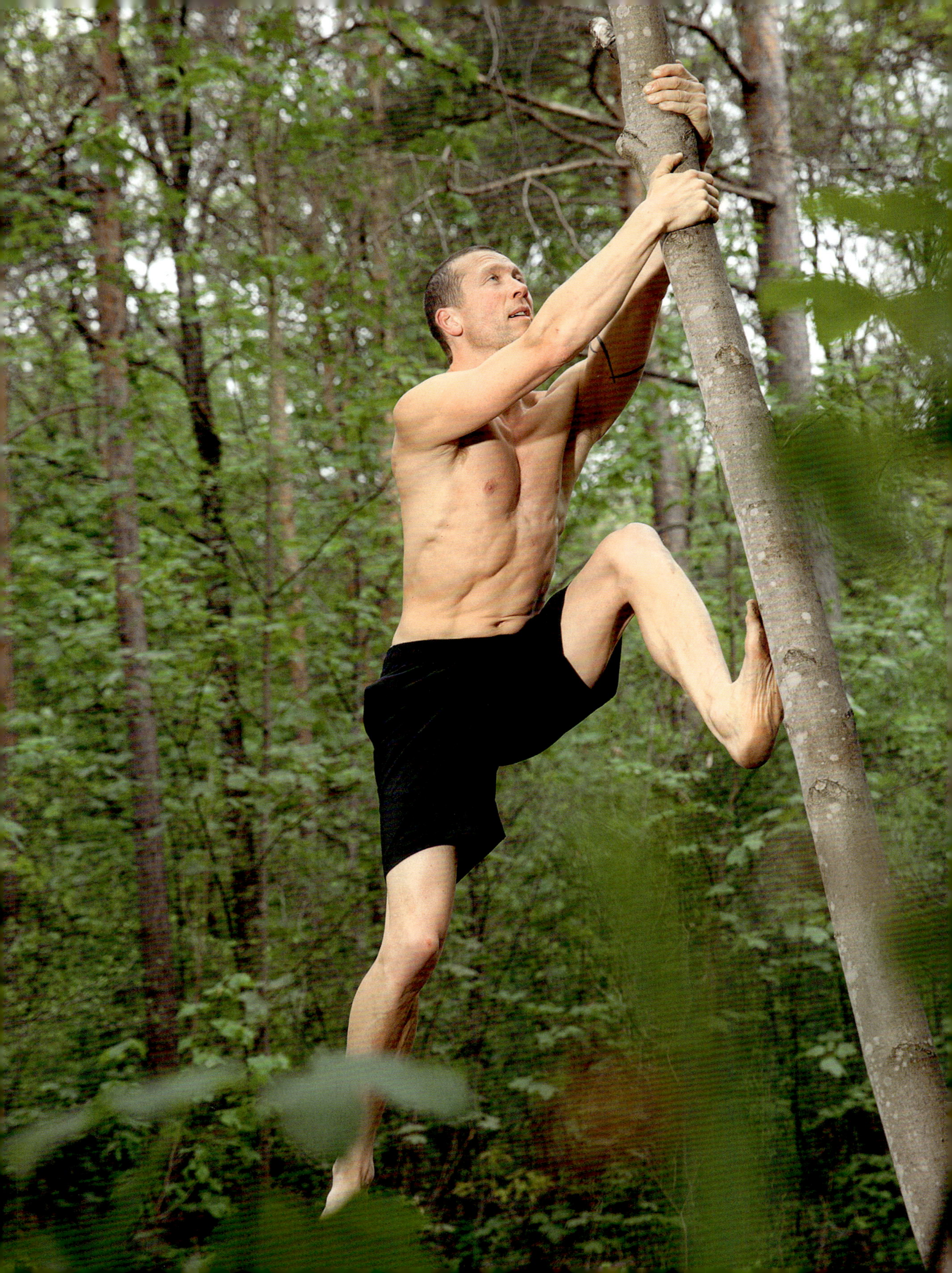

Wie funktioniert MovNat?

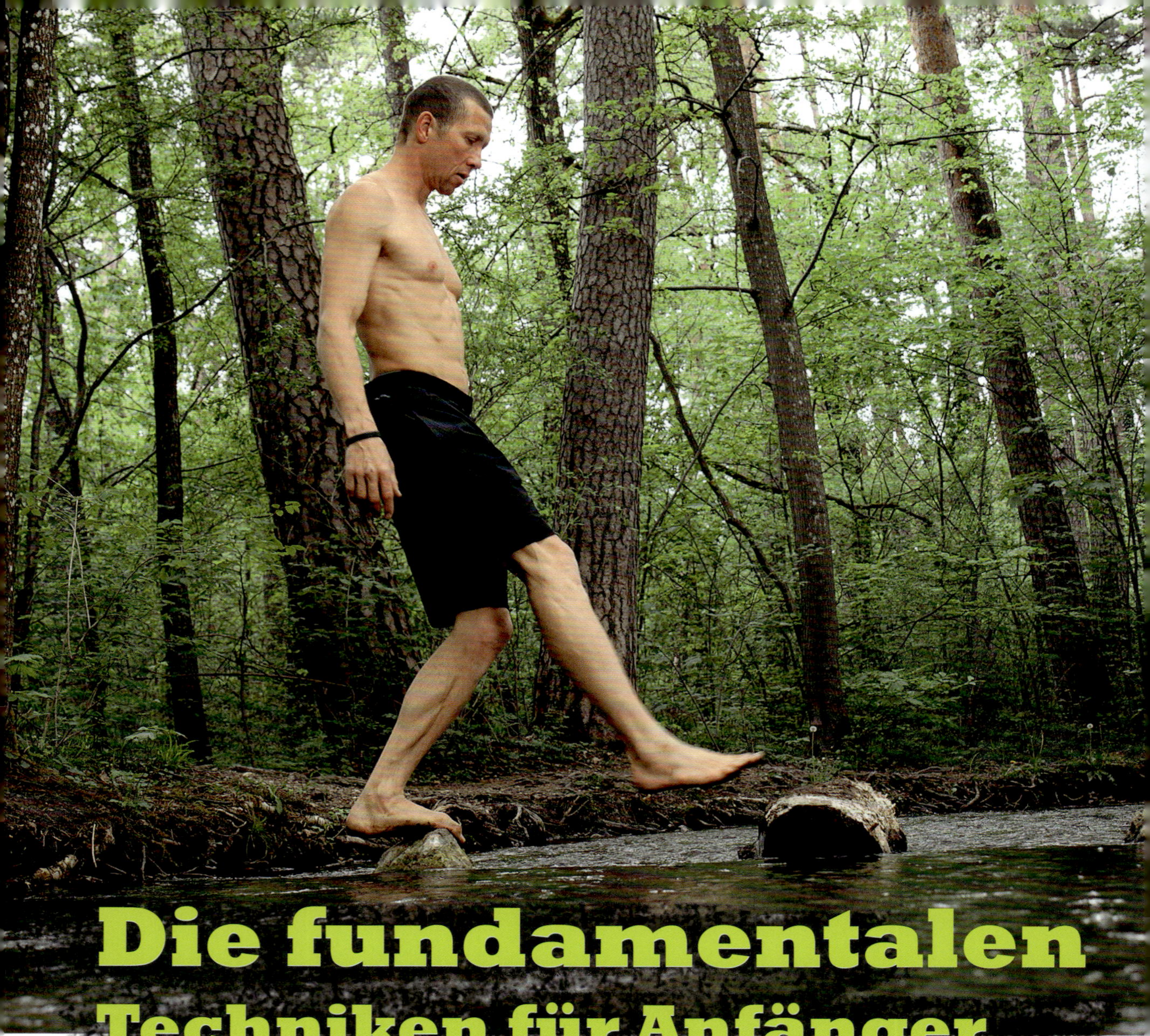

Die fundamentalen Techniken für Anfänger und Fortgeschrittene

Die richtige Auswahl an Techniken zu treffen, ist bei der schier unendlichen Fülle an Fertigkeiten, ihren Progressionen, Varianten, Variationen und Kombinationsmöglichkeiten ein schwieriges Unterfangen. Bedenken Sie, dass es alleine über 60 rein praktische Techniken gibt, an einer Stange zu hängen. Dies gibt eine Vorstellung darüber, wie es gelingen kann, mit MovNat sowohl wenig fitte Menschen als auch Hochleistungssportler zu bedienen. Für all die genannten Zielgruppen stellen die hier aufgeführten Techniken eine Basis an Bewegungsfertigkeiten dar, die größtenteils abhandengekommen sind. Sie ermöglichen dem MovNat-Praktizierenden ein solides Fundament für eine sichere und ausbaufähige Reise in die MovNat-Welt.

Crawling

Praktischer Zusammenhang

Die Fortbewegung auf dem Bauch oder Rücken und das Bewegen auf allen Vieren bäuchlings oder rücklings stellen ein hervorragendes Training der Koordination sowie der Arm-, Hüft- und Rumpfstabilität dar. Es ist auch konditionell anspruchsvoll und trotzdem sicher und sehr praktisch. So hilft diese Fertigkeit bei der sicheren Überquerung von schwierigem Terrain, der Unterquerung von Hindernissen, dem geschickten Hinab- oder Hinaufbewegen in steilem Gelände, beim Verstecken und als Übergang zwischen verschiedenen Fertigkeiten (Skill-to-Skill-Transition, zum Beispiel bei einem Sprung aus großer Höhe, nach dem das Kriechen den Übergang zur anschließenden Laufbewegung darstellt).

Allgemeine Technik

Zunächst gilt es, das diagonale Bewegungsmuster von Arm zu diagonalem Bein oder Bein zu diagonalem Arm zu meistern. Der Körper muss von mindestens zwei Unterstützungspunkten getragen werden, das Gleichgewicht hält hierbei die Rotationsstabilität des Körpers.

Haltung: Bei dynamischen Bewegungen, wie dem Krabbeln auf dem Boden, ist es nicht möglich, eine spezielle Haltung permanent einzuhalten. Stattdessen sollten Sie sich zwischendurch immer mal wieder darauf konzentrieren, die Wirbelsäule durch Spannung im Bauchraum zu stabilisieren.

Spannung & Entspannung allgemein

Zur effizienten Ausführung von diagonalen Bewegungsmustern ist besonders zu Beginn darauf zu achten, dass die Atmung ruhig und kontrolliert durch den Bauch realisiert wird, da sonst meist zu viel Spannung im Schulter-Nacken-Bereich vorhanden ist. Die Körpermitte (v. a. Bauchmuskulatur) weist eine gewisse permanente Spannung auf, um den Rumpf stabil zu halten, während sich das Spannungs- oder Entspannungsverhältnis in den Extremitäten im diagonalen Muster abwechselt. So arbeitet der gesamte Rumpf nicht nur effizienter, sondern auch intensiver.

MovNat **Info**

Krabbeln als Katalysator der Gehirnentwicklung

Jeder Mensch durchlebt in der motorischen Entwicklung bestimmte Phasen, durch die das Bewegungssystem kontinuierlich weiterentwickelt und komplexere Bewegungen ermöglicht werden. Die erste Stabilisierungsform ist das Halten des aufrechten Kopfes gegen die Schwerkraft, dann kommt das Rollen von einer Seite auf die andere und sobald das Kind sich auf dem Bauch länger halten kann, geschehen die ersten Versuche des Kriechens und Krabbelns, bevor das Bewegungsrepertoire mit dem aufrechten Gehen, Klettern, Rennen, Springen, Werfen und Fangen ein enormes Potenzial entwickelt (Natural Development Sequenz). Bei Krabbelbewegungen muss unser Gehirn beide Körperhälften geschickt koordinieren (sog. Kreuzmuster), was für die gesunde Entwicklung des Gehirns von grundlegender Bedeutung ist. Alle diese Bewegungen entwickeln sich nicht, um wieder vergessen oder verloren zu werden, sondern müssen ein Leben lang geübt werden, um ihre Rolle als Bestandteil des Bewegungskomplexes zu erfüllen.

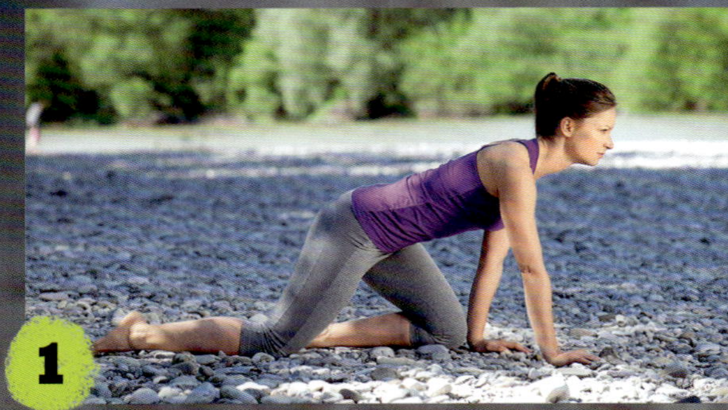

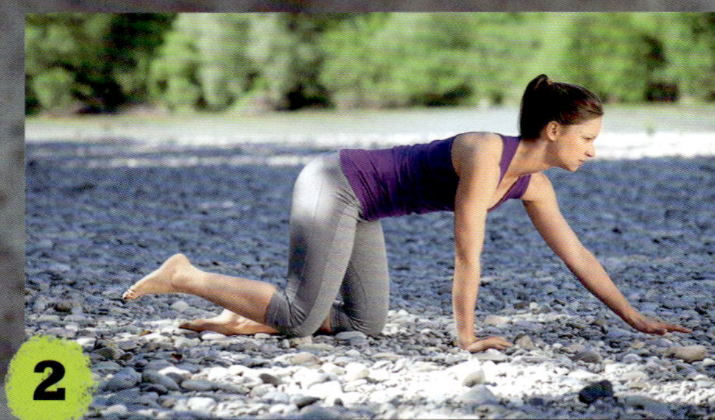

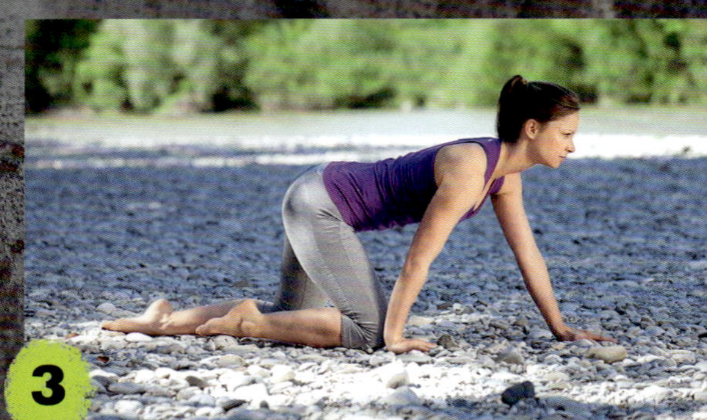

Knee Hand Crawl™

Praktische Anwendung

Das Krabbeln auf Knien und Händen sollte von Anfängern nur auf weichen Böden ausgeführt werden. Knie, Unterschenkel und Fußspann geben als Stützpunkte der Bewegung viel Stabilität und sparen Energie. So kann auf schmaleren Flächen eine sichere Fortbewegung erfolgen, und schwere Objekte können auf dem Rücken oder eine verletzte Person unter dem Rumpf hängend transportiert werden.

Sequenz & Timing

Ausgangsposition

Aus der symmetrischen Grundstellung heraus platzieren Sie die Knie und Hände einer Körperseite direkt hintereinander (Engstellung). Die Füße sind gestreckt und liegen auf dem Span, dadurch wird die Kniescheibe nicht unnötig belastet. Auf der anderen Seite bringen Sie das Bein so weit nach hinten, dass Knie und Fußballen noch einen guten Unterstützungspunkt haben. Die gleichseitige Hand wird leicht vor das Schulterlot (senkrechte Linie von der Schulter aus) gestellt (Weitstellung) **1**.

Diagonalbewegung

Die Bewegung kommt in erster Linie durch die Hüft-, Knie- und Fußstreckung, das Stabilisieren des Rumpfes und das Vorwärtsziehen des Schulterkomplexes zustande. Starke Unterstützungspunkte sind dafür entscheidend. Aus dieser Stellung heraus wird das Gewicht auf das vordere Knie und die vordere Hand, also diagonal, gestützt. Durch die Körpergewichtsverlagerung kann das hintere Bein bzw. die hintere Hand nach vorne versetzt werden **2**. Die Eng- oder Weitstellungen von Fuß und Hand sind nun auf der anderen Seite hergestellt **3**. Diese Bewegung wird langsam und weich zuerst auf der anderen Seite, dann weiter fortgesetzt.

TIPP Die Hände immer nur so weit nach vorne stellen, wie das Knie auf der anderen Seite nachgeschoben wird. So verhindern Sie Probleme mit der Haltung.

Variationen:

■ Vorwärts ■ rückwärts ■ seitlich

Foot Hand Crawl™

Praktische Anwendung

Diese Technik erlaubt mehr Bewegungsfreiheit, Schnelligkeit und Elastizität sowohl in der Technik als auch für den Übergang ins Stehen oder ins Kriechen. Im Grunde handelt es sich um das Klettern in der Horizontalen. Daher können dabei erlangte Fertigkeiten in das vertikale Klettern übertragen werden.

Sequenz & Timing

Ausgangsposition

Die Ausgangsposition beim Fuß-Hand-Krabbeln ist dieselbe wie beim Knie-Hand-Krabbeln, nur dass die Unterstützungspunkte der unteren Extremitäten nicht mehr die Knie, sondern die Fußballen sind. Die Knie halten einen geringen Abstand zum Boden, sodass die Wirbelsäule gestreckt und parallel zum Boden ist. Positionieren Sie die Extremitäten wieder in Eng- und Weitstellung 1.

Diagonalbewegung

Die Fortbewegung im diagonalen Muster 2 ist ebenfalls identisch zum Knie-Hand-Krabbeln. Der entscheidende Unterschied ist jedoch, dass der Körper in erster Linie von den Fußballen aus in Bewegungsrichtung geschoben wird, die Arme stützen den Oberkörper. Dafür sind vor allem für die Ballen starke Stützpunkte nötig, da sie gleichzeitig Halten und Schieben müssen. Das aktive Bein muss im Kniegelenk vollständig durchgestreckt werden, da dies in steilerem Terrain Energie spart und dem Körper Stabilität gibt. So wird auch ein übermäßiges »Schaukeln« im Becken verhindert 3. Setzen Sie die Bewegungssequenz nun weich und geschmeidig fort.

Variationen:

■ Vorwärts ■ rückwärts ■ seitlich

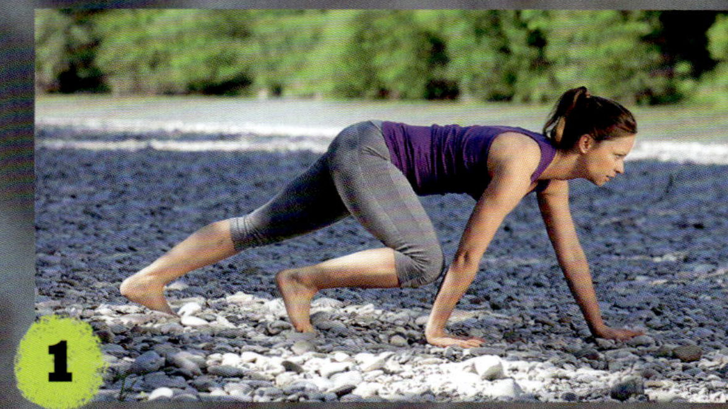

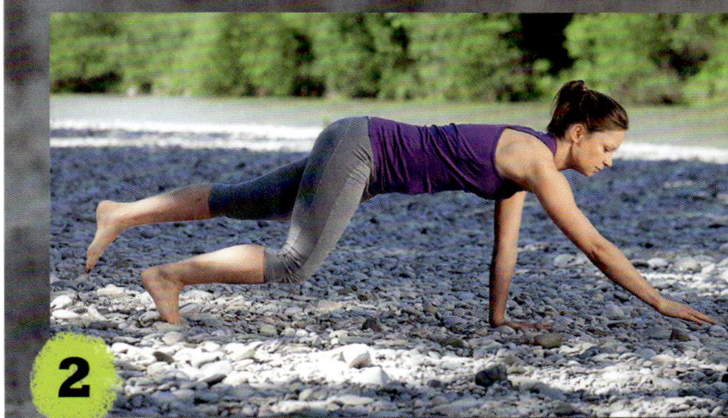

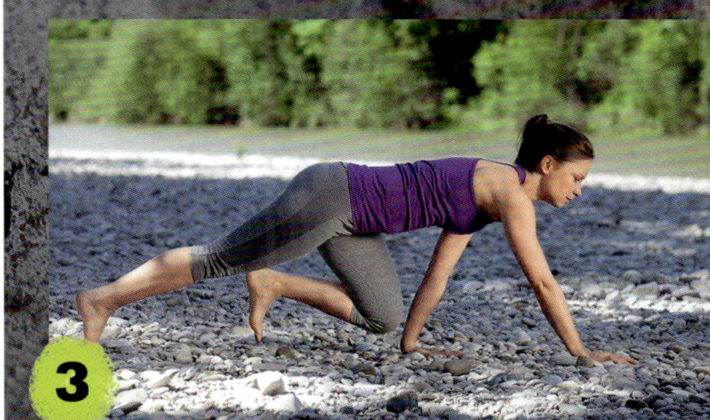

Skill-Kombinationen:

- Balancierendes Foot Hand Crawl
- Tragen auf Rücken, Klammern an Bauch, Schieben/Ziehen von Objekten mit einem Arm

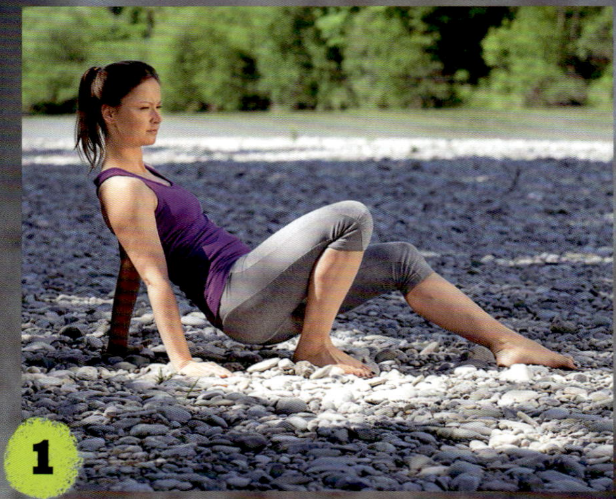

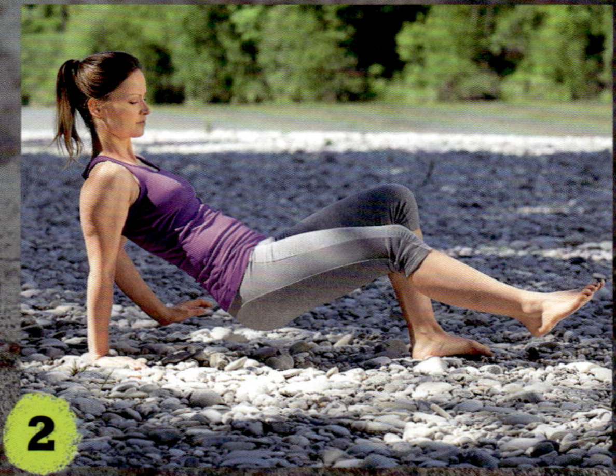

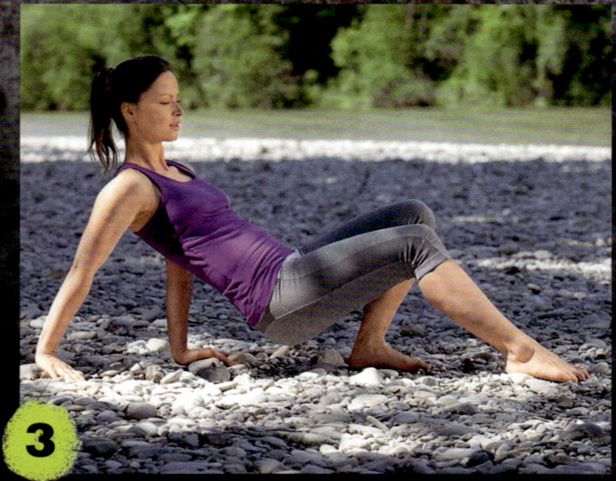

Inverted Crawl

Praktische Anwendung

Diese Technik wird angewendet, wenn das Bergablaufen auf schwierigem Terrain aufgrund von Geröll oder Nässe nicht sicher oder erschwert ist.

Sequenz & Timing

Ausgangsposition

In der sitzenden Ausgangsposition befinden sich die Hände schulterbreit neben dem Körper und die gestreckten Ellenbogen leicht hinter dem Schulterlot. Die Füße befinden sich etwas vor der Lotlinie der Knie und sind hüftbreit nebeneinander gestellt. Der Hüftwinkel beträgt ca. 90 Grad. Die Handhaltung sollte zunächst so gewählt werden, dass das Handgelenk nicht zu stark belastet wird, im Idealfall zeigen die Finger nach außen/hinten, um aus dem Handballen schieben zu können (1).

Diagonalbewegung

Die Diagonalbewegung starten Sie, indem Sie das Körpergewicht zu ca. 80 % auf eine Schulter und zu ca. 20 % auf das diagonale Bein verteilen. Jetzt kann beginnend mit dem gleichseitigen freien Bein auch die freie diagonale Hand nach vorne gestellt werden, um wieder die Eng- und Weitstellung der Füße und Hände als Kontrollposition zu erreichen (1). Nun übernehmen die andere Schulter und das diagonale gestreckte Bein das Körpergewicht (2). Die Ferse drückt dabei fest in den Boden, um durch eine Kniebeugung zusammen mit dem Druck aus der Schulter den Körper nach vorne zu schieben. Jetzt kann die erste Seite wieder neu positioniert werden, indem sie nach vorne greift (3). Die Wirbelsäule bleibt dabei gerade und das Becken lagert locker zwischen den Unterstützungspunkten. Setzen Sie die Bewegungssequenz nun weich und geschmeidig fort.

Variationen:

■ Vorwärts ■ rückwärts ■ seitlich

Skill-Kombinationen:

- Balancierendes Foot Hand Crawl
- Tragen im Schoß
- Fließender Wechsel von Foot Hand Crawl in Inverted Crawl mittels Tripod Transition (siehe Get Ups, Seite 69).

Push Pull Crawl™

Praktische Anwendung

Diese Technik hat den Vorteil, dass sie sehr tief auszuführen ist und der Bereich, der vor dem Trainierenden liegt, gut beobachtet werden kann. So kann herangepirscht und unter sehr tiefen Hindernissen hindurchgekrochen oder sich versteckt werden.

Beschreibung: Um den Körperschwerpunkt so tief zu halten, müssen die Beine und Knie breit positioniert werden. Um Energie zu sparen, sind die Stützpunkte nun die Hände, Unterarme, der Bauch, die Hüften, Knie, Unterschenkel und der Fußspann.

Sequenz & Timing

Ausgangsposition

In der Ausgangsposition legen Sie eine Hand etwa auf Höhe der Stirn auf den Boden, der Unterarm ist quer zur Bewegungsrichtung oberhalb der Schulter. Die andere Hand und der Unterarm sind ungefähr auf Brusthöhe unter dem Rumpf aufgestützt. Der Ellenbogen berührt hier das gleichseitig angezogene Knie, sodass wie bei den anderen Krabbeltechniken auf einer Seite die Stützpunkte angenähert und auf der anderen Seite auseinanderliegen (Eng- und Weitstellung). Das gestreckte Bein liegt auf Hüfte, Oberschenkel- und Unterschenkelvorderseite sowie dem Fußspann, das gebeugte Bein auf der Knie-, Unterschenkel- und Fußinnenseite auf **1**.

Diagonalbewegung

Zunächst muss nun also der Körper vom Boden hochgedrückt werden, um die Reibung zu verringern und den Körperschwerpunkt verschieben zu können. Dazu werden der vordere Arm und der Unterschenkel des diagonalen angezogenen Beines in den Boden gedrückt **2**. Dabei wird der Rumpf nicht nur hochgehoben, es muss hier die frei werdende Hüfte durch eine gleichzeitige Beinstreckung auf die andere Seite verlagert **3** und der Körperschwerpunkt nach vorne geschoben werden. Dies geschieht in einem fließenden Übergang, bis das diagonale Pärchen der anderen Seite in der Eng- oder Weitstellung positioniert werden kann **4**. Setzen Sie die Bewegungssequenz nun weich und geschmeidig fort.

Variationen:

■ Vorwärts ■ rückwärts ■ seitlich

Skill-Kombination:

- Fließender Übergang vom Push Pull Crawl zum Knee Ellbow Crawl zum Knee Hand Crawl.

Push Pull Crawl™

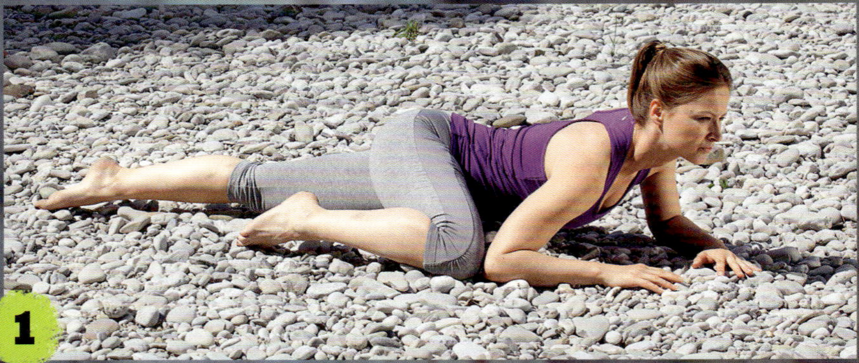

1

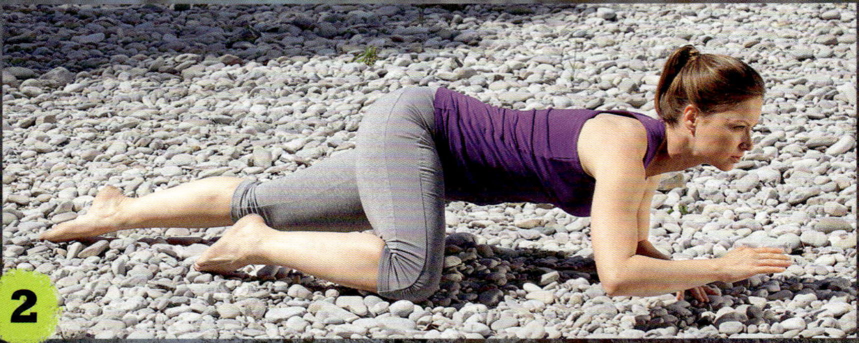

2

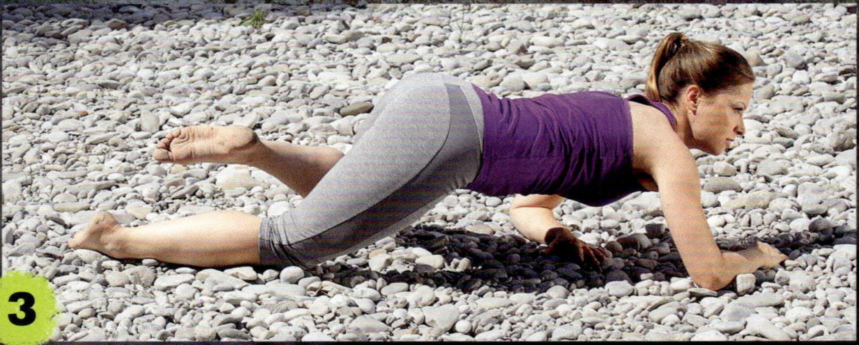

3

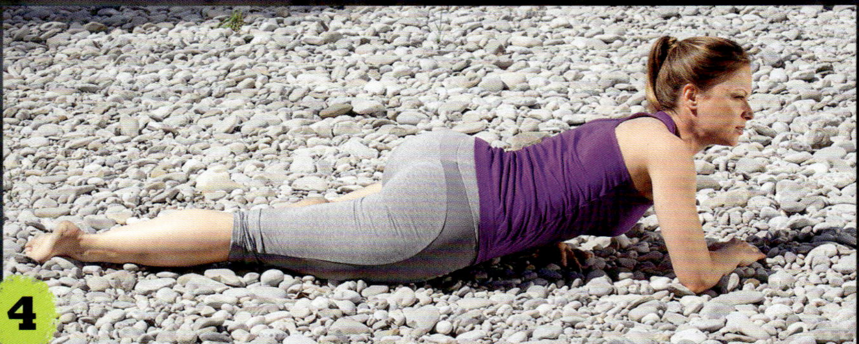

4

Shoulder Crawl

Praktische Anwendung

Eine weitere Technik, die einen tiefen Körperschwerpunkt zum Unter- oder Durchqueren, An-/Wegschleichen oder Verstecken nutzt. Gut auch zum Transportieren von etwas auf dem Rumpf, während der Bereich um einen selbst beobachtet werden kann.

Beschreibung: Auch hier wird ein diagonales Fortbewegungsmuster angewandt. Jetzt sind die Druckpunkte, die den Körper zur Verlagerung hochheben, ein Fuß und das diagonal dazugehörige Schulterblatt. Bei dieser Technik ist eine fließende Bewegung besonders wichtig.

Sequenz & Timing

Ausgangsposition

Die Ausgangsposition ist die Rückenlage mit locker gestreckten Beinen 1.

Diagonalbewegung

Zuerst wird der Kopf hochgehoben, dann ein Bein etwas zum Gesäß angestellt 2. Durch Druck auf den angestellten Fuß hebt sich die Hüfte gleichseitig und der gesamte Rumpf kann leicht zur anderen Seite gekippt werden. Jetzt ist das gleichseitige Schulterblatt frei beweglich. Der angestellte Fuß kann nun über die Ferse die gleichseitige Hüfte in Bewegungsrichtung nach oben drücken und die freie Schulter darin unterstützen, sich weit in Richtung Kopf/Ohr nach oben zu verlagern 3 und abzusetzen. Gleichzeitig mit dem Absetzen des Schulterblattes ist das Bein gestreckt. Mit dem Absetzen des Schulterblattes und der Streckung des Beines ist die Neutralstellung wieder erreicht 1. Nun kann der andere Fuß leicht angestellt werden, um den Rumpf auf die andere Seite zu kippen und die schlangenartige Vorwärtsbewegung kann fortgesetzt werden.

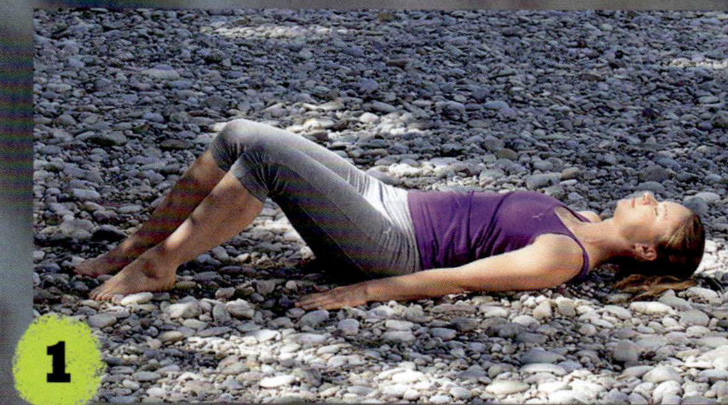

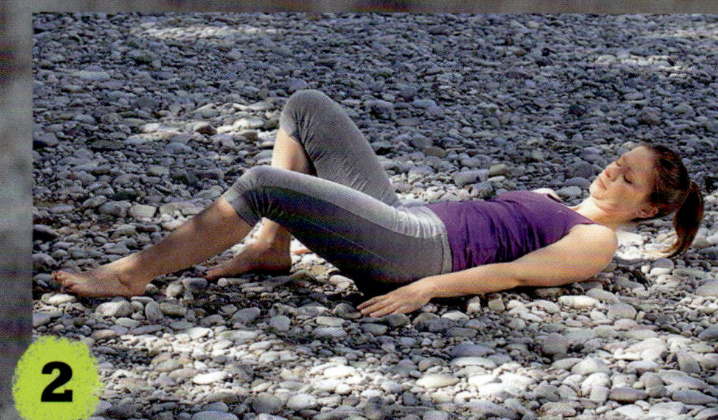

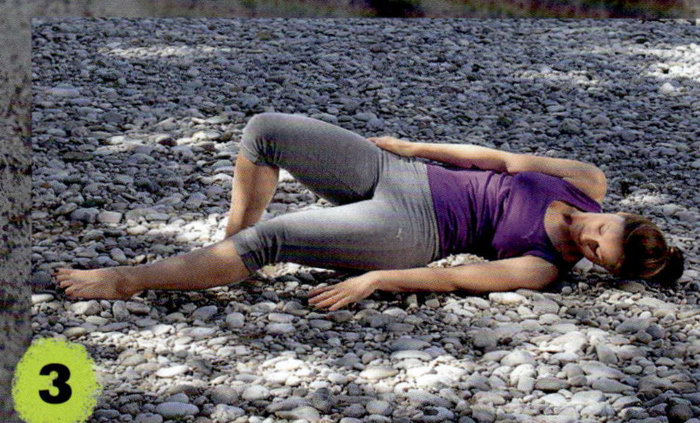

Variationen:

- Vorwärts ■ rückwärts

Skill-Kombination:

- Fließender Übergang vom Shoulder Crawl zum Inverted Crawl

Ground Transitions

Die Fähigkeit, sich geschickt auf dem Boden bewegen zu können und mühelos vom Boden aufstehen zu können, sagt eine Menge über den funktionellen Status des Bewegungsapparates aus. In vielen östlichen Ländern und vor allem bei Naturvölkern ist es völlig selbstverständlich, in einer Tiefhocke (Deep Squat) zu pausieren oder zu arbeiten. Durch die Benutzung von Stühlen verlieren wir diese Fähigkeit jedoch schon ab dem mittleren Kindesalter, was dazu führt, dass die meisten Erwachsenen hierzulande enorme Schwierigkeiten haben, eine längere Zeit in der Tiefhocke zu verbringen. Da unser Körper sich den Bedingungen anpasst, denen er ausgesetzt ist, sind Bewegungen mit tiefem Körperschwerpunkt für viele Menschen ebenfalls mit Anstrengung verbunden. Das bequeme Aufstehen vom Boden fällt ebenfalls in diese Kategorie. Jedoch ist auch diese Fähigkeit von hoher Bedeutung, sie ist ein evolutionäres Fundament für die Fortbewegungsformen Gehen und Laufen. Aufgrund der Vielzahl an Varianten und Variationen werden hier nur die wichtigsten Transitions, Get Ups und Ground Transitions aufgezeigt (Basis Up and Down Transitions).

movnat

Info

Der Sitting-Rising-Test im Zusammenhang mit der Sterblichkeit

In einer brasilianischen Studie (Barreto de Brito et al. (2012)) wurden 2002 51- bis 80-Jährige darin getestet, wie gut sie vom Boden aufstehen und sich wieder setzen konnten, ohne die Hände und Füße als Unterstützung zu nutzen. Sie sollten dazu die Beine überkreuzen und sich nur auf die Fußsohlen stützen und bekamen eine Punktzahl von 0 bis 10, je nachdem wie gut sie abschnitten. Die Ergebnisse: Außerhalb der üblichen Faktoren, die eng mit der Sterblichkeit zusammenhängen (Alter, Geschlecht, Body-Mass-Index), war die Güte des Sitting-Rising-Tests ein entscheidender Indikator auf die Sterblichkeit. Personen mit den niedrigsten Punktzahlen starben 6,5-mal häufiger als diejenigen mit einer hohen Punktzahl. Die Wissenschaftler schlussfolgerten, dass der Sitting-Rising-Test ein gutes Maß für den funktionellen Status eines Menschen darstellt, also Faktoren wie Mobilität, Kraft und Stabilität widerspiegelt und somit Aussagen zum Gesundheitszustand des Bewegungsapparates zulässt.

Deep Squat

Praktischer Zusammenhang

Der Deep Squat ist eine der vielseitigsten und grundlegendsten Techniken aus dem Bereich der natürlichen Bewegungen. Wichtige Funktionen sind vor allem:

- Der Deep Squat ist eine Pausen- und Bodenarbeitsposition (dies ist in der westlichen Gesellschaft nicht mehr üblich, in allen anderen Kulturen, bei Kindern oder aus evolutionärer Sicht eine selbstverständliche, natürliche Haltung).
- Der Deep Squat stellt eine Transition vom Stehen in eine sehr tiefe Position und einen Zwischenschritt zum Krabbeln oder Sitzen/Bewegen dar.
- Der Deep Squat ist eine wichtige Ausgangsposition beim Heben.

Deep Squat

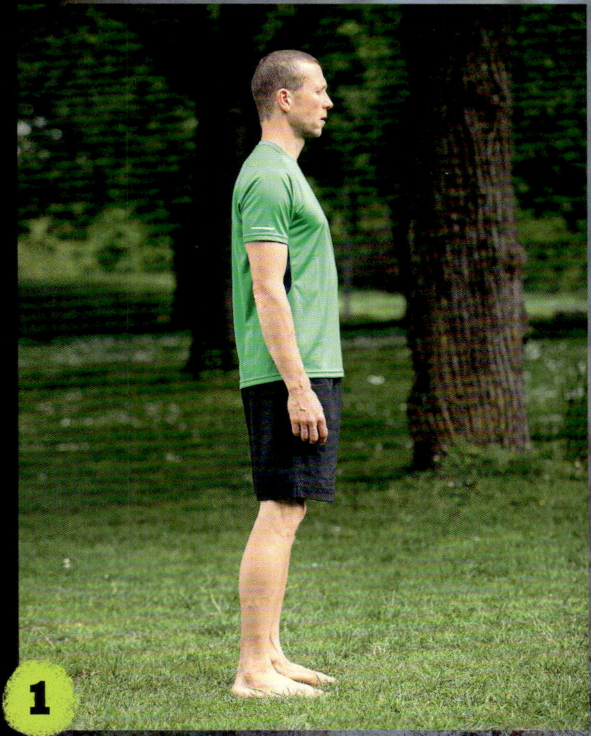

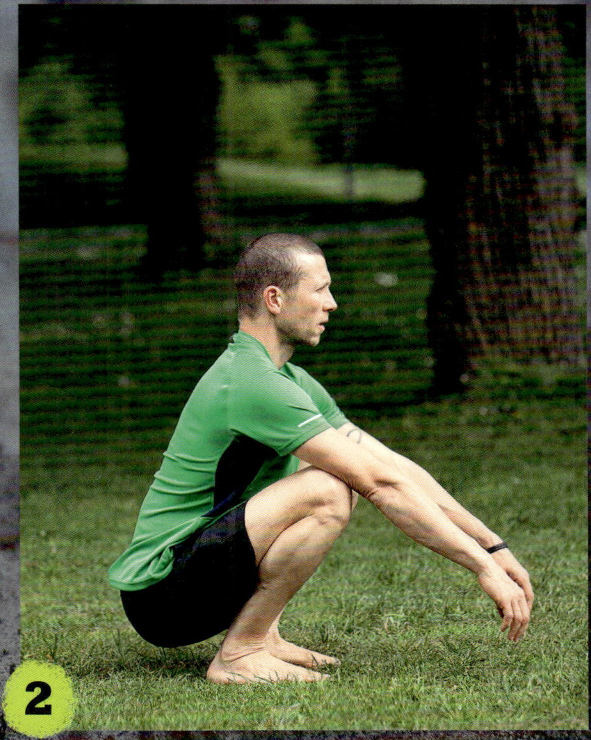

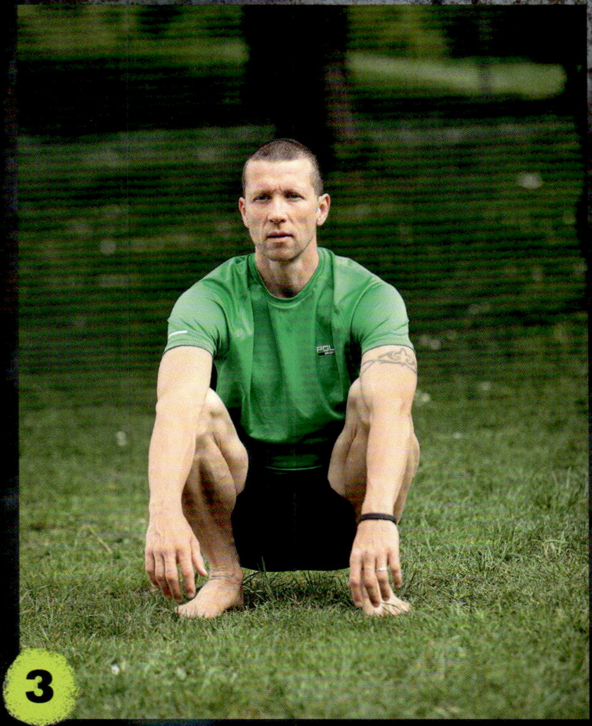

Sequenz & Timing

Durchführung

Stehen Sie mit einer aufrechten Körperhaltung **1**. Senken Sie Ihren Körper gerade nach unten, sodass die gesamten Fußsohlen den Bodenkontakt halten und die Druckpunkte im Fußballen und in der Ferse zu spüren sind. Halten Sie die Wirbelsäule so gerade wie möglich, die Füße sollten in einer leichten V-Stellung nach vorne zeigen. Legen Sie die Arme locker auf die Knie **2** + **3**. Stehen Sie in der gleichen Form wieder auf.

Haltung: Falls Sie den Deep Squat (oder andere Techniken am Boden) als Ruhe- oder Arbeitsposition nutzen, ist diejenige Haltung die richtige, die am bequemsten für Sie ist. Aufpassen müssen Sie jedoch, wenn Sie den Deep Squat mit Gewichten praktizieren oder etwas aus dem Deep Squat hochstemmen wollen. Hier sollte die Wirbelsäule aufrecht sein, um die Last axial abfangen zu können. Des Weiteren sollten Sie unbedingt die ganze Fußsohle auf dem Boden halten, um die Knie nicht unnötig zu belasten.

Spannung & Entspannung

Dies ist in erster Linie eine Ruheposition, versuchen Sie daher so wenig Spannung wie nötig zu halten. Die gesamten Fußsohlen sollten den Boden berühren, der Rücken kann entspannt und rund gehalten werden, solange kein Gewicht auf ihm lastet.

movnat **Tipp**

Fußgelenksmobilität

Falls Sie mit leicht erhöhten Fersen (z. B. auf einem gerollten Handtuch) ohne Probleme in den Deep Squat kommen, könnten Ihre Fußgelenke der begrenzende Faktor sein. Informieren Sie sich über Übungen zur Fußgelenksmobilität. Arbeiten Sie aber gleichzeitig immer an der Deep-Squat-Bewegung, damit sich Ihr Körper langsam an diese Bewegung gewöhnen kann. Als kleine Hilfe hierzu können Sie vor dem Körper entweder ein kleines Gewicht halten oder sich irgendwo festhalten.

Deep Split Squat

Praktischer Zusammenhang

Die Deep-Split-Squat-Position ist auch eine Technik zum schnellen Ebenenwechsel nach unten, vor allem während der Geh- oder Laufbewegung.

Sequenz & Timing

Durchführung

Stehen Sie aufrecht und hüftbreit. Stellen Sie einen Fuß um zwei Fußlängen gerade nach vorn **1**. Sie stehen nun im Split Stance (Ausfallschrittstellung). Verlagern Sie Ihr Körpergewicht zu ca. 40 % auf den hinteren Fußballen und zu ca. 60 % auf die vordere Fußsohle. Senken Sie nun den Körperschwerpunkt nach unten und setzen Sie sich auf die Ferse des hinteren Fußes ab **2** + **3**. Die Wirbelsäule ist gerade aufgerichtet, die Schultern und Arme sind locker.

Spannung & Entspannung

Vor allem die Hüftmuskulatur muss die Kraft aufbringen, den Körper nach oben zu drücken, und sollte die meiste Arbeit leisten. Der Rest des Körpers kann entspannen. Achten Sie auch auf entspannte Schultern!

Deep Split Squat

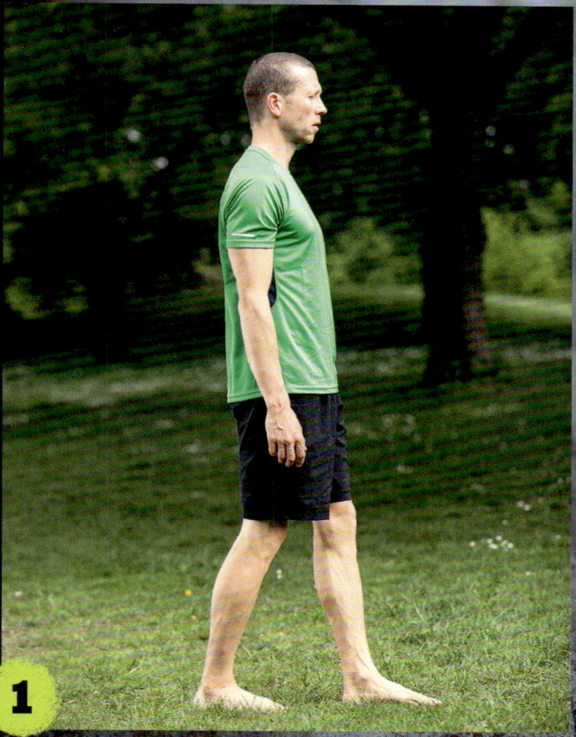

1

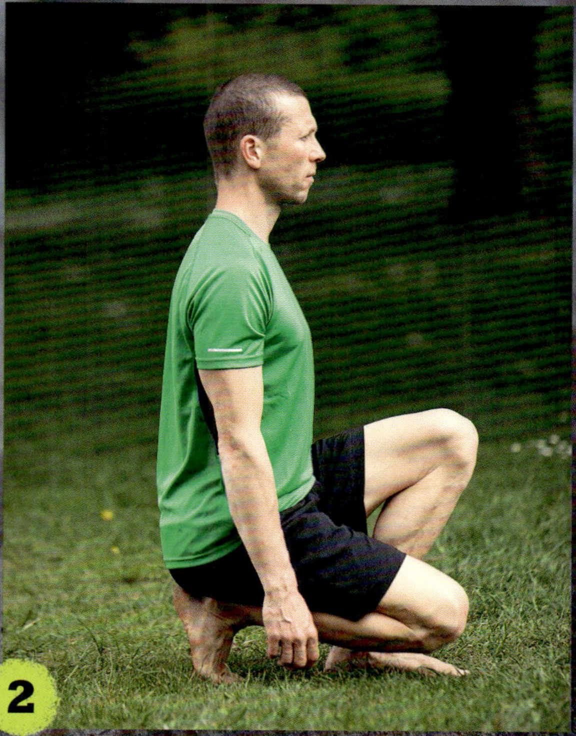

2

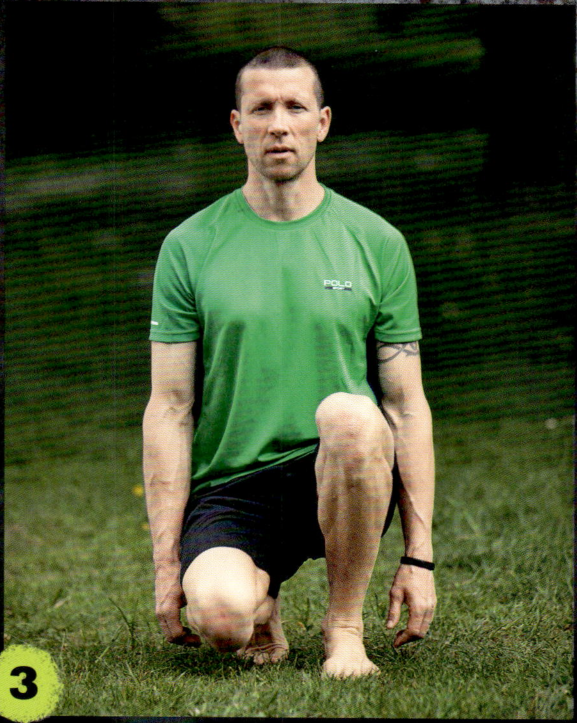

3

Front Rocking

Praktische Anwendung

Das Front Rocking ist eine wichtige Fähigkeit und eine sehr sichere und effektive Fitnessübung. So erleichtert die Körpergewichtsübertragung ein Aufsetzen aus der Rückenlage bis in das gebeugte Sitzen oder den Übergang aus einem Deep Squat ins Stehen bzw. Laufen und wird umgekehrt verwendet, um beim Rückwärtsfallen den Aufprall abzumildern. Darüber hinaus ist es eine hervorragende Übung für die Bauchmuskulatur und Wirbelsäulenmobilisierung.

Beschreibung: Diese Fertigkeit ist eine der wesentlichsten Übungen zum Spüren der Körpergewichtsverlagerung und der Verwendung eines Drehmoments, um Kraft zu sparen. Die Fähigkeit der Wirbelsäule, sich zu beugen, ist wesentlich für die sichere Ausführung dieser Technik. Ebenso muss unbedingt darauf geachtet werden, dass der Kopf bzw. die Halswirbelsäule nicht belastet werden. Führen Sie diese Technik zunächst auf einem weichen Untergrund aus.

Sequenz & Timing

Ausgangsposition 1

Aus dem Bent Sit (aufrechter Sitz mit angezogenen Beinen) wird der Oberkörper leicht nach vorne geneigt, um Körperspannung aufzubauen.

Lehnen 2

Jetzt kann entweder durch eine Oberkörperneigung nach hinten oder durch das Abdrücken aus den Beinen das Körpergewicht nach hinten verschoben werden. Somit gerät der Körperschwerpunkt außerhalb der Stützfläche (das Rechteck, das Füße und Becken bilden), die Füße heben vom Boden ab und der Körper wird von der Schwerkraft nach hinten gezogen und fällt um.

Umfallen 3

Während der Körper umfällt und nach hinten rollt, muss die Bauchmuskulatur fest angespannt sein, um die Wirbelsäule in Beugung zu halten. Der Körper rollt somit von den Sitzknochen über die Lenden bis hin zur oberen Brustwirbelsäule und den Schulterblättern. Das Fußlot (senkrechte Linie vom Fuß aus) kann dabei bis über den Kopf verlagert werden.

Bremsen und Zurückrollen 4

Durch Übung gelingt es nun immer besser, die Rückwärtsrolle so zu dosieren, dass die Bewegung im Bereich der Schulterblätter selbstständig stoppt und die Gravitation automatisch die Bewegung zurück zur Ausgangsposition einleitet. Soll diese Bewegung bewusst verstärkt werden, kann mit den Beinen und den Hüften leicht in diese Richtung gestoßen werden.

Ausgangsposition 5

Auch hier bringt die Übung eine richtige Dosierung, sodass die Ausgangsposition auf eine lockere Art und Weise eingenommen werden kann, ohne die Füße auf den Boden zu setzen. Leiten Sie nun die nächste Wippbewegung ein.

Spannung & Entspannung

Versuchen Sie, die Körperspannung vor allem beim Anschwung nach hinten genau zu dosieren, da hier zu viel Spannung in einer Rückwärtsrolle endet. Der Bauchraum bleibt besonders beim Übergang in den Rückschwung angespannt.

Variationen:

- Drehung um die eigene Achse während der Wippbewegung

Front Rocking

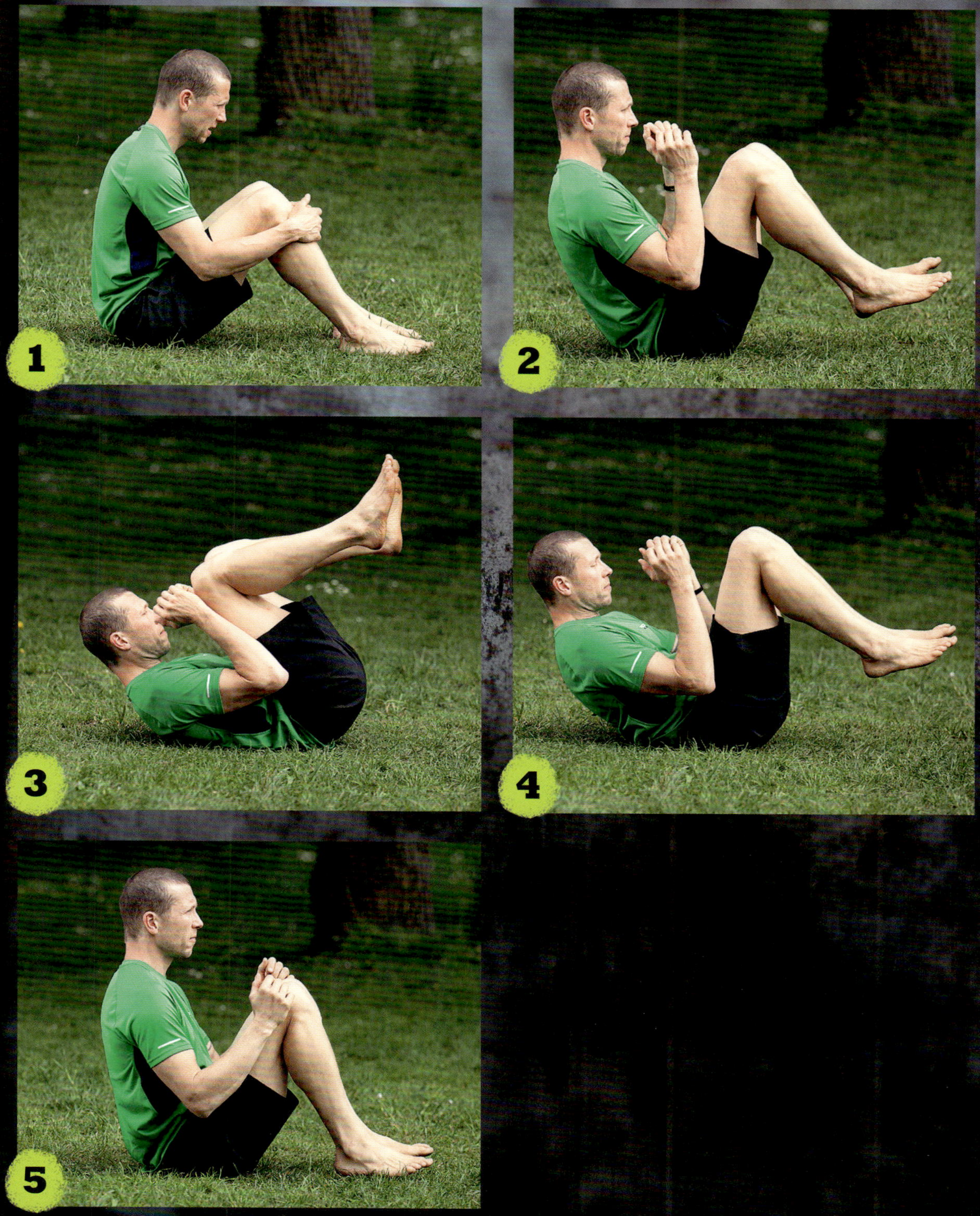

Side Sit Reverse Transition

Praktischer Zusammenhang

Stellen Sie sich vor, Sie säßen im seitlichen Sitz (Side Sit) auf dem Boden. In dieser Position sind Sie automatisch in eine Richtung orientiert. Falls Sie nun die Richtung wechseln wollten, um auf der anderen Seite etwas zu tun oder um aufzustehen, dann wäre der Side Sit Reverse dafür ganz klar die effizienteste Art und Weise.

movnat **Tipp**

Hüftmobilität und Rumpfstabilität

Es gibt eine Übungssequenz zur langsamen (Wieder-)Herstellung der Hüftmobilität und Rumpfstabilität:

1. Stützen Sie sich zunächst hinter den Hüften mit den Händen ab, um die Hüften langsam an die Rotation zu gewöhnen.
2. Halten Sie sich mit den Händen vorne am oberen Schienbein fest und übernehmen Sie damit etwas Stabilität mit den Armen.
3. Schließlich führen Sie die Bewegung hin und her ohne Unterstützung durch, um die Hüftmobilität, Rumpfstabilität und die geschmeidige Ausführung zu verfeinern.

Vorsicht: Achten Sie darauf, dass die Sitzbeine so gut wie möglich auf dem Boden sind, belasten Sie Ihre Knie dabei nicht zu stark, sondern lassen Sie sich Zeit.

Sequenz & Timing

Durchführung

Setzen Sie sich in den gebeugten Sitz mit mehr als schulterbreit aufgestellten Füßen. Die Wirbelsäule ist dabei aufgerichtet, die Schultern und die Arme sind locker **1**. Klappen Sie nun die Beine zur Seite, der Oberkörper sollte so aufrecht wie möglich bleiben. Sie befinden sich nun in der Side-Sit-Position **2**. Dabei ist das vordere Bein wie im Schneidersitz gebeugt und Ober-, Unterschenkel- und Fußaußenseiten befinden sich vor dem Becken auf dem Boden. Beim hinteren Bein befinden sich die Innenseiten des Ober- und Unterschenkels und des Fußes auf dem Boden. Klappen Sie nun die Beine wieder zurück in den gebeugten Sitz **3** auf die andere Seite und nehmen Sie die spiegelverkehrte Side-Sit-Position ein **4**. Wechseln Sie wieder auf die andere Seite.

Spannung & Entspannung

In diesen Positionen sollten Sie besonders auf eine ruhige Atmung achten, da sonst zu viel Spannung in Ihrem Bauchraum vorherrscht und die Beweglichkeit eingeschränkt wird. Die Bewegungen sollten locker aus der Hüfte kommen.

Side Sit Reverse Transition

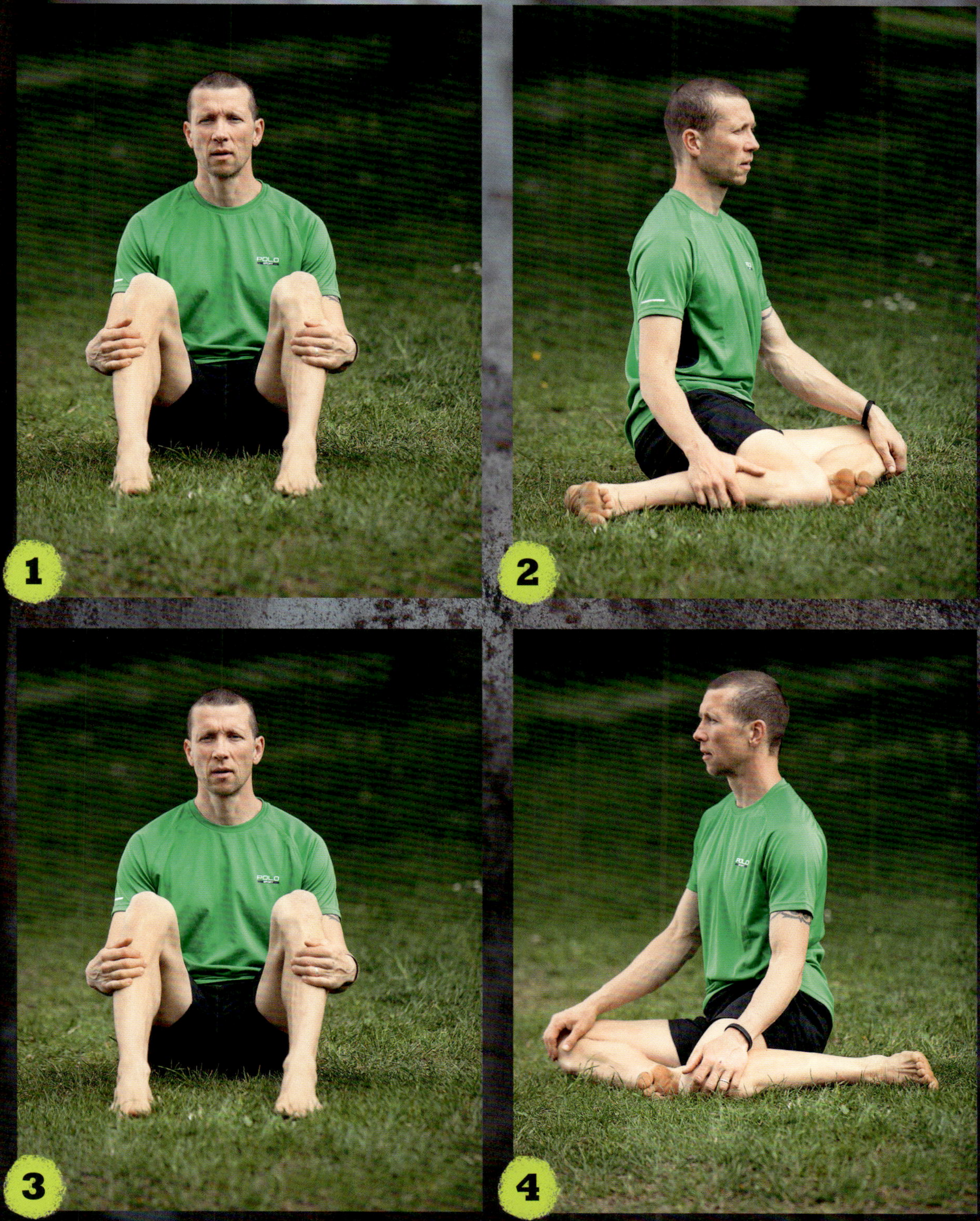

Squat to Kneeling Transition

Praktischer Zusammenhang

Diese Transition beinhaltet vier Positionen: den Deep Squat **1**, den Deep Knee Bend **2**, das Knien mit gebeugtem Fußgelenk **3** und das Knien mit gestrecktem Fußgelenk **5**. Es handelt sich um einen fließenden Ablauf dieser Teilpositionen, der eine fortgeschrittene Variante zur Steigerung der Hüft- und Fußmobilität darstellt.

MovNat Tipp

Nutzen Sie Ground Movements als Ruhepositionen

Sowohl der Deep Squat als auch die Squat to Kneeling Transition sind geprägt von hoher Mobilität der Sprunggelenke und Hüften sowie von Stabilität in Becken und Rumpf. Wie Sie im Bild **2** auf der rechten Seite erkennen können, erfordert diese Position viel Mobilität in den Zehen – und Stabilität in den Fußgelenken, was für das Gleichgewicht und die Konditionierung der Knie sehr wichtig ist. Die »entspanntere« Position **5** kann auch als Ruheposition verwendet werden. Hierbei werden besonders die Sprunggelenke und Knie für höhere Belastungen konditioniert. Nutzen Sie Ground Movements, wie den Deep Squat oder die Kneeling-Position als Ruhepositionen auf dem Boden. So verbessern und erhalten Sie die Beweglichkeit und Stabilität der gesamten unteren Extremitäten!

Sequenz & Timing

Durchführung

Aus dem aktiven Deep Squat (aktiv bezieht sich auf die Streckung der Wirbelsäule) **1** schieben Sie die Knie nach vorn und den Körperschwerpunkt auf die Fußballen. Diese sind dabei die einzigen aktiven Körperteile, die den Körper in Balance halten **2**. Schieben Sie nun die Knie noch weiter nach vorne, senken Sie diese langsam ab und setzen Sie sie weich und kontrolliert auf dem Boden ab. Der Oberkörper muss zur Gegenbalance nach hinten gelehnt werden. Die Fußballen und -gelenke sind maximal gebeugt, der aufrechte Oberkörper ruht mit den Hüften auf den Fersen **3**. Verlagern Sie den Körperschwerpunkt nun nach vorn und befreien Sie die Füße durch das Hochziehen des Beckens **4**. Jetzt können Sie die Füße strecken und mit dem Spann auf den Boden setzen **5**. Setzen Sie sich nun wieder mit dem Becken auf die Fersen ab und ruhen Sie in einer entspannten Position mit einer aufgerichteten Wirbelsäule **6**. Bewegen Sie sich in der gleichen Sequenz rückwärts in die Ausgangsposition.

Spannung & Entspannung

Siehe Side Sit Reverse Transition, Seite 62.

Squat to Kneeling Transition

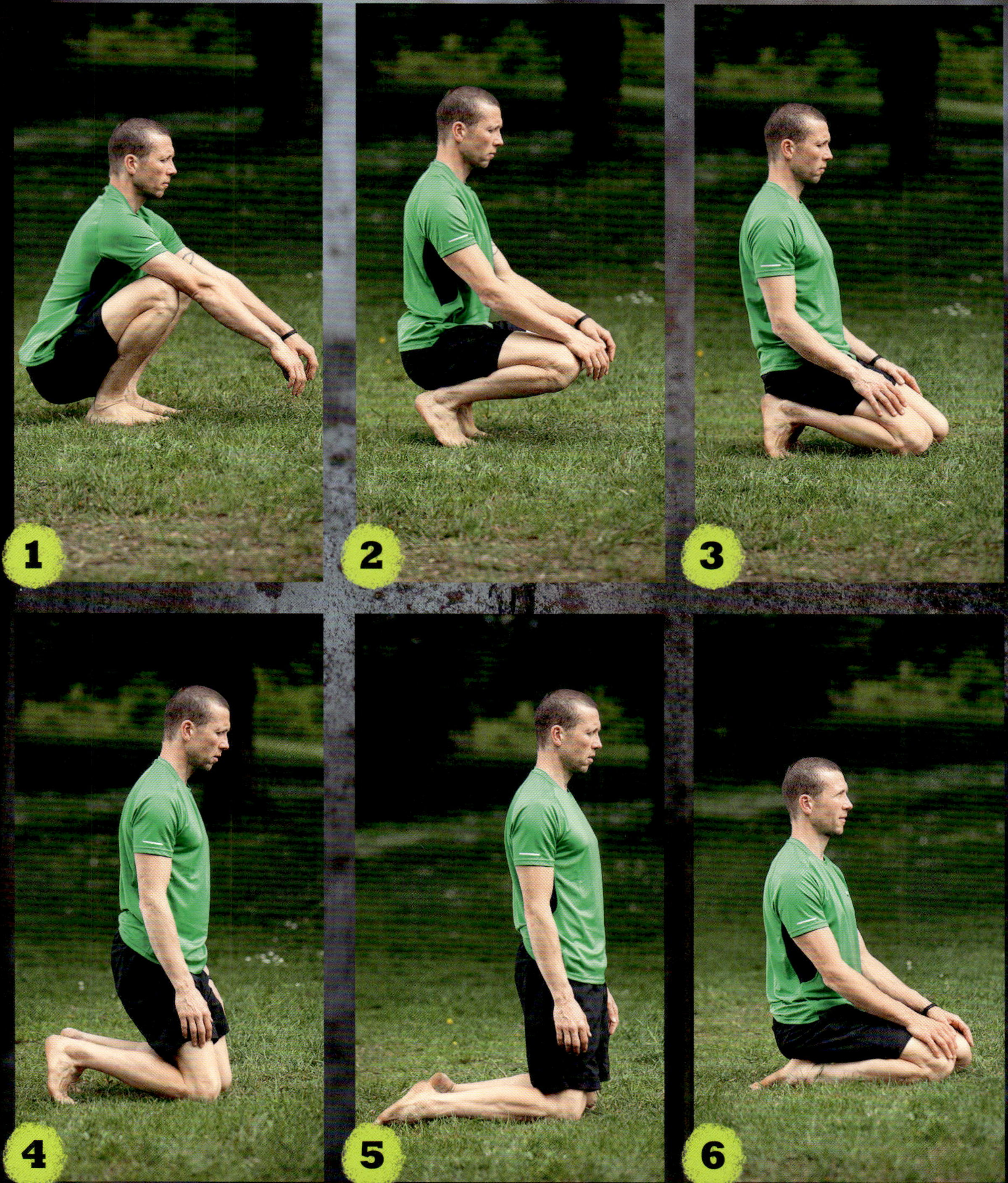

Tall Half Kneeling Get Up

Praktischer Zusammenhang

Das Aufstehen aus dem Knien über das Tall Half Kneeling ist eine einfache, aber auch eine sehr starke und schnelle, nach vorne gerichtete Technik. So kann hier rasch in das Krabbeln und in das Laufen übergegangen werden. Man kann aber auch Objekte vom Boden aufheben und damit aufstehen.

Sequenz & Timing

Durchführung

Die Ausgangsposition ist das Knien mit gestreckten Füßen. Die Unterschenkel sind parallel und hüftbreit, das Gesäß ruht auf den Fersen, die Wirbelsäule ist aufrecht, die Schultern und Arme sind locker **1**. Das Aufrichten in das Tall Kneeling **2** erfolgt aus der Hüftstreckung, der Druck des Körpergewichts verschiebt sich von den Unterschenkeln auf die Knie, wobei der Oberkörper aufrecht ist. Sobald die Hüften gestreckt sind, verlagern Sie das Körpergewicht auf eine Seite, das heißt auf einen Fuß, Unterschenkel und Knie (Standbeinseite), damit Sie das andere, aktive Bein heben und auf direktem Weg nach vorne abstellen können (Tall Split Kneeling) **3**. Führen Sie diese Übung langsam aus, um die Hüftstabilität zu trainieren. Achten Sie auf eine gute Haltung: Knie, Hüfte und Schultern auf der Seite des Standbeines beschreiben eine senkrechte Linie. Schieben Sie nun das Körpergewicht durch Druck auf das hintere Bein nach vorn auf den vorderen Fuß und stehen Sie langsam, stabil und mit einer aufrechten Haltung auf **4**.

movnat Tipp

Variante mit gebeugten Fußgelenken

Es gibt eine Variante mit gebeugten Fußgelenken, wobei die Druckpunkte nicht auf dem Fußspann, sondern auf dem Fußballen sind. Hier kann der Druck auf die Kniescheibe bei der Transition in das Tall Split Kneeling **3** jedoch unangenehm sein. Sind die Füße auf dem Spann, lastet das Körpergewicht mehr auf einem Knochenvorsprung unterhalb des Knies.

Spannung & Entspannung

Vor allem die Hüftmuskulatur muss die Kraft aufbringen, den Körper nach oben zu drücken, und sollte daher die meiste Arbeit leisten. Der Rest des Körpers kann entspannen und aufrecht gehalten werden. Achten Sie besonders beim Übergang von **3** und **4** auf die Körpergewichtsverlagerung. Sie sollten den Körperschwerpunkt vor dem Aufstehen genau zwischen den beiden Füßen spüren. Sobald Sie sich leicht nach vorn schieben, wird das Körpergewicht zu ca. 70 % auf das vordere Bein verlagert. In der Fußsohle sollten Sie die Druckpunkte dann von den Zehen bis zur Ferse wahrnehmen. Wenn Sie eher den Fußballen spüren, ist das Körpergewicht zu weit nach vorn verlagert, dadurch werden die Knie unnötig beansprucht und die Hüften arbeiten nicht so sauber. Drücken Sie sich also aus der gesamten Fußsohle nach oben, so ist die richtige Spannung in der Hüftmuskulatur garantiert. Achten Sie beim Hochstemmen auch darauf, die Schultern und Arme locker zu halten, nur die Rumpfmuskulatur sollte leicht stabilisieren.

Tall Half Kneeling Get Up

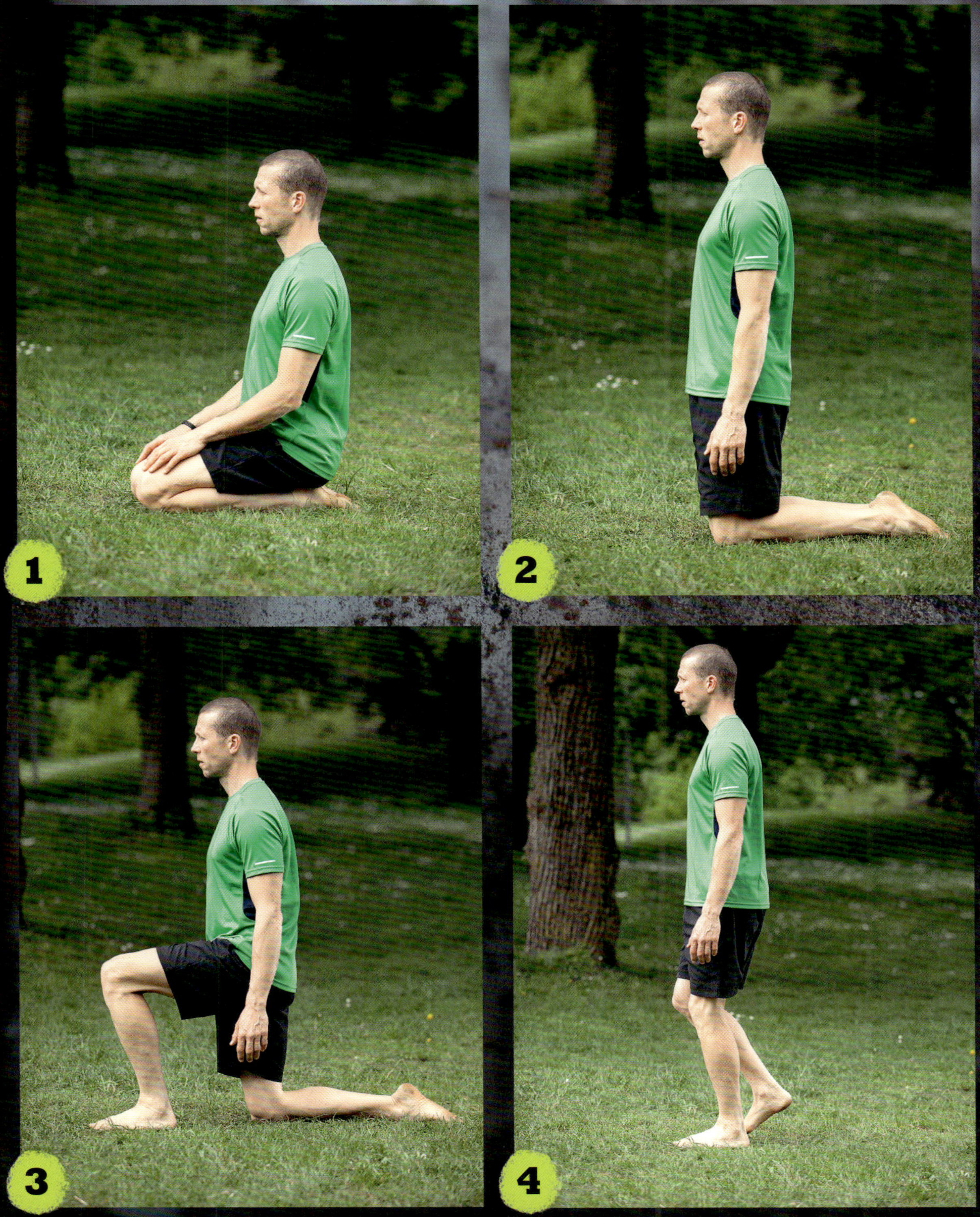

Tripod Transition

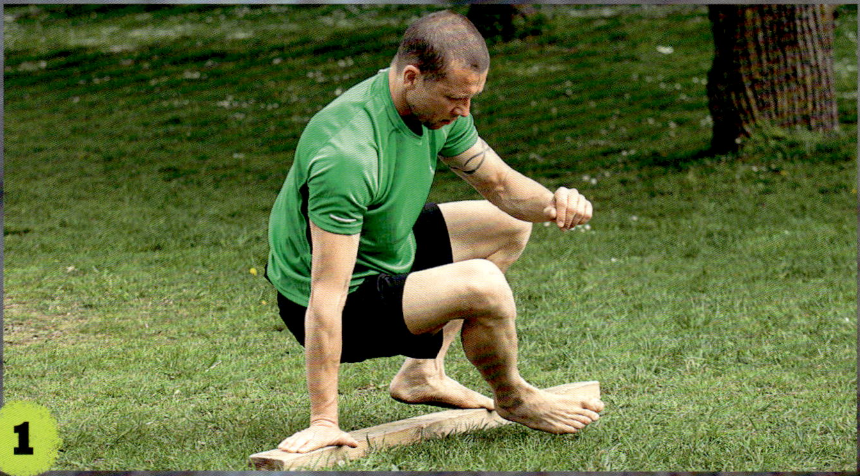

1

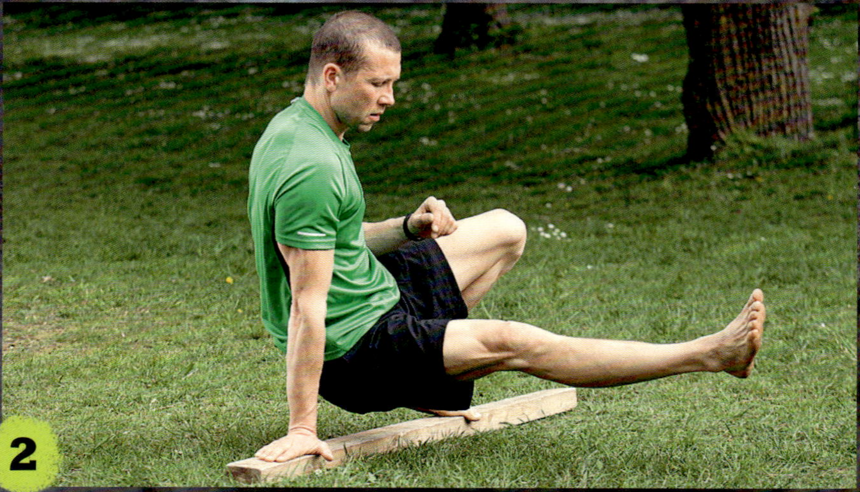

2

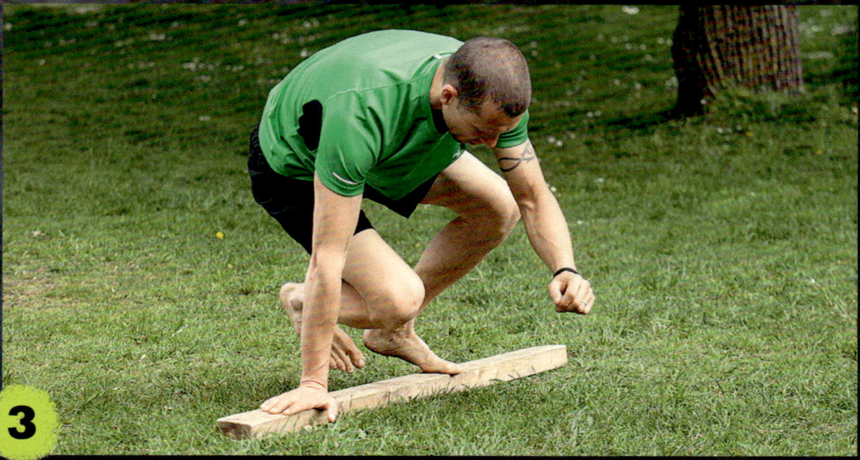

3

Tripod Transition und Tripod Get Up

Praktischer Zusammenhang

Die Tripod Transition ist die vielseitigste Technik. Der Tripod Get Up ist eine sehr effiziente Bewegung zum Aufstehen. Sie kann vom Boden aus und beim Erklettern einer Mauer (ein Balken kann die schmale Unterstützungsfläche einer Mauer simulieren) eingesetzt werden (Tripod Get Up). Beim Springen kommt sie als Tripod Vault zum Einsatz. In jeder Weise kann mit dem freien Arm ein Objekt transportiert werden.

Sequenz & Timing

Balancing Tripod Transition

Balancieren Sie im Deep Knee Bend (siehe Squat to Kneeling Transition, Seite 64). Beugen Sie sich zur Seite und stützen Sie sich mit einem sicheren Unterstützungspunkt auf **1**. Sie können die Handfläche auf den Balken stützen (schwieriger) oder den Balken von beiden Seiten greifen (leichter). Entlasten Sie weich das Bein neben Ihrem Stützarm und heben Sie es leicht hoch. Nun können Sie den Rumpf aus der stützenden Schulter nach vorne rotieren und das gehobene Bein nach vorne strecken **2**. Um die vollständige Bewegungsamplitude zu üben, wird das Bein zwischen den stützenden Extremitäten hindurch nach hinten geführt und gestreckt **3**. Nutzen Sie die Möglichkeit der Gegenbalance durch den freien Arm, um eine Körperstreckung zu erreichen. Setzen Sie den Fuß auf dem Balken ab und richten Sie sich auf. Auf die andere Seite wechseln.

Tripod Get Up

Zur Erläuterung des Tripod Get Up denken Sie sich nun den Balken weg. Sie führen dieselbe Bewegung wie oben beschrieben durch, aber setzen sich auf den Boden. Stehen Sie nun in umgekehrter Sequenz auf. So führen Sie den Tripod Get Up durch. Diese Technik kann in ihren Einsatzgebieten, wie Springen und Heben, verfeinert werden.

Spannung & Entspannung

Drücken Sie sich nicht zu stark mit dem Arm ab, sondern arbeiten Sie locker aus der Hüfte.

TIPP Beim Nach-hinten-Ziehen und Absetzen des Beines in der Get-Up-Bewegung stehen je nach Ziel verschiedene Variationen zur Verfügung:

- Das Knie auf der Stelle des Beckens zu positionieren und sich in einen Tall Split Kneeling (siehe Seite 66) aufzurichten, ist die einfachere Variante.
- Sie können das Bein auch weiter nach hinten ziehen und es somit in eine breite und sehr stabile Schrittstellung positionieren (dies wäre dann die Position zum Flüchten oder Kämpfen).
- Wenn Sie das Körpergewicht ganz von der Stützhand nehmen und auf beide Füße drücken, kommen Sie in eine Deep-Squat-Position (siehe Seite 56). Wenn Sie den Fuß des gestreckten Beins nach hinten neben den angestellten Fuß stellen, kommen Sie in eine Deep-Squat-Position.

Zeichen von Ineffizienz:

- Hochziehen der Schultern, starke Ausgleichbewegungen mit den Armen
- Stützarm nicht vollständig durchgestreckt
- Hand des Stützarms kompensiert Gleichgewichtsprobleme durch übermäßiges Festhalten an der Standfläche
- Stützarm und -fuß zu nah zusammen oder zu weit auseinander
- Körperschwerpunkt außerhalb der Mitte der Standfläche

Side Sit Get Up

Praktischer Zusammenhang

Diese Technik zum Aufstehen wird dann angewendet, wenn man sich im seitlichen Sitz (Side Sit) auf dem Boden aufhält. Dieser Get Up ist eine sehr effiziente Technik mit einem eher ruhigen Charakter für das Aufstehen mit einem oder ohne ein Gewicht, das auf der Brust oder auf der Schulter getragen werden kann.

Sequenz & Timing

Durchführung

Sie sitzen im Side Sit **1**. Ziel sollte es sein, in dieser Sitzhaltung beide Sitzbeine auf dem Boden zu haben, sodass der Oberkörper und die Wirbelsäule gerade aufgerichtet werden können und das Halten der Position minimale Kraft kostet. Strecken Sie nun die Hüften, wobei Sie in eine versetzte, kniende Position kommen und die Unterschenkel wie bei einer knienden Schrittstellung positioniert sind **2**. Sobald die Hüften gestreckt sind, ziehen Sie das hintere Bein am vorderen Bein vorbei, um in die Tall-Split-Kneeling-Position zu kommen **3**. Von hier aus können Sie wieder wie gehabt aufstehen **4**.

Spannung & Entspannung

Siehe Tall Half Kneeling Get Up (Seite 66).

Variationen:

Alle Variationen können gleichermaßen auf alle Techniken angewendet werden.

Skill-Kombinationen:

- Balancieren
- Heben
- Tragen (Waist, Chest und Shoulder Carry)

Zeichen von Ineffizienz:

- Schnelle und verkrampfte Atmung
- Spürbar starke Festigkeit in den Hüften
- Spannung im Bauchraum
- Anziehen der Schultern

Side Sit Get Up

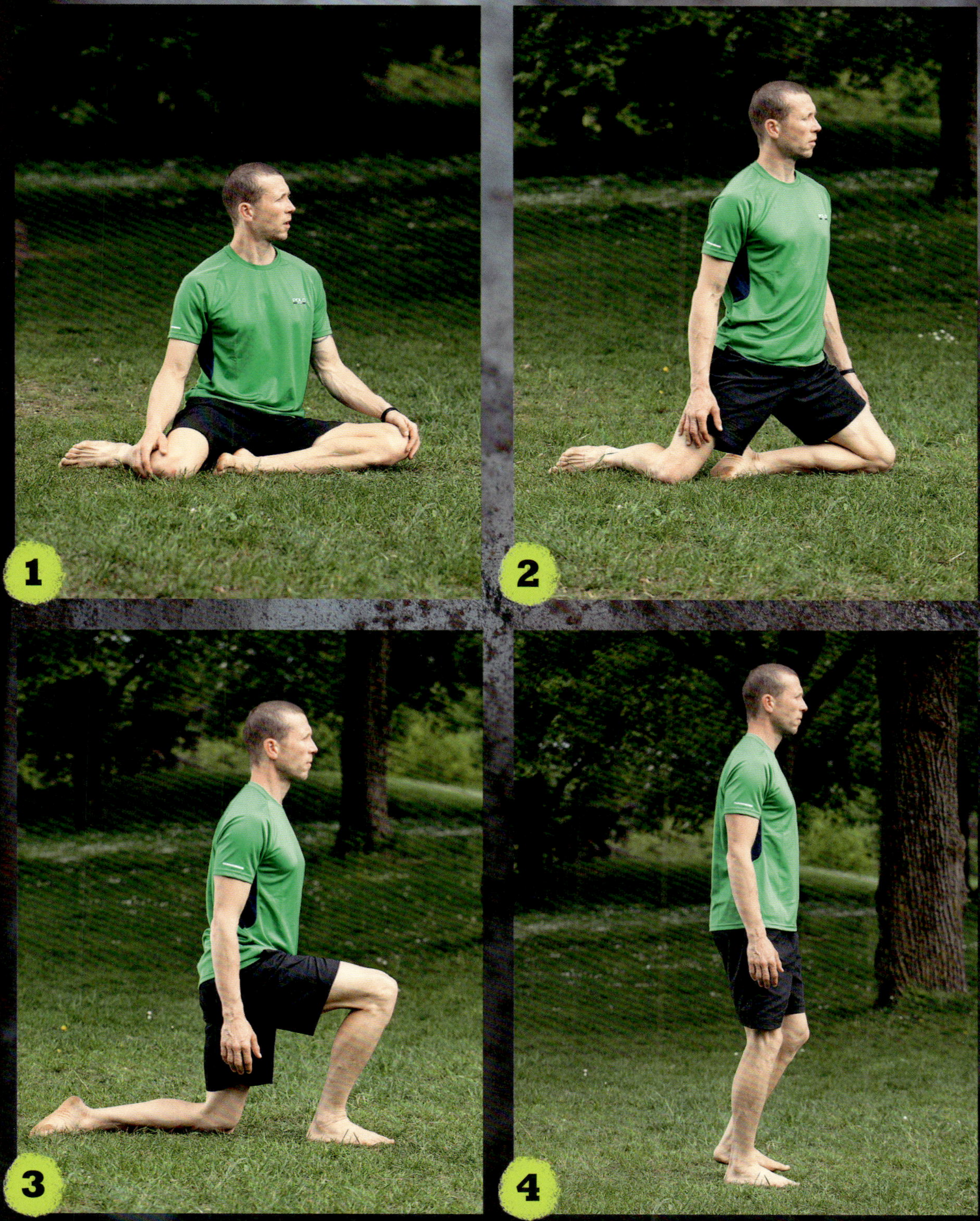

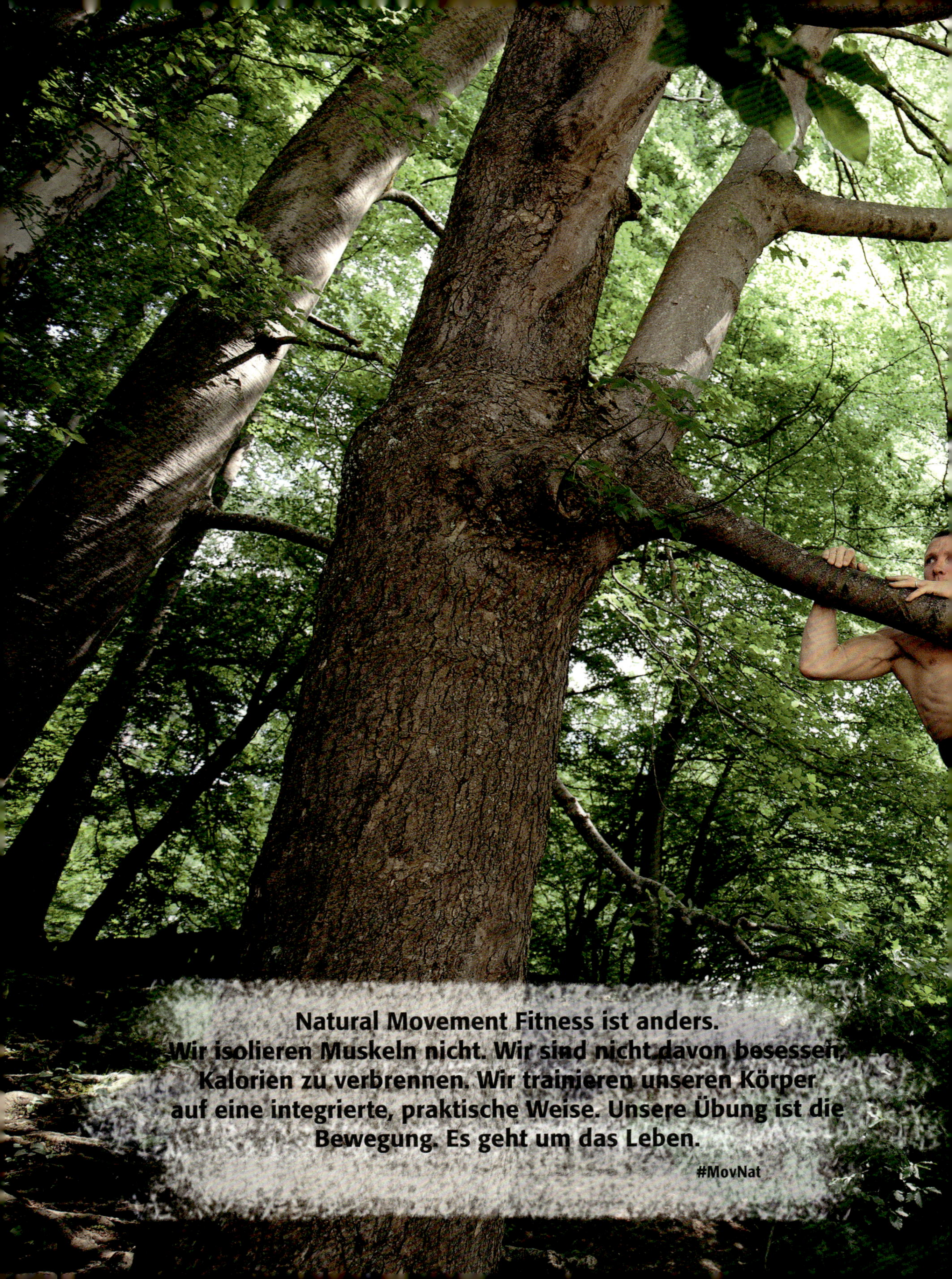

Natural Movement Fitness ist anders.
Wir isolieren Muskeln nicht. Wir sind nicht davon besessen, Kalorien zu verbrennen. Wir trainieren unseren Körper auf eine integrierte, praktische Weise. Unsere Übung ist die Bewegung. Es geht um das Leben.

#MovNat

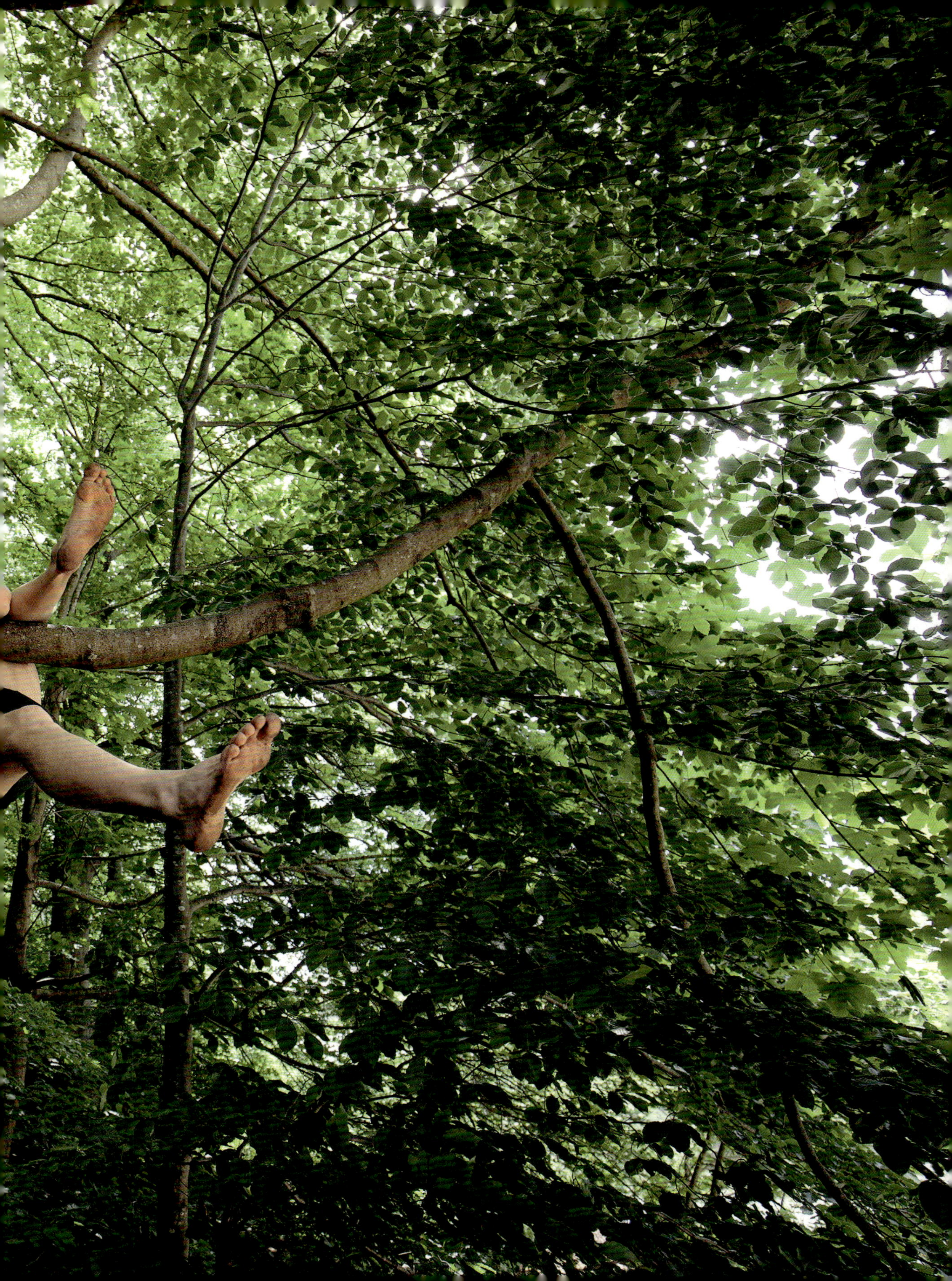

Gehen

Von den vielen ursprünglichen natürlichen Bewegungsformen ist das Gehen die, die von den meisten Menschen unbewusst genutzt wird, wenn auch nur für einen geringen Teil des Alltags. Doch das Gehen in Schuhen und auf monotonen Untergründen ist trotzdem weit von der ursprünglichen Komplexität der eigentlichen motorischen Fähigkeit entfernt. Gehen ist die erste Fortbewegung, die der Mensch vollzieht, sobald er auf zwei Beinen steht und sich nicht mehr krabbelnd fortbewegt. Durch diese Entwicklung wurde die entscheidende Eigenart des Menschen gebildet, der aufrechte Gang. Das bewusste Üben und das Trainieren der fundamentalen Techniken des Gehens stellen somit einen Grundpfeiler der menschlichen Gesundheit dar. Leider ist es uns heutzutage nicht mehr bewusst, welche Komplexität und Wirkung das natürliche Gehen auf unseren Gesamtorganismus hat, wie die folgenden ausgewählten Effekte zeigen. Barfüßiges Gehen beinhaltet unter anderem:

- Konditionierung der gesamten Fuß- und Knöchelstrukturen (Fußsohlenhaut, Fußgelenke, Großzehengelenk, Sprunggelenke)
- Umgang mit natürlichen, unebenen Bodenverhältnissen (Wiese, Waldboden, Asphalt, Feldweg etc.),
- Vielfältige Belastungen des Fuß- und Kniegelenks, die im richtigen Maße wichtig für deren Gesundheit sind
- Training von Kraftausdauer, Elastizität, Weichheit,
- Schulung der Wahrnehmung, Konzentration und Erdung
- Peripheres Sehen zum Training der natürlichen Augenfunktion
- Umgang mit der effizienten Körpergewichtsverlagerung und die effizienteste Art, Objekte zu transportieren

MovNat Tipp

Gehen als Achtsamkeitsübung

In einer komplexen Welt voller Gedanken, sensorischer Stimulation und Belastungen verlieren wir zunehmend die Wahrnehmung für unseren Körper und das Gefühl dafür, wie wir uns bewegen und wie unsere Haltung ist. Das fängt bei den Füßen an, die den ganzen Tag in Schuhen stecken und mehr und mehr an Stabilität, Mobilität und Belastbarkeit verlieren. Nutzen Sie barfüßiges Gehen auf verschiedenen Untergründen, um achtsam mit Ihrem Körper umzugehen, ihn neu wahrzunehmen und die Gedanken weg von der Umwelt und hin zum Körper zu lenken. Diese Achtsamkeitsübung ist auch eine buddhistische Meditationsform, die sich sehr positiv auf den gesamten Organismus auswirkt.

Haltung allgemein: Generell sollten Sie bei den Techniken des Gehens und Steigens darauf achten, dass die Wirbelsäule locker und aufrecht ist und die Bewegungen vor allem aus den Hüften initiiert werden.

Spannung & Entspannung allgemein

Die Schultern und Arme sollten locker sein, um übermäßige Kompensationsbewegungen zu vermeiden und die Kraft vollständig aus der Hüfte zu entfalten.

Walking Split Squat

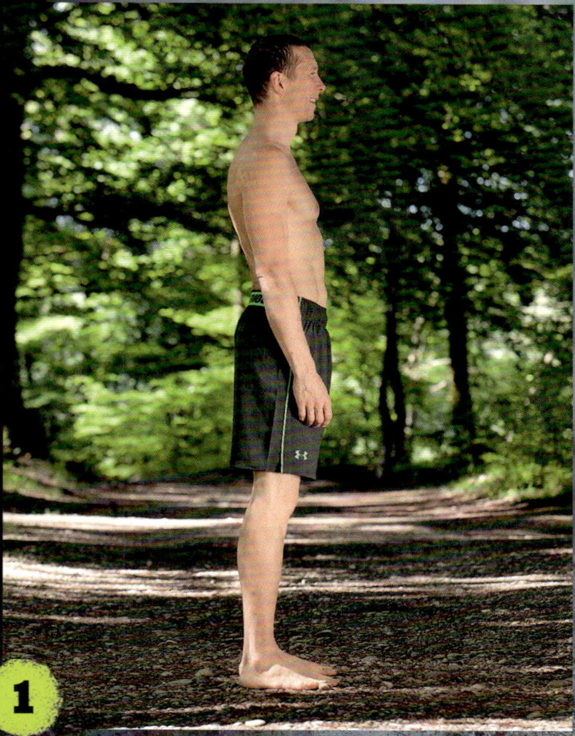

1

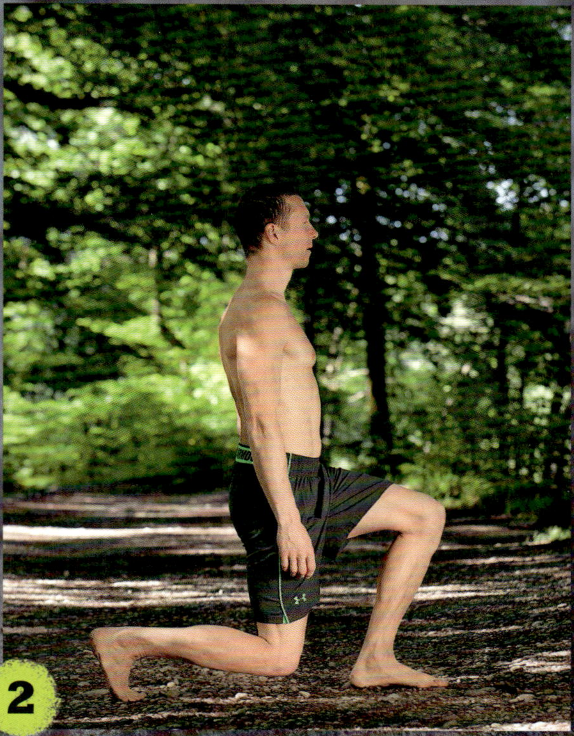

2

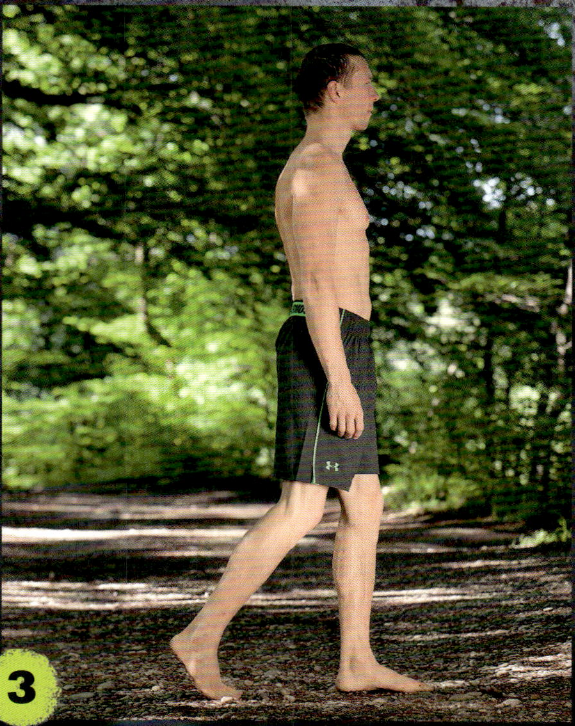

3

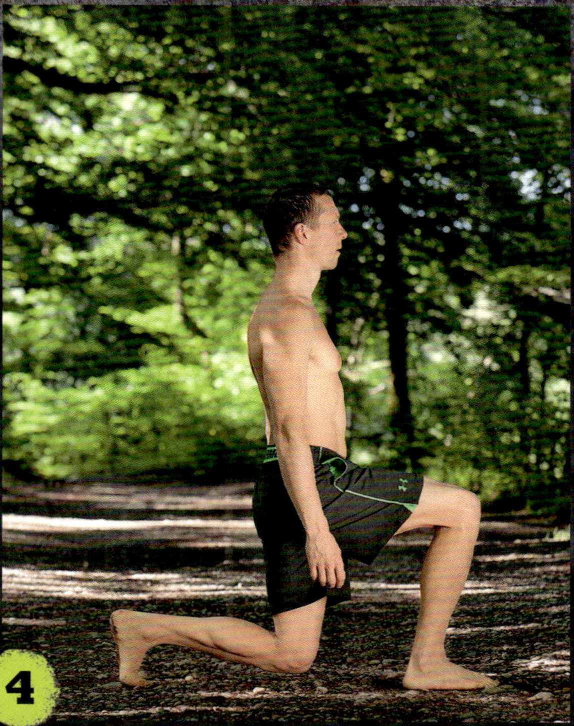

4

Walking Split Squat

Praktischer Zusammenhang

Diese Technik stellt aufgrund der großen Unterstützungsfläche, die sie einnimmt, eine stärkere, schnellere und stabilere Variante des Ebenenwechsels dar. Sie dient dem schnellen Ducken nach unten und dem schnellen Wiederaufstehen. Der Walking Split Squat ist auch eine Progression, um die Elastizität der Beinstreckermuskulatur für das Laufen und Springen zu konditionieren. Sie ist auch eine Transition, um sich ganz auf den Boden hinzulegen.

Sequenz & Timing

Durchführung

Stehen Sie in der aufrechten, hüftbreiten Haltung. Die Knie sind leicht gebeugt, die Schultern sind nach hinten-unten gezogen und die Arme sind locker **1**. Machen Sie einen Schritt nach vorn (Split Stance, siehe Seite 58) und senken Sie den Oberkörper aufrecht nach unten, sodass Sie Ihren Körperschwerpunkt gleichmäßig zwischen dem vorderen Fuß (Unterstützungspunkt ist die gesamte Fußsohle) und dem hinteren Fuß (Unterstützungspunkte sind hier der Fußballen und die Zehen) verteilen **2**. Stemmen Sie sich kräftig durch das vordere Bein nach oben, um den Körper kurzzeitig im Einbeinstand zu stabilisieren **3** und gleich danach mit dem hinteren Bein den nächsten Schritt zu machen. Versuchen Sie, sich in dieser Art und Weise aufrecht und stabil, jedoch weich und geschmeidig fortzubewegen **4**.

Spannung & Entspannung

Die Schultern und Arme sollten locker sein, um übermäßige Kompensationsbewegungen zu vermeiden und die Kraft vollständig aus der Hüfte zu entfalten. Dies ist besonders beim Tragen eines Objekts zu berücksichtigen, da dabei die Tendenz besteht, das Gewicht mit angezogenen Schultern hochzuziehen. Dies ist eine Strategie des Körpers, mehr Gewicht zu bewältigen. Wenn diese Überspannung im Schulter-Nacken-Bereich allerdings schon bei geringem Gewicht einsetzt, weist das auf ein fehlerhaftes Bewegungsmuster hin. Versuchen Sie stattdessen, den Schultergürtel unterhalb der Achselhöhlen (breite Rückenmuskulatur) fest anzuspannen und bei der Atmung den Brustkorb nicht anzuheben. Somit wird die Bewegung effizienter.

movnat **Tipp**

So packen Sie es an

Bevor Sie den ersten Versuch starten, positionieren Sie sich wie in Bild **2** auf Seite 75. Achten Sie auf die rechten Winkel in Hüfte, Knie, Fuß- und Zehengelenken. Der Oberkörper kann dadurch entspannt und locker aufrecht gehalten werden. Drücken Sie sich hoch und schätzen Sie die richtige Schrittlänge ein.

Hip Hinge Walk

Praktischer Zusammenhang

Der Hinged Walk ist ein effizientes geducktes Gehen oder Schleichen: Sie schleichen sich an etwas heran oder von etwas weg, durch ein Dickicht im Wald, durch hohes Gras oder an einer Mauer entlang.

Sequenz & Timing

Durchführung

Stehen Sie aufrecht, die Knie sind leicht gebeugt, die Schultern und Arme sind locker **1**. Ziehen Sie die Schulterblätter nach hinten-unten und schieben Sie das Becken nach hinten. Durch die Spannung im Rücken behalten Sie eine gerade Wirbelsäule und die Absenkung des Körperschwerpunktes kommt nur durch eine Hüftbeugung zustande. Um den Oberkörper mit geradem Rücken durch Hüftbeugung deutlich nach unten zu bekommen, beugen Sie die Knie und ziehen Sie den Oberkörper durch die Bauchmuskulatur nach unten, worauf die Hüftbewegung erleichtert wird (Hip Hinge, **2**). Nun ist es schwieriger, ein Bein zu heben und einen Schritt zu machen. Setzen Sie den Fuß weich auf die Ferse oder den Ballen (geschwindigkeitsabhängig) nach vorn und drücken Sie sich mit dem hinteren Bein ab, um das Körpergewicht auf das vordere Bein zu verlagern **3**. Unter Beibehaltung der Hüft-Rücken-Position setzen Sie nun tastend und leise einen Fuß vor den anderen **4**.

Spannung & Entspannung

Im Rücken und Schultergürtel sowie in den Armen kann entspannt werden, die Hüften und die gesamte Beinachse leisten gerade so viel Spannung, wie für die Fortbewegung nötig.

movnat **Tipp**

Die Hüftstreckung – ein verlorenes Bewegungsmuster

Stellen Sie sich seitlich neben einen Spiegel, schieben Sie die Hüften bei nur minimaler Beugung der Knie weit nach hinten und behalten Sie den Rücken vom Hinterkopf bis zum Steiß in einer Linie. Wenn Sie nun die Gesäßmuskulatur anspannen und Ihre Hüften nach vorn drücken, ohne aus dem Rücken zu arbeiten, führen Sie eine Hüftstreckung aus (Hip Hinge). Dieses fundamentale Bewegungsmuster ist enorm wichtig für eine aufrechte Haltung, die Kraftentfaltung und die Gelenkgesundheit im gesamten Körper. Leider ist diese bedeutende Bewegung durch einseitige Haltung, Fehlbelastung oder Verletzungen oft fehlerhaft, d. h. die Hüftstreckung wird durch Einschränkungen in der Beweglichkeit und muskulären Ansteuerung ineffizient. Techniken wie der Hip Hinge Walk, Stepping Up und Stepping Under sowie der Deadlift bieten Ihnen eine gute Basis, die Hüftstreckung zu trainieren.

Hip Hinge Walk

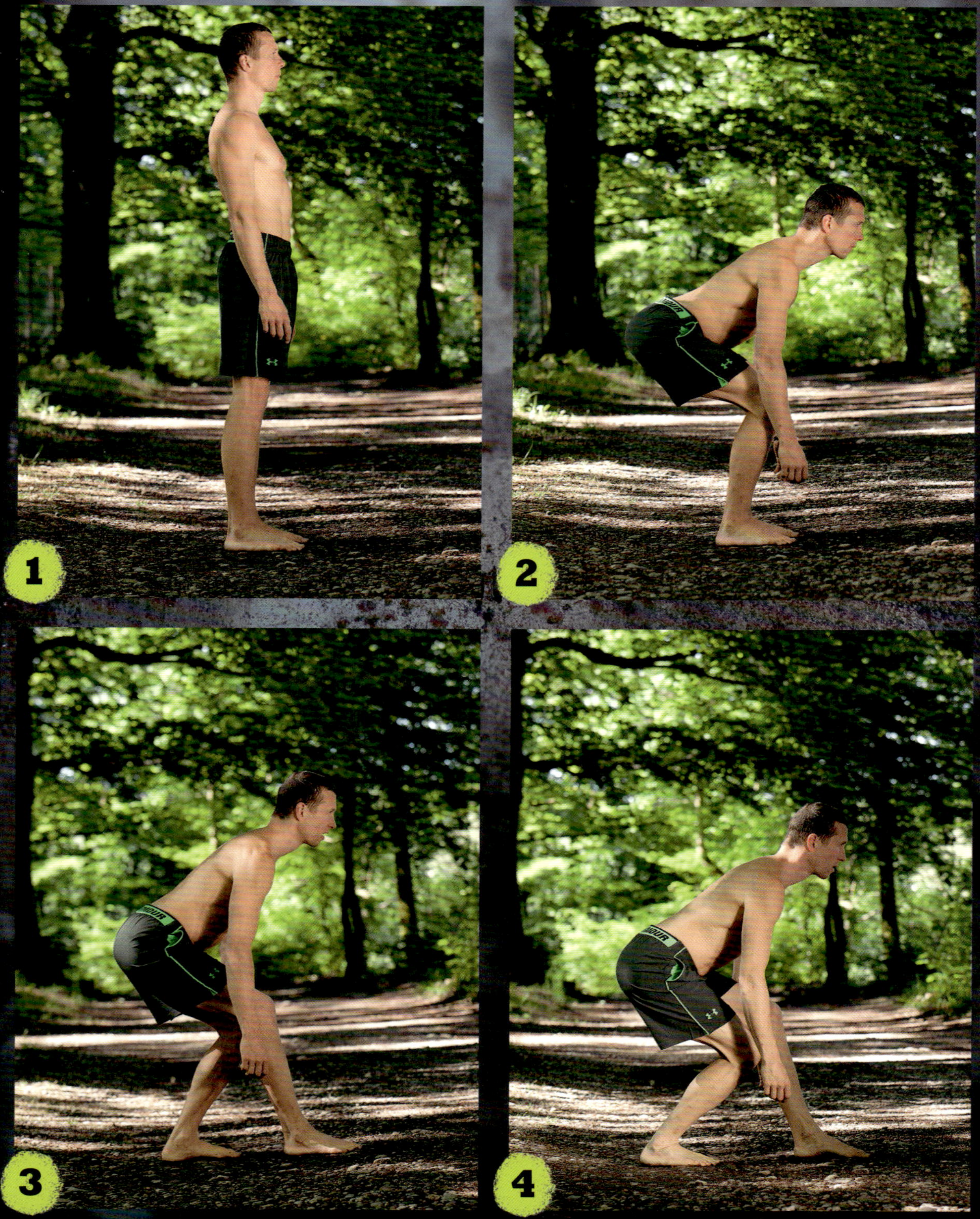

Stepping Up

Praktischer Zusammenhang

Vor allem beim Wandern in den Bergen würde man Situationen begegnen, die ein Steigen erfordern. Sobald die Hände benutzt werden müssen, verändert sich die Technik in Varianten des Krabbelns in fließendem Übergang zum Klettern.

Sequenz & Timing

Durchführung

Stellen Sie sich im Abstand eines Schrittes vor eine kniehohe Stufe. Heben Sie ein Bein und lehnen Sie sich gleichzeitig nach vorne. Stellen Sie das Bein weich, wie immer mit dem Fußballen zuerst, auf die Stufe und bilden einen sicheren Unterstützungspunkt 1 + 2.

Langsame Variante: Verlagern Sie Ihr Körpergewicht so gut wie möglich auf den vorderen Fuß, der auf der Stufe steht. Bei dieser Variante versuchen Sie, sich fast ausschließlich aus dem vorderen Bein nach oben zu stemmen. Der Oberkörper muss dazu nach vorn gelehnt werden (Körpergewichtsverlagerung), damit der vordere Fuß das gesamte Körpergewicht auf der Fußsohle tragen kann. Das Spielbein sollte locker hinterhergezogen werden können 3.

Schnelle Variante: Verlagern Sie Ihr Körpergewicht auch hier auf den vorderen Fuß und führen Sie gleichzeitig zwei Aktionen durch: Drücken Sie sich explosiv aus dem unteren, vorgespannten Fußgelenk nach oben und setzen Sie in der richtigen Sequenz die Hüft- und Kniestreckung des vorderen Beines ein, um den Körperschwerpunkt kontrolliert nach oben zu verlagern.

Auf der neuen Ebene haben Sie vier Möglichkeiten: Sie steigen weiter hoch, steigen wieder runter (Stepping Down), gehen in unterschiedlichste Richtungen oder führen eine andere Technik aus.

Spannung & Entspannung

Wie beim Gehen im Allgemeinen sollten die Schultern und Arme locker sein, um übermäßige Kompensationsbewegungen zu vermeiden und die Kraft vollständig aus der Hüfte zu entfalten. Besonders in dem Moment, in dem Sie sich aus der Hüfte nach oben drücken, sollten Sie die oberen Extremitäten so locker wie möglich lassen und stattdessen die Körpermitte anspannen und die Kraftübertragung aus der Gesäßmuskulatur einleiten. Stellen Sie sich vor, zwei Gewichte an den Seiten würden Ihnen die Schultern und Arme nach unten ziehen.

movnat **Tipp**

Knie auf gerader Achse

Diese Bewegung hat auch einen großen therapeutischen Nutzen, da sie viel über die Hüftfunktion aussagen und zur Hüftgesundheit beitragen kann. Achten Sie deshalb darauf, dass das Knie des steigenden Beines sich nicht nach innen oder außen bewegt, sondern auf gerader Achse zwischen Fuß und Hüfte bleibt. Wählen Sie die Höhe der Stufe nach der Bewegungseffizienz. Üben Sie daher im Sinne des Kompetenz-Kontinuums.

Stepping Up

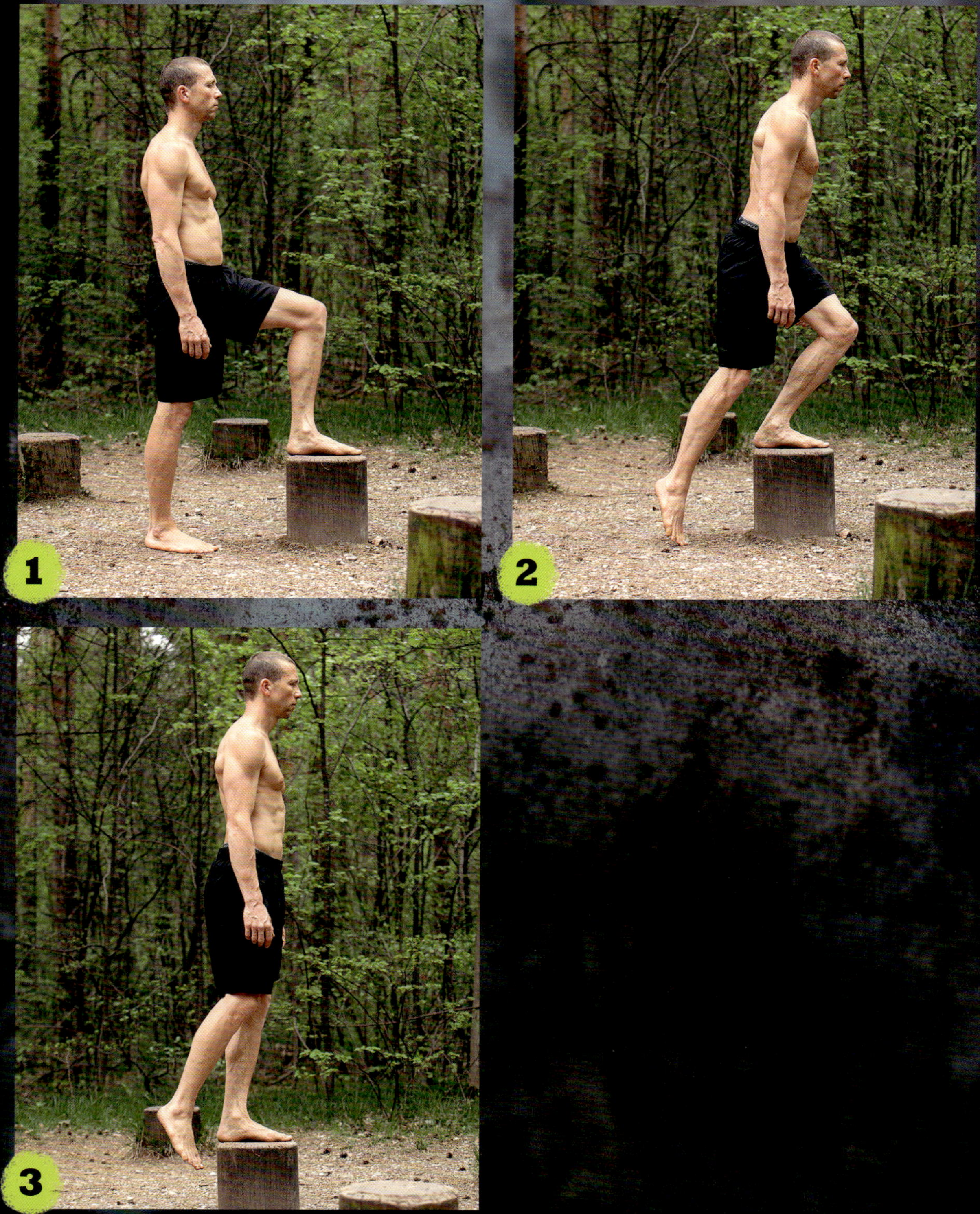

Stepping Under

Praktischer Zusammenhang

Die Technik Stepping Under eignet sich gut, wenn man unter einem Hindernis hindurchgehen muss, zum Beispiel unter einem halb umgefallenen Baumstamm, unter Ästen, die in den Weg ragen, einem Zaun oder einer Schranke. Welche Höhe man schaffen kann, ohne auf allen Vieren gehen zu müssen, kann man schon durch den Hip Hinge Walk (siehe Seite 77) abschätzen.

Sequenz & Timing

Durchführung

Sie stehen frontal vor dem Hindernis oder gehen auf dieses zu. Drehen Sie sich kurz vor dem Hindernis ca. 90 Grad zur Seite **1**, verlagern Sie das Körpergewicht auf das hintere Bein und steigen Sie mit dem vorderen Bein unter dem Hindernis durch **2**. Schon bevor oder sobald der Fußballen auf der anderen Seite einen neuen Unterstützungspunkt aufbaut, führen Sie den Hip Hinge (siehe Seite 77) aus, verlagern synchron mit dem Durchsteigen das Körpergewicht vom hinteren Bein auf das vordere Bein. Es ist sehr wichtig, während des Durchduckens die Wirbelsäule gerade zu halten **3**. Wenn Sie dabei ein Objekt tragen, müssen Sie entsprechend mehr Spannung im Rücken aufbauen und die Hip-Hinge-Bewegung perfekt ausführen. Sobald Sie das Hindernis unterschritten haben, stehen Sie auf und gehen weiter oder positionieren sich seitlich, um die gleiche Bewegungssequenz auf der anderen Seite auszuführen **4** + **5**.

Spannung & Entspannung

Der Rücken sollte unter Spannung gehalten werden, wenn er unter dem Hindernis durchtaucht.

TIPP Nutzen Sie zum Beispiel ein Geländer, um die Position Ihrer Wirbelsäule durch eine direkte Rückmeldung zu erhalten. Steigen Sie unter einem fest verankerten Hindernis durch, stoppen Sie direkt darunter und drücken von unten das Kreuzbein, die Brustwirbelsäule und die Schädelbasis an die Stange nach oben. Diese drei Druckpunkte repräsentieren eine gestreckte und stabilisierte Wirbelsäule **3**.

Variationen:

Alle Variationen können gleichermaßen auf alle Techniken angewendet werden.

■ Vorwärts ■ rückwärts ■ seitlich ■ hinauf ■ hinab ■ schräg

Skill-Kombinationen:

- Balancieren
- Tragen

Zeichen von Ineffizienz:

- Bewegungen sind langsam, sehr schwer und nur mit Schwung möglich.
- Hüftbewegungen werden durch Wirbelsäulenbewegungen kompensiert.
- Verlust des Gleichgewichts
- Anziehen der Schultern.

Stepping Under

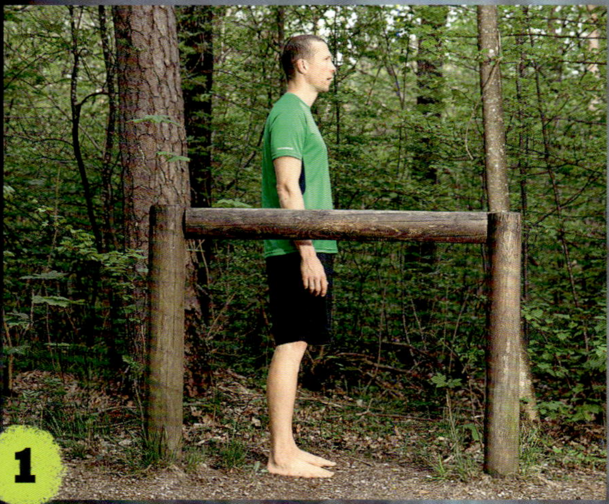

1

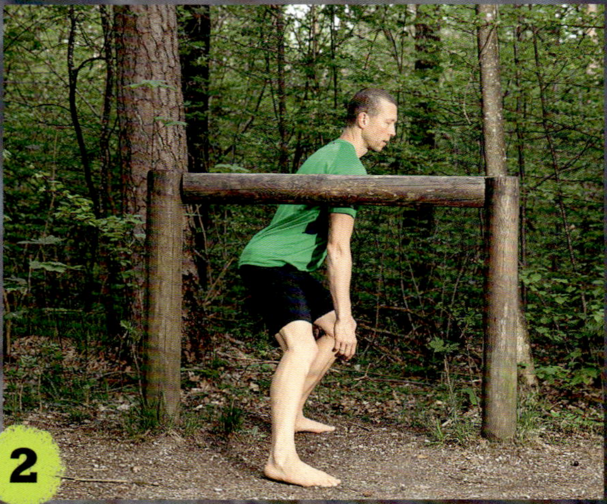

2

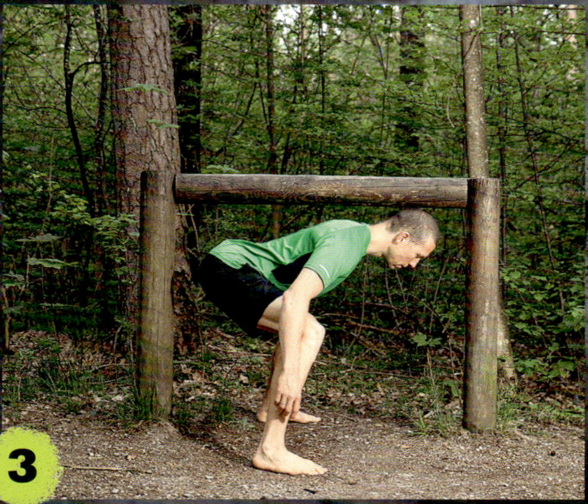

3

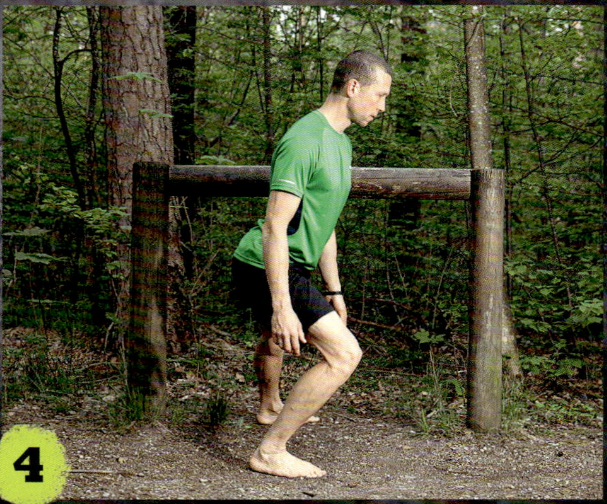

4

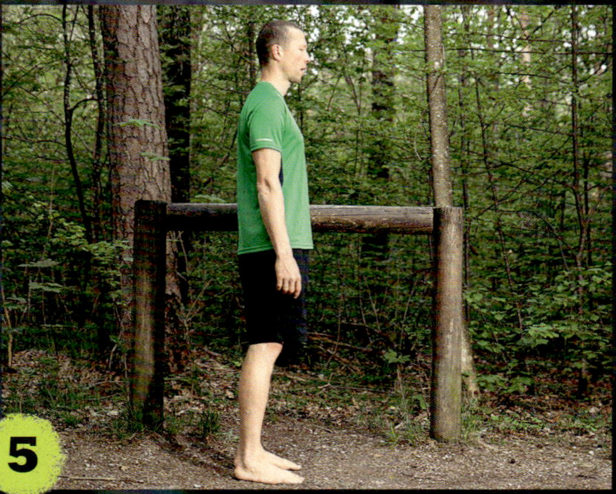

5

Balancieren

Praktischer Zusammenhang

Die Balance ist eine fundamentale Qualität. Egal ob wir eine Position halten oder laufen, gehen, springen, klettern, kriechen usw., wir befinden uns immer in permanenter Interaktion mit der Schwerkraft. Herausforderungen aus der Umwelt, wie zum Beispiel ein schmaler, rutschiger oder instabiler Untergrund, sorgen dafür, dass ein Individuum einem höheren Risiko für Stürze durch das Verlieren des Gleichgewichts ausgesetzt ist. Die Auseinandersetzung mit solch einer Umgebung erfordert ein hohes Maß an Fokussierung, speziell auf die eigenen Unterstützungspunkte (POS) und die Verteilung des Körpergewichts, sowie in vielen Fällen eine langsamere Bewegung.

Wie auch das Laufen besteht das Balancieren nicht aus einer Vielzahl von speziellen Techniken mit unterschiedlichen Bewegungsmustern, sondern es ist als eine Anwendung von grundlegenden Prinzipien zu verstehen, die auf eine Menge Bewegungsvariationen und Trainingsübungen anwendbar sind. Das Trainieren der Balance wird sich nicht dramatisch auf die Muskelform oder Ihre metabolische Leistungsfähigkeit auswirken. Es ist hingegen eine höchst praktische Fertigkeit, die die Gelenkstabilität merklich verbessert. Balancetechniken und -übungen geben großartige Gelegenheiten zum Praktizieren von achtsamen und konzentrierten Bewegungen sowie Geduld und zum Verfeinern der Geist-Körper-Verbindung. Vielleicht werden Sie auch merken, wie Ihre Balance beim Training ein Spiegel Ihrer »inneren Balance« sein kann. Bei geringerer mentaler Belastung haben wir es oft leichter, auf dem Balken oder Baumstamm die Balance zu finden.

Counter Balancing

Beim ungeübten Balancieren werden meist mit gehobenen Armen große und ruckartige Bewegungen gemacht, die wiederum größere Ausweichbewegungen erfordern 1 – 3. Die konstante Kompensation mit den Armen ist oft schlechter Haltung oder Stabilitätsdefiziten der anderen Körperbereiche geschuldet.

Die Benutzung der Arme und Beine in einer Situation, wo die Kontrolle des Körperschwerpunktes schwierig wird, muss sehr kontrolliert, fein und weich ausgeführt werden. Wenn Sie in eine solche Situation kommen, bleiben Sie stehen und nutzen diese Counter-Balancing-Technik, um die Balance wiederherzustellen. Wenn der Körperschwerpunkt wieder unter Kontrolle ist und beide Füße fest auf den Unterstützungspunkten stehen, atmen Sie ruhig in einer aufrechten und entspannten Haltung und gehen weiter.

MovNat Tipp

Körperschwerpunkt absenken

Ein sehr effektives Mittel zur leichteren Beherrschung des Körperschwerpunktes ist seine Absenkung. Zur Vorbereitung auf Stürze ist es auch wichtig, Situationen zu üben, die schiefgehen könnten. So sollten Sie üben, sich beim Balancieren abzusenken, sich gegebenenfalls auch auf einer erhöhten Stange zu setzen und wieder aufzustehen.

Counter Balancing/General Balancing

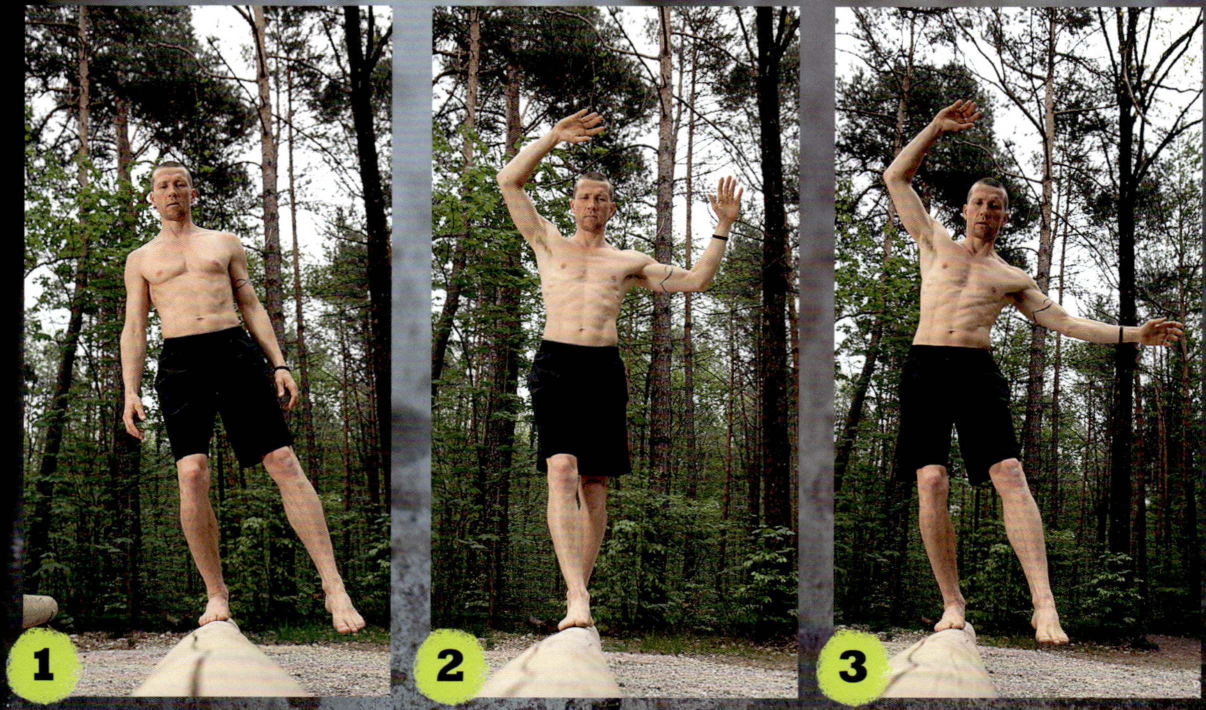

Counter Balancing

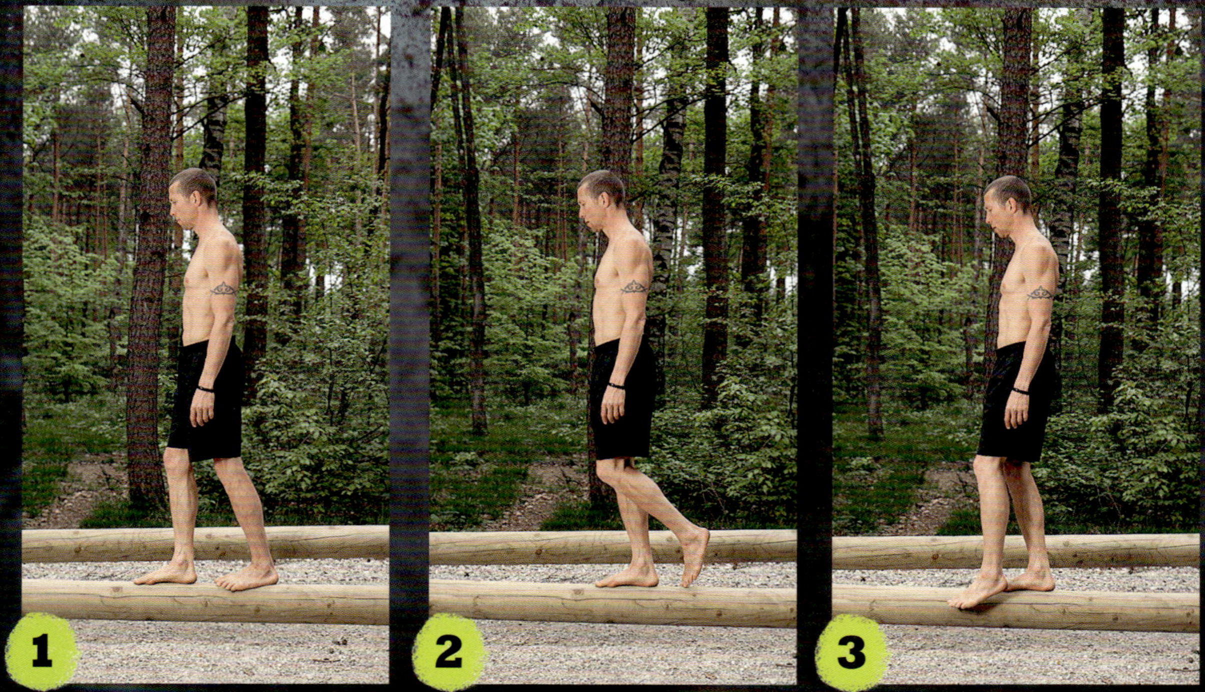

General Balancing

General Balancing

Sequenz & Timing

Ausgangsposition

Das Ausbalancieren und die Verlagerung des Körperschwerpunktes werden beim aufrechten Balancieren erleichtert, wenn die Wirbelsäule aufrecht über die Hüften ausgerichtet wird. Entsprechend ausgerichtete Gelenke reduzieren zudem unnötige muskuläre Spannung und starke Ausweichbewegungen. Um das Gleichgewicht zu halten, versuchen Sie Ihren Körperschwerpunkt (die gefühlte Körpermitte) genau zwischen den Stützpunkten (z. B. beim Gehen zwischen beiden Füßen) und der Standfläche (z. B. die Mitte der Längsachse eines Balkens) zu halten **1**.

Positionierung der Füße

Der erste Kontakt auf einer neuen Oberfläche erfolgt mit dem Ballen des Fußes. Hier haben wir eine feine Rückmeldung und die beste Mobilität für den Fuß. Es ist dabei wichtig, den Fuß gestreckt aufzusetzen, da diese Gelenkstellung die aufrechte Anordnung der folgenden Gelenke (Knie, Hüften, Becken, Wirbelsäule etc.) fördert und eine bessere Stabilität zur Folge hat. Die bewusste Wahrnehmung der Oberfläche und der Gelenkstellungen sowie visuelle Referenzen (z. B. das Richten des Blicks auf ein ruhendes Objekt) können dabei helfen. Korrekt positionierte Füße stellen starke und stabile Stützpunkte dar und geben ein wichtiges Feedback über die Körperhaltung und den Körperschwerpunkt.

Effiziente Fortbewegung ohne größere Ausgleichsbewegungen

Verlagern Sie nun das Gewicht zu 100 % auf das vordere Bein und spüren Sie einen starken Unterstützungspunkt **2**. Führen Sie das freie Bein nach vorn **3**, setzen Sie den Fuß zuerst auf den Ballen auf, um zu spüren, wie sich die Oberfläche anfühlt, und positionieren Sie den Fuß sicher in der Mitte der Unterstützungsfläche. Verlagern Sie dann das Körpergewicht wieder auf den vorderen Fuß und machen Sie den nächsten Schritt.

Haltung allgemein: Eine aufrechte Haltung ist beim Balancieren von hoher Bedeutung, da jegliches Abweichen des Körpers von der Ideallinie zu Fliehkräften führt, die durch Gegenbalance wieder stabilisiert werden müssen.

Spannung & Entspannung allgemein

Die Schultern und Arme sollten entspannt sein, während der Unterkörper und die stabilisierende Rumpfmuskulatur so wenig Arbeit wie möglich leisten, um Energie zu sparen und effizientes Fortbewegen zu ermöglichen.

Progression:

Die Steigerung in den Balancefähigkeiten ergibt sich aus der Komplexitätsveränderung. Folgende Faktoren beeinflussen die Komplexität und somit auch die Anforderung an die Balancefähigkeit:

- Gleichgewichtssinn:
  - Kopfbewegungen
  - Lichtverhältnisse/Augen schließen
- Höhe:
  - Hier werden Selbstsicherheit und Angst als die zu meisternde Aufgabe gesehen.

Oberfläche:

  - Profil: rund, eckig, schräg, uneben usw.
  - Stabilität: fest →← wackelig, schmal →← breit, rutschig
- Skill-Kombinationen:
  - Werfen & Fangen, Heben & Tragen, Springen

MovNat Tipp

Balancieren auf instabilem Untergrund?

In der Trainingslehre gibt es ein grundlegendes Prinzip, das sogenannte SAID–Prinzip (Specific Adaptation to Imposed Demand). Es sagt aus, dass unser Körper sich genau in die Richtung anpasst, die durch den Trainingsreiz stimuliert wird. Wenn man also zum Beispiel nur Ausdauertraining betreibt, wird dadurch nicht die Rumpfstabilität oder die Koordination im Einbeinstand besser. Dieses Prinzip wirkt bis in das kleinste Detail. Unser Körper will nach einem Trainingsreiz (oder Bewegungsreiz) genau für diese spezielle Erfahrung besser vorbereitet sein, um Überlastungen zu vermeiden. Wenn man also mehrere Stunden am Tag sitzt, wird man besser im Sitzen! Unser Körper schaltet nach und nach alle Systeme ab, die er dazu nicht braucht.

Was den Bereich Balancetraining angeht, gibt es sehr viele Kontroversen. Studien haben gezeigt, dass ein Training auf instabilem Untergrund, wie dem klassischen Wackelbrett oder einem halbkugelförmigen Gummiball, NICHT die Stabilität und das Gleichgewichtsvermögen auf stabilem Untergrund verbessern. Ein Training auf instabilem Untergrund macht uns also genau für diese Situation besser. Bedenken Sie also, dass viele Verletzungen auch auf festem Boden passieren und Balancetraining daher wie in der Natur auf verschiedenen Untergründen praktiziert werden sollte.

Entsprechend diesen Steigerungsformen sollte jede Balancetechnik zuerst auf dem Boden, dann auf einer Linie und dann erst auf einem Balken oder einem instabilen bzw. unsicheren Untergrund geübt werden.

Balancing Shuffle

Praktischer Zusammenhang

So wie man sich vor- oder rückwärts auf einem schmalen Untergrund bewegen kann, so kann man sich auch quer daraufstellen und rechts und links balancieren. Diese Bewegung ist auch eine Übergangshaltung und -bewegung der Cross- und Pivot-Reverse-Techniken (siehe Seite 88f.). In der unteren Position, also dem Deep Knee Bend (siehe Squat to Kneeling Transition, Seite 64), kann man schnell in die Tripod-Transition-Haltung und -Bewegung (siehe Seite 69) übergehen. In der unteren Haltung können Sie auch einen Balancing Shuffle durchführen.

Sequenz & Timing

Ausgangsposition

Um ein Gefühl für die Technik zu bekommen, üben Sie sie zunächst auf dem Boden, indem Sie das Körpergewicht auf die Fußballen verlagern und sich dann so hoch wie möglich stellen. Versuchen Sie, diese Position zu halten, und bewegen Sie sich darin auf und nieder, ohne den Boden zu berühren. Wenn Sie Sicherheit gewonnen haben, stellen Sie sich aufrecht

Balancing Shuffle

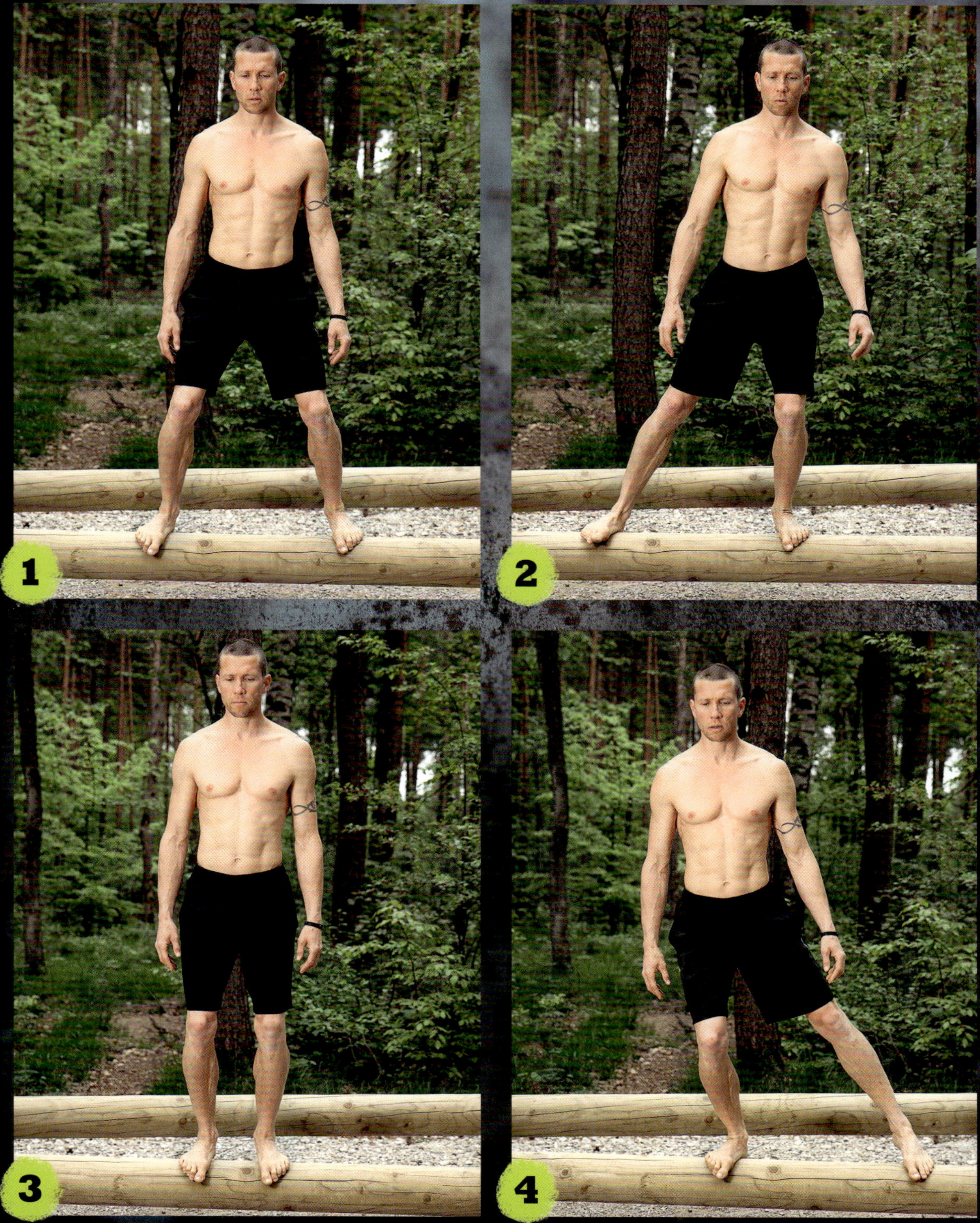

und locker quer auf den Balken 1. Lernen Sie, die Bewegung aus den Fußgelenken, aus den Knien und aus dem ganzen Körper so feinfühlig zu dosieren, dass Sie stabil stehen können und der Balken nicht wackelt. Aus dieser Position können Sie sich auch in das Balancieren auf dem Fußballen (Tip Toe Balancing) hochdrücken. Der Ballengang vor- und rückwärts auf dem Balken ist auch eine hervorragende Übung zum Verfeinern der Balancefähigkeit.

Seitbewegung

Verlagern Sie Ihr Körpergewicht auf das Standbein, um das Spielbein, also das seitlich ausgreifende Bein, zu entlasten. Senken Sie den Körperschwerpunkt leicht, um locker mit dem Spielbein seitlich einen neuen, entfernten Unterstützungspunkt aufzubauen 2. Verlagern Sie Ihr Gewicht auf das Spielbein hinüber, das nun zum Standbein wird. Damit kann das andere Bein weich und kontrolliert nachgestellt werden 3. Das Nachziehbein wird also wieder zum Standbein 4 usw.

Zeichen von Ineffizienz:

- Hochziehen der Schultern, starke Ausgleichbewegungen mit den Armen
- Beugung in den Hüftgelenken

Progression:

Bei allen Balancetechniken spielt der Blickrichtungswechsel eine große Rolle, um im Kompetenz-Kontinuum voranzukommen. Das Gleiche betrifft die Technik des Reachings, bei der das Ausgreifen der Arme in alle Richtungen die Körper- und Positionsstabilität herausfordert und die Kompetenz in dieser Haltung oder auch Bewegung verbessert.

Variante:

- Side Shuffle im Deep Knee Bend

Cross Reverse

Praktische Anwendung

Diese Technik der Kreuzwende ist langsamer als die Pivot-Reverse-Technik, aber leichter zu kontrollieren. Somit sinkt auch die Gefahr des Verlusts des Gleichgewichts. Wenn die Oberfläche schmal und rutschig ist oder etwas Schweres getragen wird, ist diese Technik die bessere Wahl.

Sequenz & Timing

Ausgangsposition

Aus einer statischen Position oder dem Counter Balancing 1 wird das gesamte Körpergewicht auf den hinteren Fuß verlagert. Der vordere Fuß wird nun im rechten Winkel auf die Standfläche umgesetzt, die Hüfte wird dafür nach innen gedreht 2.

Drehbewegung

Ist der gedrehte Fuß stabil positioniert, kann das Körpergewicht auf diesen verlagert werden. Die Knie sind leicht gebeugt, um die Balance besser kontrollieren zu können. In dieser Position wird der hintere, nun freie Fuß um 180 Grad gedreht 3, vor oder nach dieser Drehung kann der Blick gewendet werden und schließlich die Hüfte in einer dynamischen Bewegung, um den Körper in die andere Richtung zu rotieren 4.

Endposition

Der hintere Fuß dreht nun nach, sodass der Körper vollständig in die entgegengesetzte Richtung orientiert ist. Diese Bewegung sollte langsam und kontrolliert durchgeführt werden, wobei das Gefühl der Fußstabilität auf der Standfläche permanent wahrgenommen werden muss. Das hintere Bein wird nun einen Schritt nach vorne genommen, um wieder eine lockere Ausgangsposition einzunehmen 5.

Spannung & Entspannung

Die Schultern und Arme sollten locker sein, um übermäßige Kompensationsbewegungen zu vermeiden und die aufrechte Körperhaltung zu bewahren.

Pivot Reverse

Praktischer Zusammenhang

Diese Drehwende ist der schnellste Weg der Richtungsänderung beim Balancieren und bietet sich bei sehr schmalen Standflächen an, wo eine gekreuzte Stellung der Füße (siehe Cross Reverse bzw. Kreuzwende) keinen sicheren Stand bringt.

Sequenz & Timing

Ausgangsposition

Aus einer statischen Position oder dem Counter Balancing **1** werden die Knie leicht gebeugt und die Fersen minimal angehoben.

Drehbewegung

Die Drehbewegung wird anfänglich durch die Hüfte eingeleitet **2**. Der Kopf dreht sich dann aber voraus und überträgt die Rotation gleich einer Spirale in eine rotierende Wendebewegung **3** durch den gesamten Körper bis in die Füße. Durch die Augen- und Kopfbewegung kann der Gleichgewichtssinn schnell adaptieren und helfen, in dieser Haltung Stabilität zu erreichen. Die Fußballen halten während der Drehung den Kontakt auf dem Balken.

Endposition

In der Endstellung liegt der Körperschwerpunkt genau zentral über den Füßen, der Blick ist der entgegengesetzten Richtung zugewandt **4**.

TIPPS

- Stellen Sie sich vor, Ihre Schwerelinie (Gravitationslinie) würde sich wie ein Laserpunkt unter Ihrem Körper zwischen Ihren Beinen befinden und sich nur minimal von der Stelle bewegen.
- Machen Sie sich lang, das heißt, bauen Sie Körperspannung auf, als würde ein am Kopfscheitel befestigter Faden Sie nach oben ziehen.

Spannung & Entspannung

Siehe oben Cross Reverse.

Variationen:

- Pivot Reverse im Deep Knee Bend (siehe Seite 64)

Skill-Kombinationen:

- Balancieren – Tragen

MovNat Tipp

Balance ist die Wurzel und das Herz jeder Bewegung

Viele Unfälle, wie Vertreten, Umknicken im Fußgelenk, Ausrutschen oder Stürze, sind darin begründet, dass die Mobilität des Fußgelenks zu gering ist und die reflexive Stabilisierung nicht mehr richtig funktioniert. Halten Sie Ihre Fußgelenke beweglich und trainieren Sie das Balancieren, wann immer es möglich ist, um die Reflexe zu schulen. Nutzen Sie jede Gelegenheit zu balancieren und verbinden Sie auch die einfachen Sprungübungen miteinander, um die Reflexe zu schulen.

Cross Reverse/Pivot Reverse

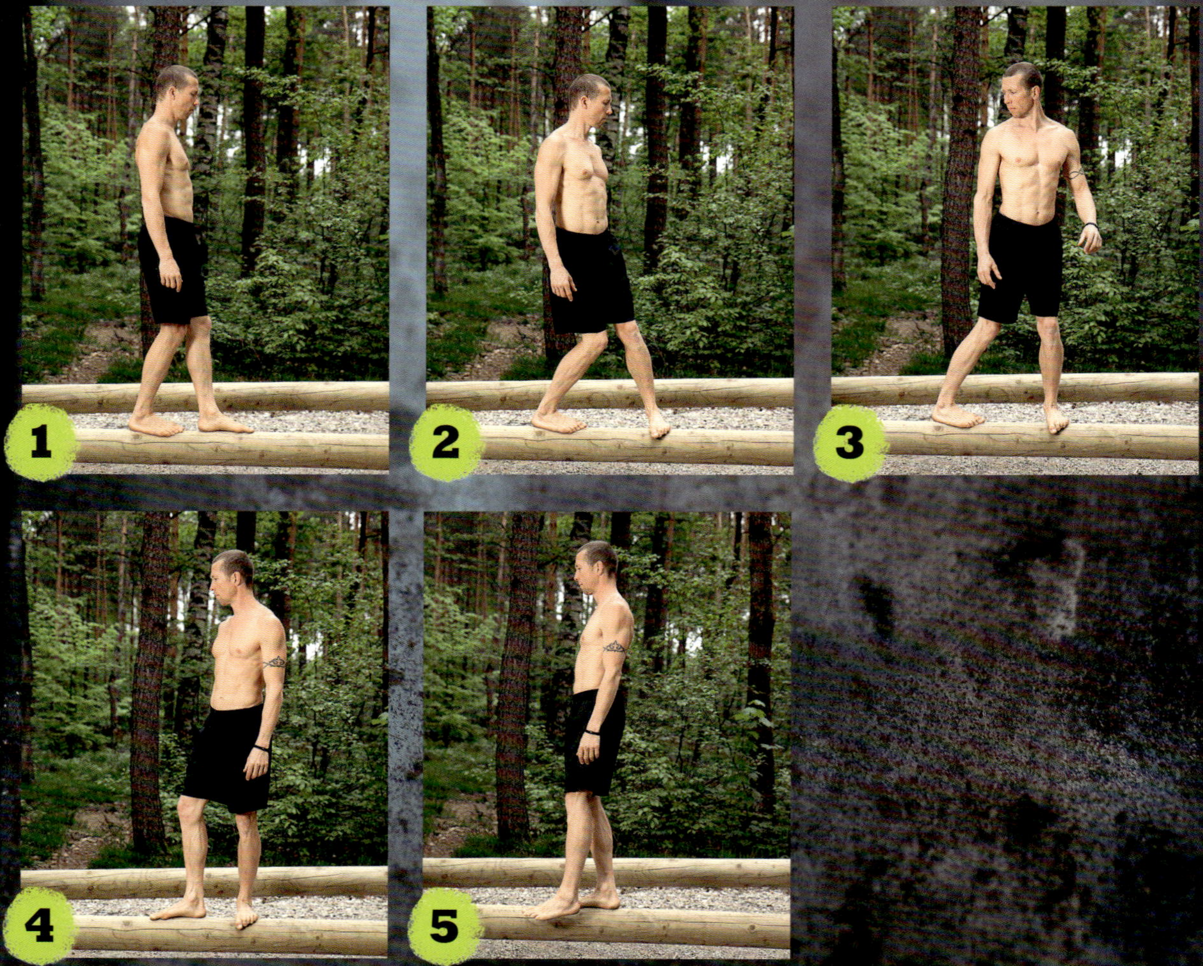

Cross Reverse

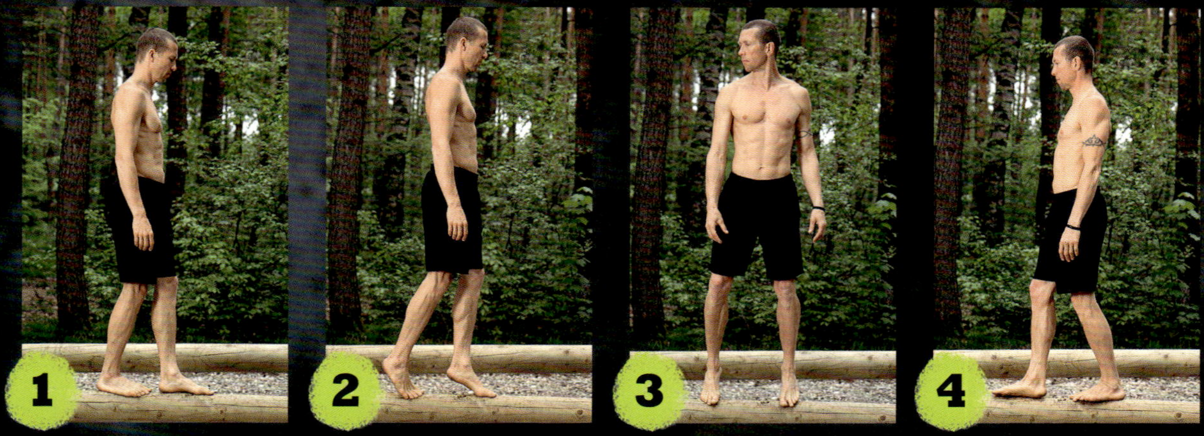

Pivot Reverse

Laufen

Praktischer Zusammenhang

Unter der immensen Vielfalt der menschlichen Bewegungsformen ist das Laufen sicherlich eine der wesentlichsten und lebenswichtigsten. Durch die evolutionäre Entwicklung dieser Fähigkeit wurde es dem Menschen möglich, größere Distanzen zu überwinden, neue Gebiete zu erkunden und effektive Überlebensstrategien zu entwickeln. Bis zum heutigen Tag steht Laufen für Gesundheit und das Gefühl von Freiheit. Laufen ist außerdem die Grundlage für eine große Anzahl von Sportarten und allgemeinen Bewegungsformen.

Allgemeine Lauftechnik

Die horizontale Beschleunigung beim Laufen wird vornehmlich durch ein schwerkraftbedingtes »Fallen« generiert. Auf eine ähnliche Art wird ein Stab, der mit einem Ende auf den Boden gesetzt wird, aufgrund der Gravitation umfallen, wenn er losgelassen wird. Der effiziente Umgang mit der Schwerkraft (ökonomische Verarbeitung der horizontalen Beschleunigung) führt somit auch zu mehr Effizienz beim Laufen. Wenn wir über die Lauftechnik sprechen, verwenden wir aus diesem Grund nicht nur den Begriff »Barfußlaufen«, sondern auch »effizientes Laufen«.

MovNat Tipp

Sofort barfuß laufen?

In der Tat ist barfüßiges Laufen eines der besten Dinge, das Sie Ihren Füßen und dem Rest des Körpers antun können. Falls Sie jedoch jahrelang das Tragen von Schuhen gewohnt sind, sollten Sie den Übergang zum Barfußlaufen sehr langsam und schrittweise gestalten. Durch die Veränderung der Biomechanik bei diesem effizienteren Laufstil werden die Achillessehne und die Wadenmuskulatur vermehrt beansprucht, was bei übermäßiger Belastung zu Überlastungsverletzungen führen kann. Des Weiteren sind Ihre Füße durch das Tragen der Schuhe sehr wahrscheinlich ziemlich instabil und unbeweglich. Barfüßiges Balancetraining und Gehen auf verschiedenen Untergründen können hier gute Vorbereitungen sein. Auch die Fußhaut muss sich nach und nach wieder verfestigen und belastbarer werden, die Fußmuskeln müssen allmählich an Kraft gewinnen und die Zehen sich neu ausrichten. Diese Vorgänge können Wochen, Monate und Jahre dauern. Für den Anfang ist es daher ratsam, mit 5–10-minütigen Spaziergängen und Balancetraining zu beginnen und die Belastungen über mehrere Monate kontinuierlich zu steigern. Im Zweifelsfall ist es auch für das Praktizieren der MovNat-Techniken nicht falsch, Schuhe zu tragen.

Sequenz & Timing

Aufrechte Körperhaltung

Der Rücken ist flach an der Wand, die Füße sind etwa eine halbe Fußlänge auseinander, die Knie und Ellenbogen sind leicht gebeugt, während die Körperrückseite (Hacken, Gesäß, Rücken, Hinterkopf) den Kontakt zur Wand hält. Diese aufrechte Körperhaltung mit den übereinander positionierten Gelenken ist die Grundlage für den optimalen Umgang mit der Schwerkraft. Suchen Sie sich draußen eine Wiese und beginnen Sie mit dem Üben **1**.

Lehnen: Lehnen Sie sich aus dieser aufrechten Haltung heraus, mit einer minimalen Beugung im Sprunggelenk, leicht nach vorn, während Sie die Gelenkstellungen zwischen Fersen und Kopf (aufrechte Körperhaltung) beibehalten, sodass sich die Gravitationslinie (imaginäre Linie zwischen Körperschwerpunkt und Erdmittelpunkt) automatisch vor die Füße bewegt. So geraten Sie in eine Neigung, die ein Vorwärtsziehen des Körperschwerpunktes generiert **2**.

Landen – Vorübung

Federn Sie locker aus beiden Sprunggelenken und bewegen Sie sich weich und elastisch wie beim Seilspringen. Wenn Sie sich in dieser Bewegung kompetent fühlen, gehen Sie zum abwechselnden Springen über. Bleiben Sie weich und leicht.

Feinabstimmung: Wie beim Springen ist die Landung das Wichtigste. Der Fuß landet zunächst weich auf dem Ballen. Es folgt ein Abrollen auf die Ferse, die fast unverzüglich und ohne größere Gewichtsbelastung nach dem Ballen aufsetzt. Ein weiches Aufsetzen der Ferse wird durch ein leichtes Beugen in Sprunggelenk, Knie und Hüften erreicht, da hierbei die Kräfte durch elastische Energie aus dem Bindegewebe absorbiert werden. Nachdem der Ballen den Boden berührt, wird ein Abprallen eingeleitet, ähnlich wie bei einer Feder. Wenn das Federn feinfühliger geworden ist, kann es auch härter werden. Im Bereich von 250 Millisekunden ist die elastische Leistung am höchsten, dabei werden aber auch die Achillessehnen und die Waden hoch belastet. Der Beinzug beginnt wiederum, wenn dieser kurzzeitige Unterstützungsfuß (kurzzeitiger Standfuß) vom Boden abfedert (wird dann zum Spielbein) und nach oben und vorne geführt wird, um sich auf die nächste Landung vorzubereiten.

Fortbewegung (3 – 7)

Verbinden Sie nun die gerade Körperhaltung, die abwechselnde Seilsprungbewegung und das Lehnen. Sie bewegen sich leicht, weich und elastisch in einer langsamen Geschwindigkeit vorwärts. Geben Sie Ihren Strukturen Zeit, sich an die neuen Belastungen zu gewöhnen. Wenn Sie schon etwas geübter sind, erhöhen Sie die Geschwindigkeit.

Feinabstimmung: Ziehen Sie ein Knie in einer schnellen Bewegung auf Hüfthöhe an und winkeln Sie den Fuß nach hinten an auf Höhe des gegenüberliegenden Knies. Aus dieser Unterstützungsposition auf dem Fußballen heraus wird der Körper horizontal beschleunigt und Sie können den nächsten Unterstützungspunkt (anderer Fußballen) direkt unter der Hüfte aufsetzen.

Schrittfrequenz: Verglichen mit typischen Laufmustern, bei denen zuerst die Ferse auftrifft und das hintere Bein oft »nachgeschleppt« wird, ist die Schrittfrequenz eines effizienten natürlichen Laufstils höher. Dies führt zu einer kürzeren durchschnittlichen Schrittlänge. Daher muss das Zug-/Spielbein schnell und aktiv nach oben und vorn gezogen wird, nachdem das Standbein gelandet ist. Dies ermöglicht einen schnellen Wechsel des Übergangs von einem Unterstützungspunkt zum anderen. Der schnelle und aktive Fußwechsel fordert und fördert die Faszienarbeit und schont die Muskelkraft. Eine Schrittfrequenz von

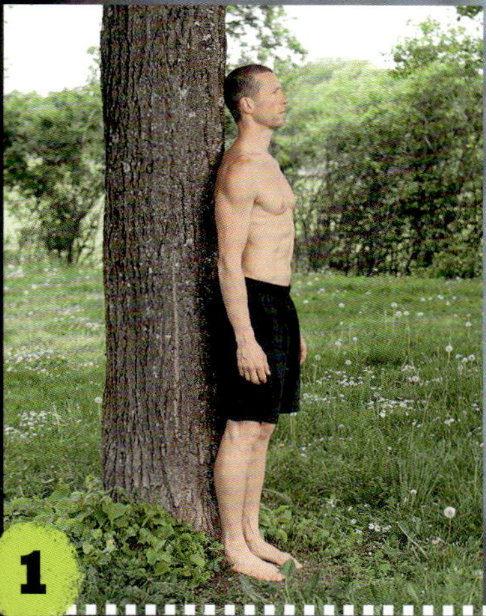
1

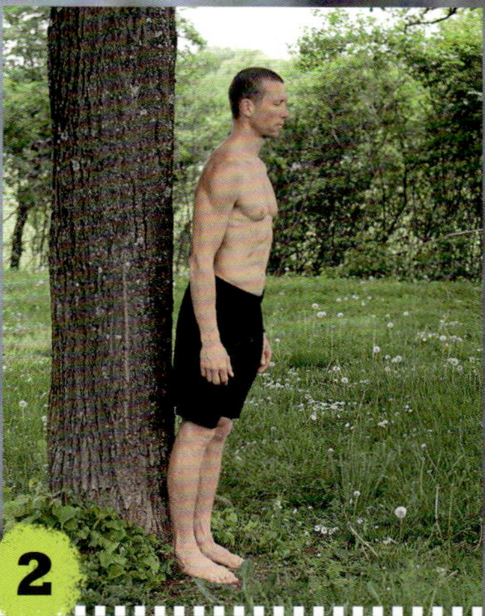
2

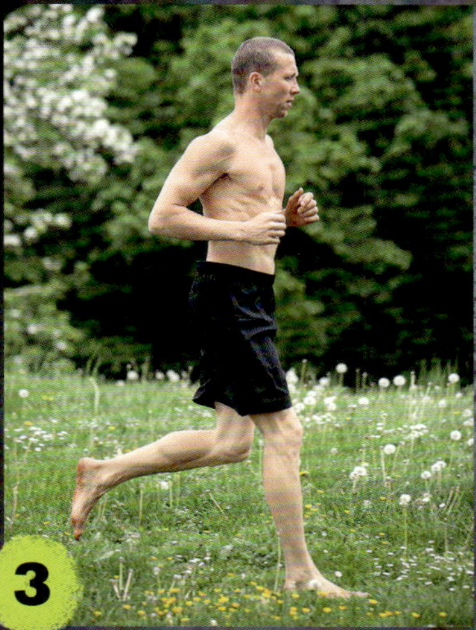
3

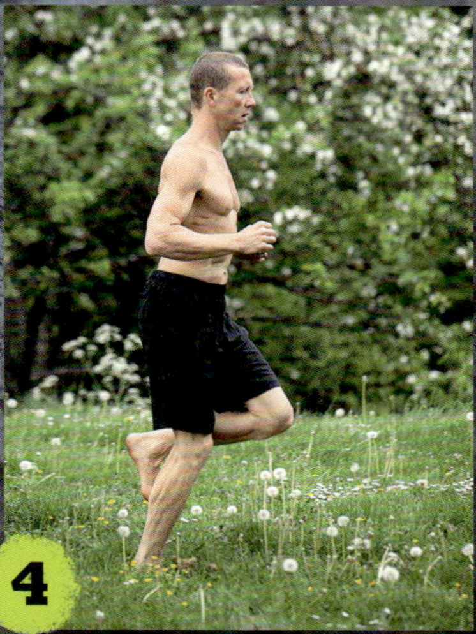
4

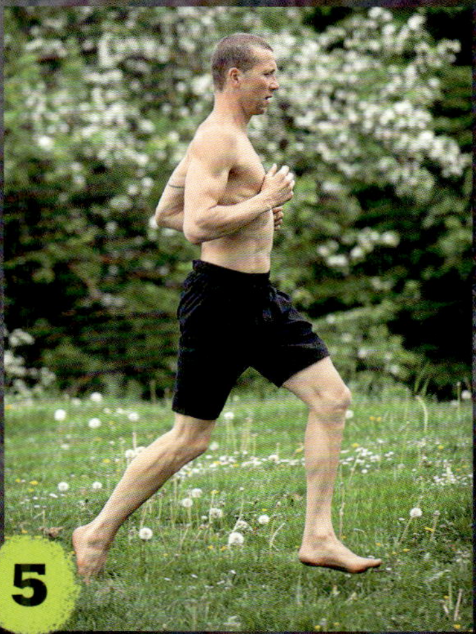
5

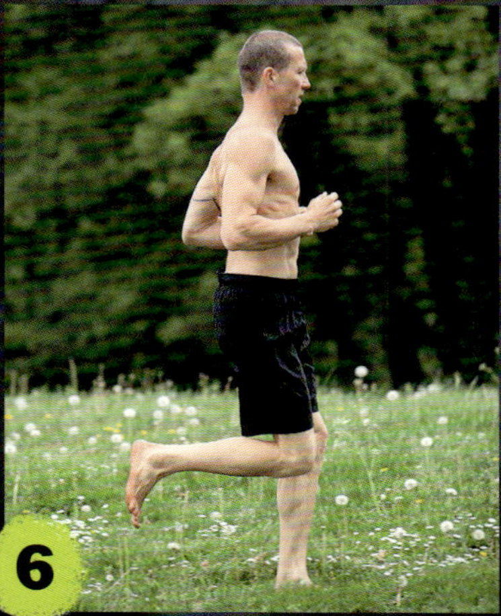
6

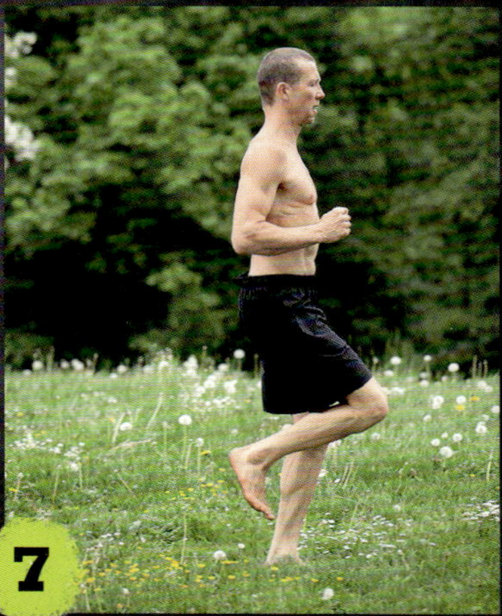
7

ca. 170 bis180 Landungen pro Minute (LPM) wird als optimal angesehen, unabhängig von der individuellen Morphologie. Die Schrittfrequenz erhöht sich bei zunehmender Laufgeschwindigkeit. Die Erhöhung der Geschwindigkeit wird durch die Neigung der geradlinigen Körperhaltung hervorgerufen, wobei die Schrittlänge (Abstand zwischen zwei aufeinanderfolgenden Bodenkontakten) zunimmt.

Haltung: Durch die verkürzte Schrittlänge ist die Körperhaltung aufrecht, jedoch leicht nach vorn gelehnt. Achten Sie darauf, dass Sie nicht in der Hüfte einknicken.

Spannung & Entspannung

Zur Effizienzmaximierung ist die selektive Spannung entscheidend. Sie führt, richtig angewendet, zu einer entspannten Körperhaltung, um nur diejenigen Strukturen für die Bewegung zu verwenden, die dazu auch gebraucht werden. Unnötige Spannung ist vor allem im Oberkörper oft präsent (Schultern, Nacken). Diese Überspannungen werden durch zum Beispiel schlechte Körperhaltung, schlechte Atemmuster, Beweglichkeitseinschränkungen, Bewegungsschmerzen sowie psychologische Vorgänge verursacht. Die wichtigsten natürlichen Einflussfaktoren zur Vermeidung von unnötiger Spannung sind aufrechte Körperhaltung und ein korrektes Atemmuster.

Atmung: Eine Zwerchfellatmung sollte mit der Einatmung und dem Aufblähen des Bauchraums (Beckenboden, Bauchnabel, Taille) initiiert werden. Nachdem die Luft dorthin geleitet wurde, können sowohl alle höheren Bereiche (Brustraum, Zwischenrippenbereiche und Rippenkäfig) der Lungen beatmet werden, um eine effiziente Sauerstoffverwertung zu realisieren.

TIPP Achten Sie bei der Atmung während des Laufens vor allem darauf, dass Sie Ihre Schultern so wenig wie möglich an der Einatmung beteiligen (z.B. durch Hochziehen)!

Variationen:

- Sprint
- Bergauf-/Bergablaufen

movnat Tipp

Zyklische Bewegungen sind ideal zur Meditation

Viele Menschen können beim Laufen prima abschalten. Wenn Ihnen das nicht so einfach gelingt, benutzen Sie ein zweckmäßiges Mantra, das Ihnen permanent verdeutlicht, was bei jedem einzelnen Schritt beim Laufen wichtig ist: Haltung – Rhythmus – Entspannen. Die richtige Haltung (aufrecht und leicht gelehnt), der Rhythmus (ca. 180 Schritte/Minute) und die selektive Spannung (Entspannung von Armen/Schultern/Nacken und Gesicht) erlaubt es Ihnen, genau diese Bestandteile der Technik stetig zu regeln und damit Ihre Technik zu verbessern. Diese monotonen Bewegungen und die nicht bewertende Achtsamkeit gegenüber ihnen erlauben dem Geist, sich frei zu entfalten, das Gehirn kann sozusagen »einen Gang runterschalten«.

MovNat Tipp

Transferwirkungen von anderen Bewegungsfähigkeiten

Mehrere natürliche menschliche Bewegungsfähigkeiten, die bei MovNat geübt werden, können signifikant dabei helfen, die Fertigkeit des Laufens zu verbessern.
Zum Beispiel verbessert Balancieren die Gelenkstabilität, die Haltung und Propriozeption. Gehen und Krabbeln verbessern die Mobilität und dynamische Stabilität der unteren Körperhälfte. Krabbel- und Kriechübungen trainieren diagonale myofasziale Funktionsbahnen und trainieren die Kraft in der Körpermitte im Allgemeinen auf hocheffektive Weise und mit einer Minimierung der Verletzungsgefahr. Springen verbessert die Kraft in den Füßen, Fußgelenken und Waden sowie die Elastizität im Bindegewebe der unteren Extremitäten. Explosives Heben und das Tragen von schweren Lasten verbessern die Kraft und die Schnellkraft in der unteren Körperhälfte ebenfalls. Jedoch kommt es oft vor, dass ein Anfänger im Bereich Natural Movement/Fitness so dekonditioniert ist, dass die Stabilität und Mobilität des Körpers stark in Mitleidenschaft gezogen wurde. Dies kann bei sofortigem Einstieg in komplexe und temporeiche Laufbewegungen zu Fehlfunktionen und Verletzungen führen. Im Sinne der Neurodevelopmental Sequence ist es daher empfehlenswert, die Rumpf- und Kniestabilität sowie die Hüft- und Fußmobilität zunächst mit Ground Movements und Krabbelbewegungen zu entwickeln, damit während der Belastung des Laufens, wenn beim Aufprall das vier- bis fünffache Körpergewicht wirkt, die Kräfte sauber und effizient übertragen werden können und der Bewegungsapparat eine Basis an Stabilität und Mobilität hat, um eine effiziente Lauftechnik zu entwickeln.

- Trail Running
- Seitliches Laufen:
  - Side Shuffle (Nachstellschritt)
  - Crossing Over (Überkreuzen)
- Rückwärtslaufen

Skill-Kombinationen:

- Balancieren – Laufen
- Laufen – Werfen
- Get Ups – Sprint
- Laufen – Tragen
- Laufen – Springen

Zeichen von Ineffizienz:

- Rundrücken, Geierkopf, Rücklage, Schaukelbewegung
- Starkes Einknicken der Füße nach innen
- Starke Außen- oder Innenrotation der Hüfte → Füße stehen schräg
- Fersenaufsatz, besonders auf allen harten Böden
- Extremer oder mangelnder Armschwung
- Sehr hohe Körperspannung (inkl. angezogene Schultern)
- Geringe Ganzkörperspannung (hohe Bewegungsstreuung)
- Extreme Schrittlänge nach vorn oder hinten
- Extremer Knie- oder Fersenhub

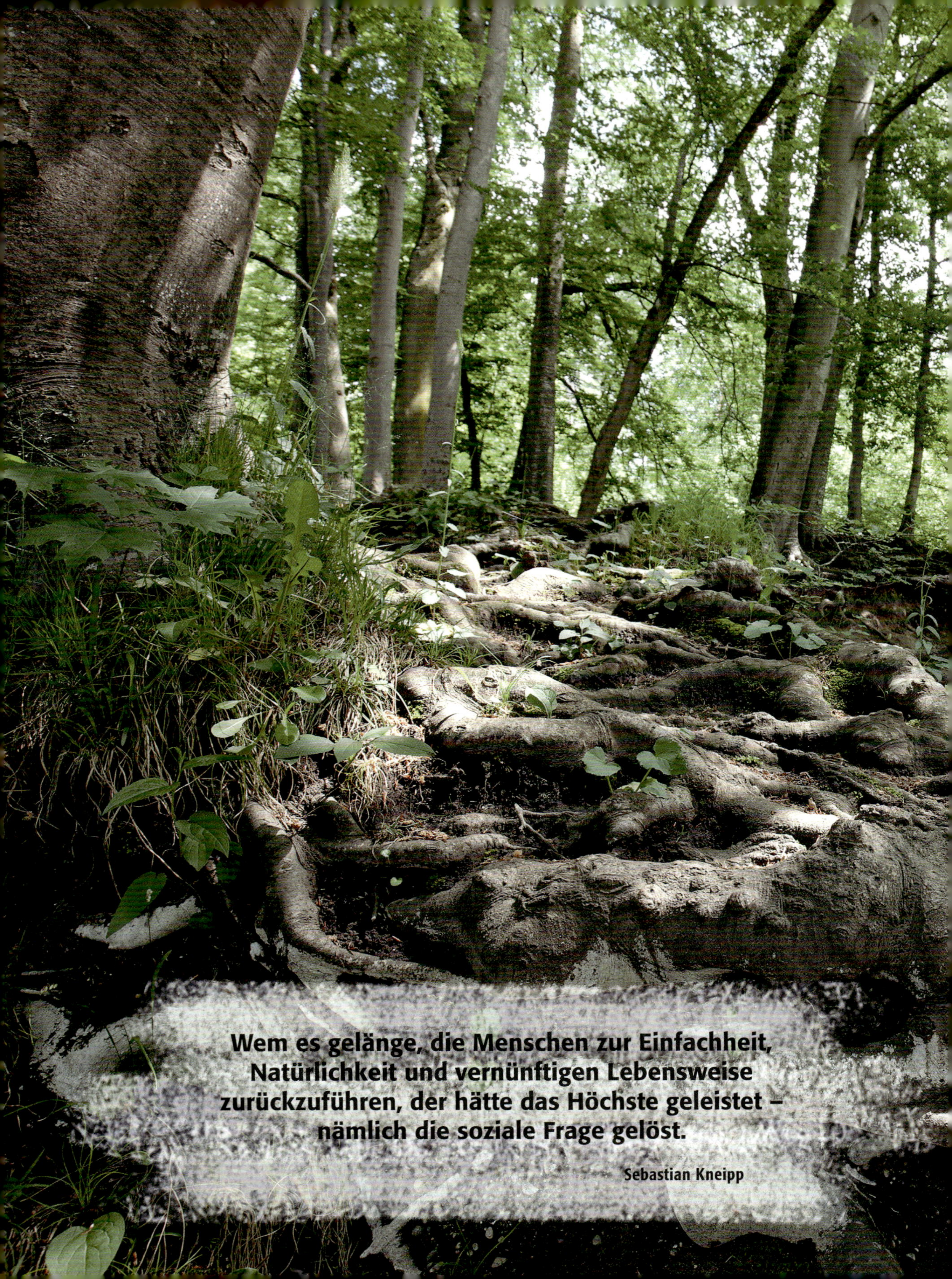
Wem es gelänge, die Menschen zur Einfachheit, Natürlichkeit und vernünftigen Lebensweise zurückzuführen, der hätte das Höchste geleistet – nämlich die soziale Frage gelöst.
Sebastian Kneipp

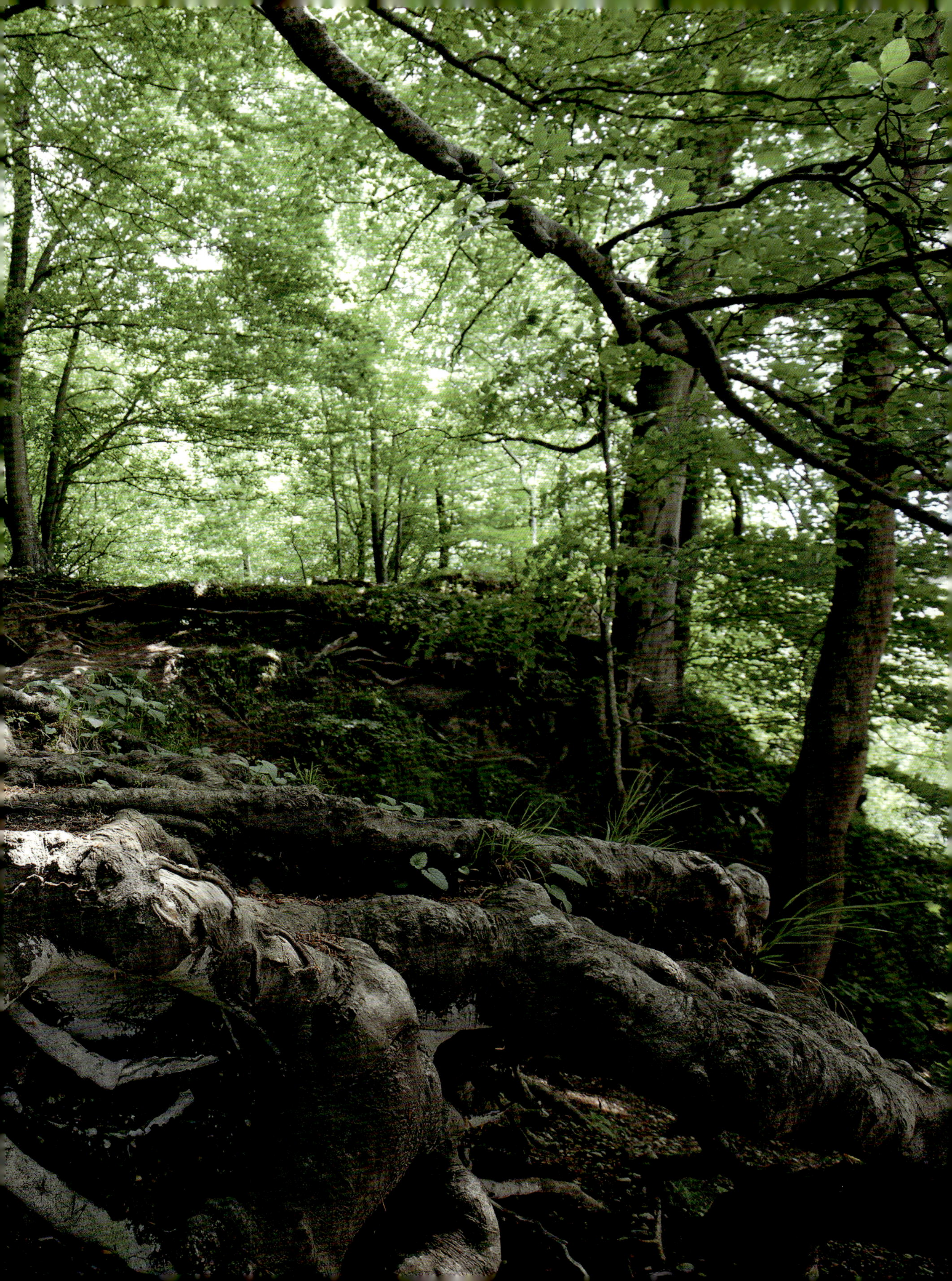

Klettern

Wissenswertes
Klettern ist eine der fundamentalsten Fähigkeiten des Menschen. Unsere Vorfahren lebten über 15 Millionen Jahre auf Bäumen, erst seit 2 Millionen Jahren versuchen wir, uns auf dem Boden aufrecht fortzubewegen. Diese Fähigkeit des Kletterns oder Hängens ist so tief in uns angelegt, dass Kleinkinder sich bereits vor dem Stehen über längere Zeit mit den Händen über Kopf festhalten können.
Das senkrechte Klettern über eine Stange, Mauer oder eine Wand ist eine große Herausforderung für Körper und Geist. Klettern hat einen hohen Fitnessaspekt, da das eigene Körpergewicht exakt gegen die Gravitation bewegt wird. Es lehrt Anfänger viel über die Wichtigkeit von Stützpunkten, selektiver Anspannung und gutem Timing. Letztlich braucht es Mut, um in die Höhe zu steigen, hilft aber umso besser bei der Bewältigung von Ängsten und dem Aufbau von Selbstvertrauen.

Haltung allgemein: Beim Klettern sollte sich der Körper stets in einer Haltung befinden, die so wenig Energie wie möglich verbraucht. Meist ist dazu der Körperschwerpunkt direkt unter den Unterstützungspunkten, wie bei einer Stange oder Ähnlichem, oder sehr nah an der Wand oder am Felsen.

Spannung & Entspannung allgemein:

Ineffiziente Bewegungen werden beim Klettern besonders schnell bemerkbar, indem die Greifmuskulatur schneller ermüdet. Hier kommt es darauf an, nur so stark zuzugreifen wie nötig, um den Unterstützungspunkt zu halten und den Körper so nah wie möglich am Objekt zu positionieren, damit die Spannung in den Händen nicht übermäßig ist. Nutzen Sie die Kraft der Schultern, um die Griffkraft zu erhöhen. Versuchen Sie, in den Haltephasen stets lange Arme zu haben, sodass die Armmuskulatur entlastet werden kann. Benutzen Sie die Beine beim Hochdrücken, wann immer dies möglich ist.

Active Hang

Praktische Anwendung

Der Freihang an einer horizontalen Stange ist eine Übergangsposition, zum Beispiel nach dem Sprung vom Boden an eine Stange, um dann hochzuklettern, kann aber auch als Rastposition genutzt werden, wenn die Arme oder Schultern eine kurze Pause brauchen. Sie können diese Position ebenfalls verwenden, um die Schultergelenke und die Wirbelsäule zu öffnen, falls Sie sich steif und unbeweglich fühlen. Der freie Hang ermöglicht die Vergrößerung der Schultergelenkkapsel, die Lockerung der Muskulatur und des Bindegewebes und die Steigerung der Griffkraft. Im freien Hang herrscht daher keine Muskelspannung, außer in den Händen und Unterarmen.

Sequenz & Timing

Durchführung
Beim vertikalen Hang unter einer Stange, einem Balken, Rundholz, T-Träger usw. ist der Körper vollständig gestreckt. Es können dazu sowohl beide als auch nur eine Hand zum Hängen verwendet werden. Die Hände können sich in drei Positionen befinden: Dem

movnat Tipp

Was machen eigentlich Ihre Schultern?

Wussten Sie, dass Ihre Schultern als Kugelgelenke darauf ausgelegt sind, in jedem möglichen Bewegungsbereich genutzt zu werden? Stellen Sie sich vor, Sie machten einen größtmöglichen Kreis mit Ihrem Arm von vorn nach hinten. Mit jedem weiteren Kreis, den Sie ziehen, wird der Durchmesser in Millimeterabständen immer kleiner, sodass Sie am Ende nur noch mit dem gestreckten Arm zur Seite zeigen. Jeder Winkel, den Sie durchlaufen haben, definiert einen Bewegungsbereich Ihres Schultergelenks, dazu kommt noch die Rotation. Also könnten Sie den Daumen nach außen oder innen drehen und das Spiel in jedem der Rotationswinkel noch mal wiederholen, dann hätten Sie alle Bewegungsbereiche des Schultergelenks durchlaufen. Dazu kommen noch unzählige Bewegungen des Schulterblattes, die in direkter Verbindung mit jeder Bewegung des Schultergelenks stehen. Dabei reden wir bisher nur von einfachen Bewegungen ohne eine Last, die das Gelenk tragen muss, ohne einen festen Griff und den aktiven Einsatz der Muskulatur. Und vom Rest des Körpers haben wir bei Weitem noch nicht gesprochen. Ob alle weiteren Körpergelenke ebenfalls damit zusammenhängen? Was denken Sie?
Was machen wir im Alltag über die Spanne eines Tages? Die meiste Zeit haben wir unsere Arme vor dem Körper, die Schultergelenke und alle beteiligten Strukturen (der Rest Ihres Körpers) bekommen nur einen Bruchteil der Reize, die sie zum eigenen Erhalt brauchen. Unser gesamter Organismus entwickelt nur das weiter, was regelmäßig genutzt und gefordert wird. Die Folgen: Wir bekommen unsere Arme nicht mehr über Kopf, ohne Beschwerden zu haben oder dabei mit der Wirbelsäule zu kompensieren. Unsere Schultern hängen vor uns, meist ist das Gelenk steif, verengt und die Muskulatur unausgeglichen entwickelt.
Den Körper wieder schrittweise an das Hängen und an Kletterbewegungen heranzuführen, kann immense Effekte für die (Schulter-)Gesundheit haben. Diese Bewegungsformen können in vielen Fällen sogar für die Rehabilitation von Verletzungen verwendet werden.

Lassen Sie es nicht so weit kommen!

Obergriff (Handrücken zeigt nach hinten; am meisten verwendet und ideal zum Klettern nach oben), dem Untergriff (Handrücken zeigt nach vorne) oder dem gemischten Griff, wobei eine Hand im Untergriff und eine im Obergriff ist.

Der wichtigste Teil ist dann die Technik des Active Hang, wobei die Schulterblattmuskulatur bei gestreckten Armen aktiv eingesetzt wird. Hierbei werden die Schulterblätter nach hinten zur Wirbelsäule gezogen und unten auf den Brustkasten gepresst. Streng genommen sollten keine anspruchsvollen Klettertechniken geübt werden, wenn der Active Hang nicht mindestens 30 Sekunden gehalten werden kann. Diese Fähigkeit ist bei korrekter Ausführung auch ein gutes Zeichen für gesunde, ausbalancierte Schultern.

Tap Swing

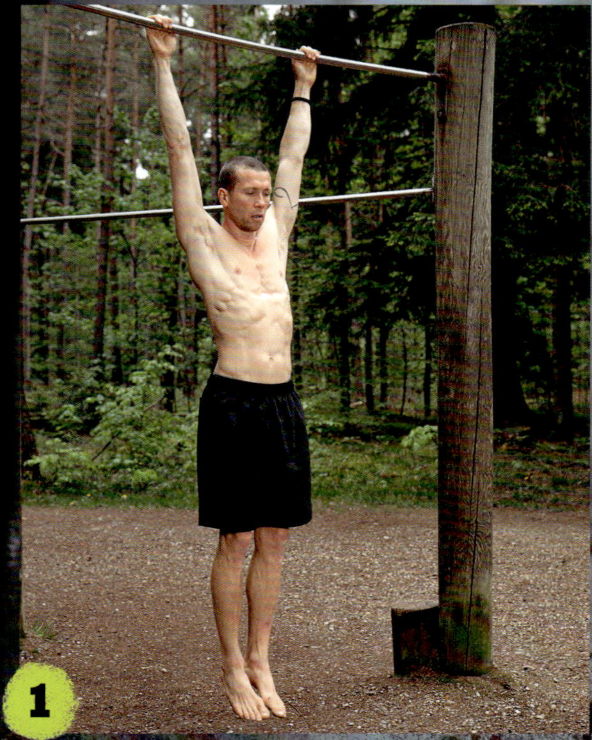

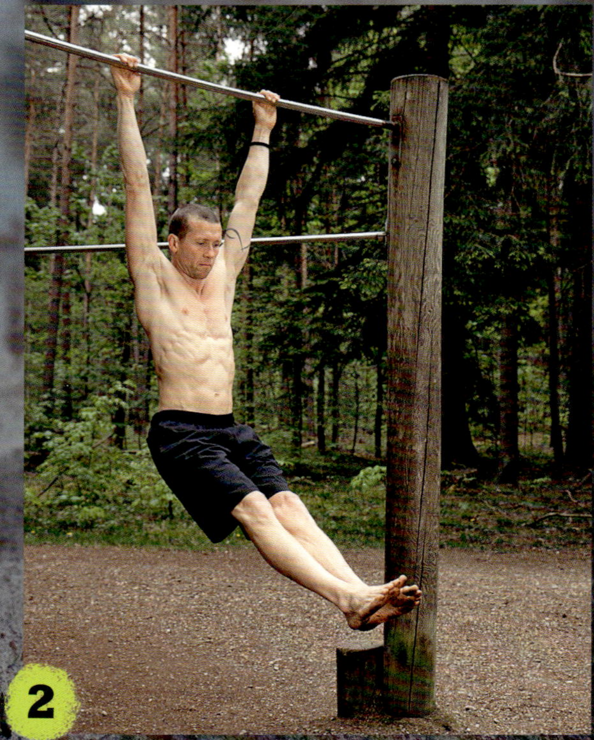

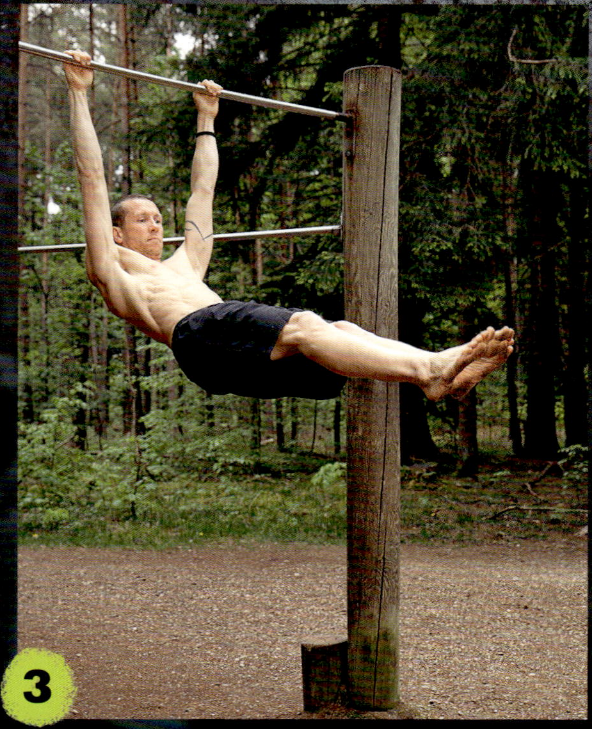

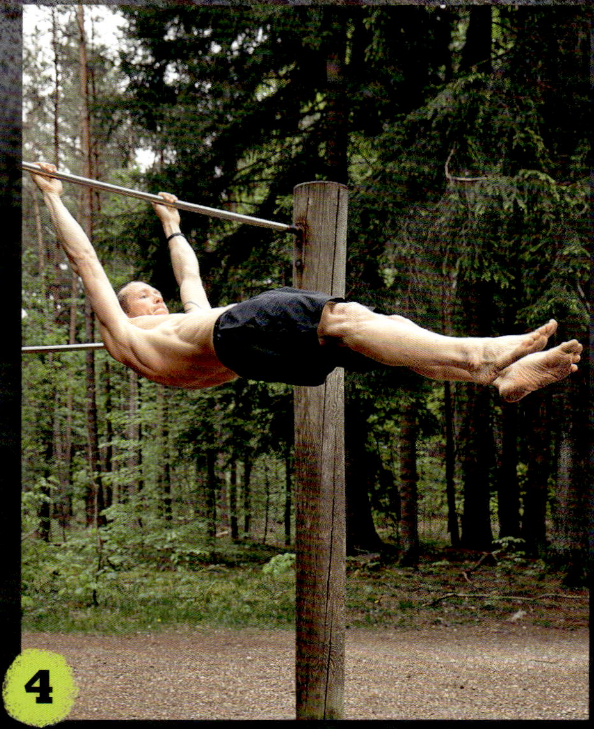

Tuck Swing

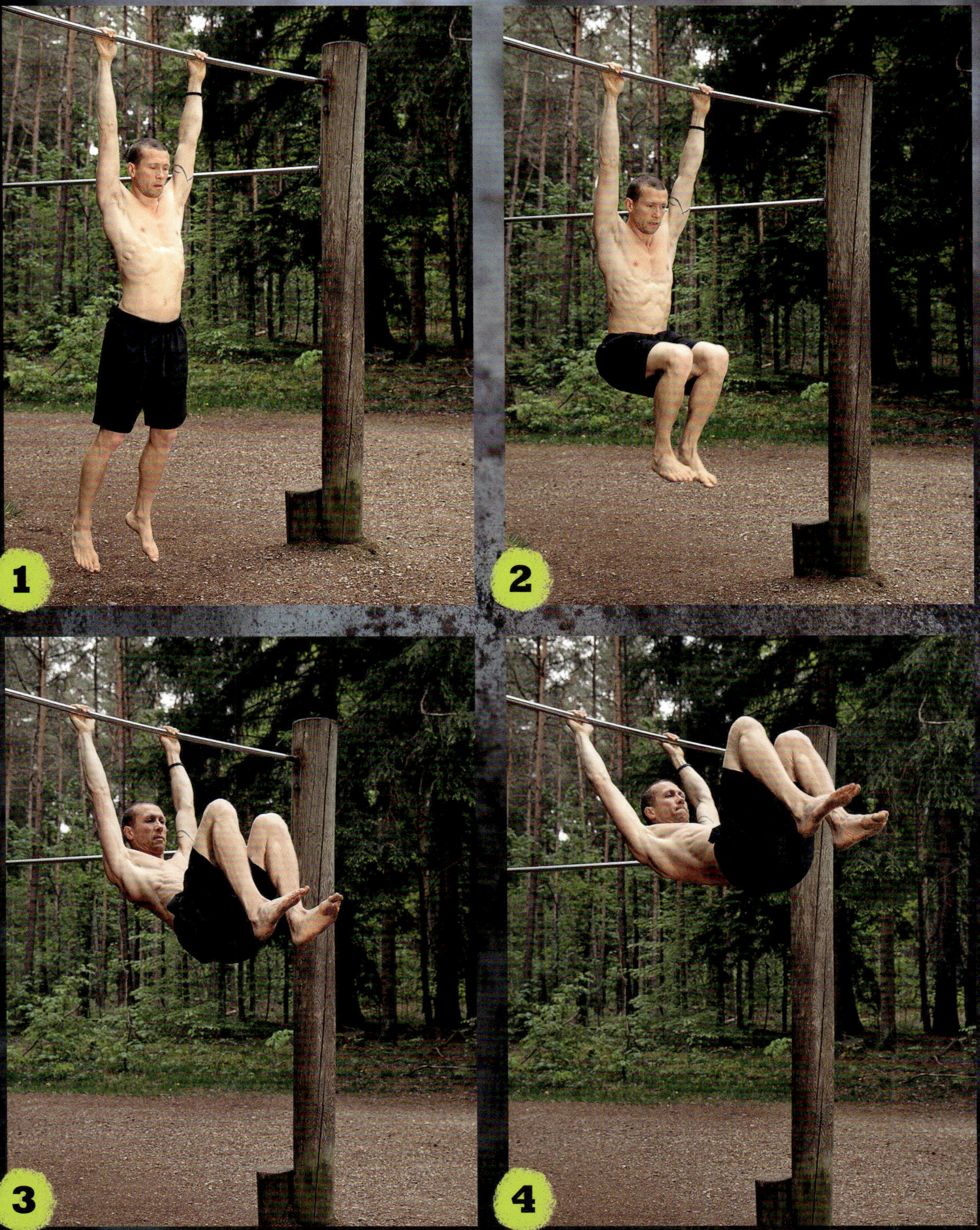

Tap Swing & Tuck Swing

Praktische Anwendung

Beide Schwungtechniken werden durch eine Pendelbewegung verursacht, die aus dem Freihang erfolgt. Diese Bewegung wird entweder vor einer Forward Swing Traverse (siehe Seite 104) oder vor einem Absprung nach vorne oder hinten ausgeführt. Unter Umständen, wie zum Beispiel dem Verlust der Griffkraft vor dem Absprung oder wenn das anvisierte Ziel außer Reichweite ist, wird die sogenannte Swing-Break-Technik (siehe unten) angewendet, um die Pendelbewegung so schnell wie möglich zu beenden.

Sequenz & Timing des Tap Swing

Aus dem Active Hang **1** beginnen Sie, die Hüften um 90 Grad zu beugen, sodass sich die Beine nach vorne-oben bewegen. Diese Aktion verursacht eine erste leichte Pendelbewegung **2**. Pendeln Sie locker zurück und bereiten Sie das nächste Schwungholen vor. Wenn Sie bei der Rückwärtsbewegung am höchsten Punkt angelangt sind, beugen Sie wieder die Hüften und heben die Beine, um die Pendelbewegung zu verstärken **3**. Dieses Schwungholen funktioniert wie beim Schaukeln durch das Zurücklehnen. Beim letzten Drittel der Vorwärtsbewegung wird nun noch eine maximale Hüftstreckung durchgeführt, die den gesamten Körper in eine Bogenform hoch nach oben beschleunigt **4**. Der Rückschwung sollte locker sein, erst bei der Beschleunigung nach vorne wird die beschriebene Sequenz wieder durchgeführt.

Sequenz & Timing des Tuck Swing

Aus dem Freihang im Obergriff **1** ziehen Sie beide Knie so hoch wie möglich, was bereits eine leichte Pendelbewegung initiiert **2**. Jedes Mal, wenn Sie wieder nach vorne schwingen, ziehen Sie die Knie wieder hoch **3**, damit Sie Stück für Stück höher kommen **4**. Es ist erlaubt, die Arme während des Anziehens zu beugen, sich also leicht nach oben zu ziehen, um zum einen in der Vorwärtsbewegung mehr Schwung zu erzeugen und zum anderen während der lockeren Rückwärtsbewegung durch Streckung der Arme und Beine einen langen Hebel zu generieren, der den Rückschwung verstärkt.

TIPP Die richtige Aktion zum richtigen Zeitpunkt ist hier sehr wichtig, da jede falsch getimte Bewegung die Pendelbewegung sofort spürbar stört. Nutzen Sie immer die Eigendynamik der Schwingung voll aus, das heißt, lassen Sie den Körper über den Umkehrpunkt ausschwingen. Das spart viel Energie und reduziert kontraproduktive Bewegungen.

Sequenz & Timing des Swing Break

Um einen Schwung aus vollem Tempo zu bremsen, werden eine Hebelverkürzung und eine Körperstreckung entgegen der Schwungrichtung vollzogen. Die erste Aktion, die Hebelverkürzung, erfolgt im ersten Drittel der Rückschwungbewegung, indem die Arme maximal gebeugt (Klimmzug) (**1** – **2**) und die Knie maximal nach oben gezogen **3** werden. Beim Vorwärtsschwung ziehen Sie sich so weit wie möglich nach oben **4**. Diese Hebelverkürzung reduziert das Drehmoment. Die Bewegung stellt den wesentlichen Teil der Schwungreduzierung dar, hierbei kann auch zwei- oder dreimal in dieser Position ausgeschwungen werden. Wird in der verkleinerten Schwungweite noch zum richtigen Zeitpunkt eine Ganzkörperstreckung durchgeführt **5**, dann kommt der Schwung zu einem vollständigen Stillstand.

Swing Break

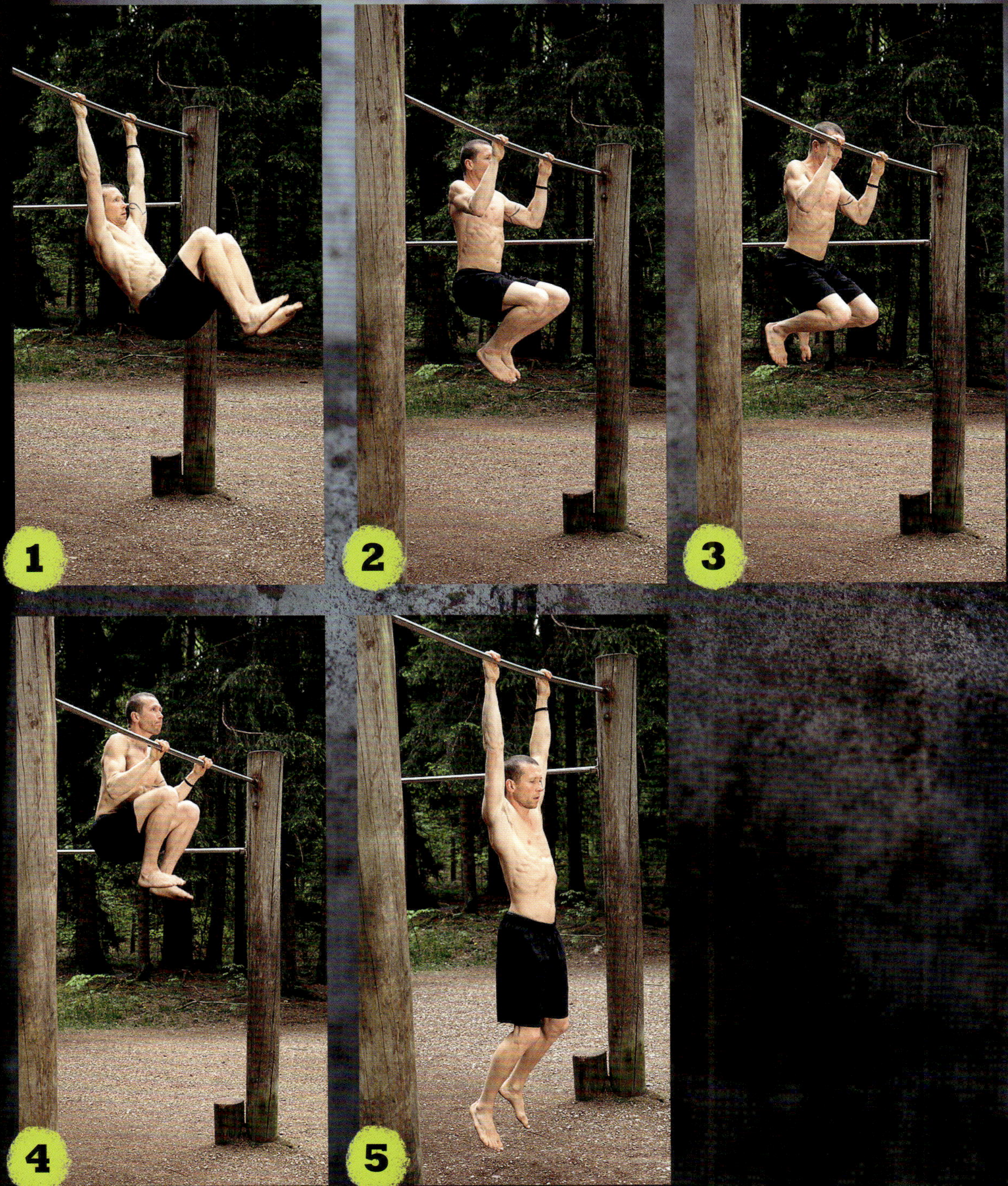

Swing Traverses

Praktische Anwendung

Diese Techniken werden verwendet, um eine Klettersituation zu meistern, bei der man sich unter einer horizontalen Oberfläche hindurchhangeln muss. Dabei hängt man ausschließlich an den Händen, und der Körper befindet sich senkrecht zur Oberfläche. Diese Technik nutzt das Pendelmoment durch die Gravitation maximal aus und kann dadurch den Energieverbrauch stark reduzieren.

Zeichen von Ineffizienz:

- Der Körper baut unnötig Spannungen im Ellenbogen- oder Hüftbereich auf (Arme beugen oder Knie anziehen).
- Es liegt keine aktive Spannung im Schultergürtel vor (Schulterblätter sind nicht aktiv).
- Das Timing beim Lösen des hinteren Griffs unterbricht den Bewegungsfluss, das heißt, der vordere Arm wird vor oder nach einer idealen Zugspannung belastet (längeres »Stoppen« vor einer erneuten Schwungphase).

Forward Swing Traverse

Sequenz & Timing

Starten Sie in einem versetzten Active Hang. Ein Arm hält dabei vorne und einer hinten einen Unterstützungspunkt **1**. Durch Initiierung einer Schwungbewegung durch den Tap Swing oder Tuck Swing (siehe Seite 102) wird eine Schwungamplitude verursacht. Im Moment der rückwärtsgerichteten Pendelbewegung, wenn Zug auf den vorderen Arm kommt, wird der hintere Arm vom Griff gelöst **2**. Durch die Wirkung der Schwerkraft auf den Körper schwingt dieser nun locker nach vorne **3** und ermöglicht es, dem hinteren Arm einen neuen Griff vor dem haltenden Arm aufzubauen **4**. Da durch diese Aktion bereits eine Schwungamplitude besteht, kann nach einem einmaligen Rückschwung das Lösen und erneute Greifen in rhythmischer Art und Weise fortgesetzt werden **5**.

Side Swing Traverse™

Sequenz & Timing

Diese Technik wird aus dem Freihang gestartet, der Griff ist dabei etwas mehr als schulterbreit ausgerichtet **1**. Begonnen wird wieder mit einer Pendelbewegung, die durch die seitliche Auslenkung der Hüfte erfolgt **2** + **3**. Der Körper sollte dabei nicht von dieser seitlichen Bewegungsrichtung abweichen. Wenn die Hüften die maximale Auslenkung erreichen, spürt man, dass sich die Hand auf der Seite, zu der die Hüfte schwingt, leicht vom Griff lösen lässt. Schwingt die Hüfte also in Richtung der hinteren Hand, im Verhältnis zur Bewegungsrichtung, wird diese gelöst **3** und neben die vordere Hand gesetzt **4**. Der Körper schwingt dann wieder nach vorne, entlastet die vordere Hand, die wiederum versetzt werden kann **5** und so weiter.

TIPP Halten Sie die Arme so locker wie möglich und produzieren Sie die Energie in erster Linie aus der Pendelbewegung.

Forward Swing Traverse

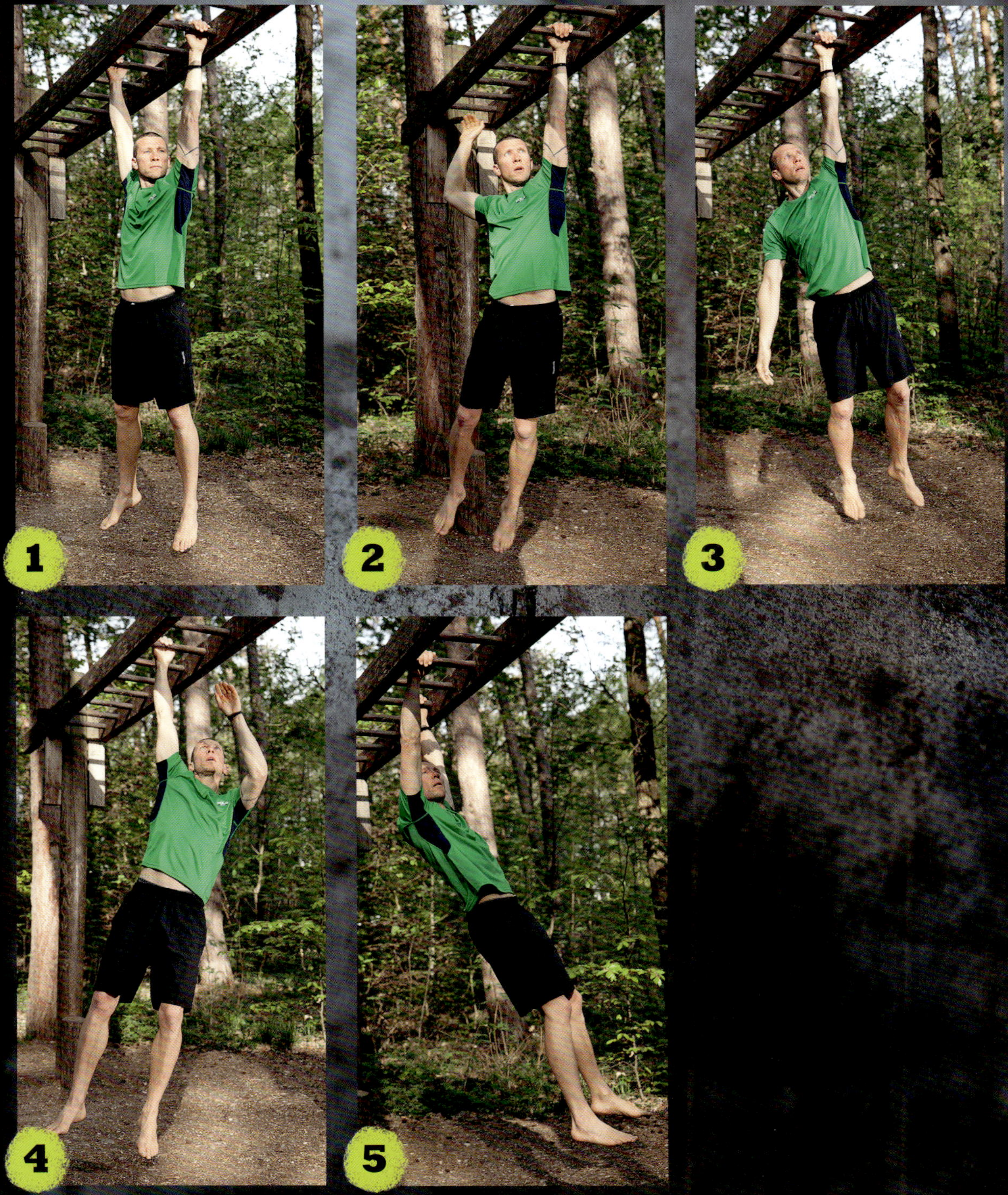

Side Swing Traverse™

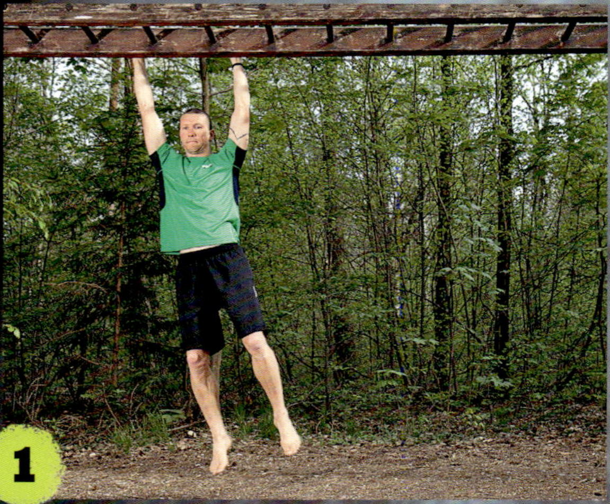

1

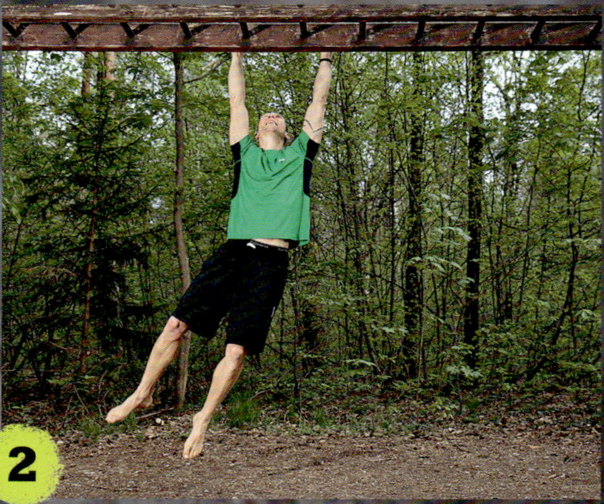

2

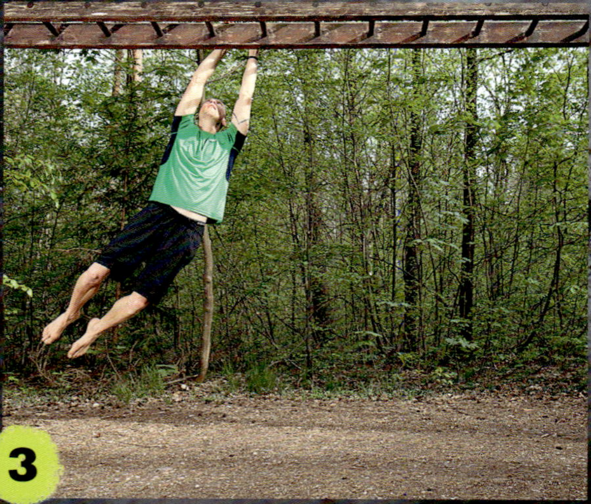

3

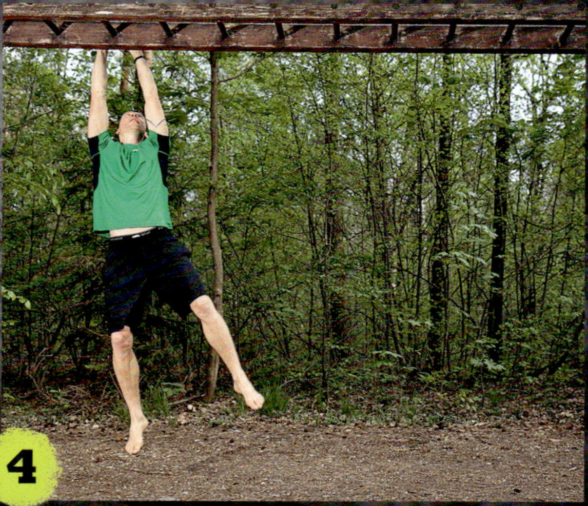

4

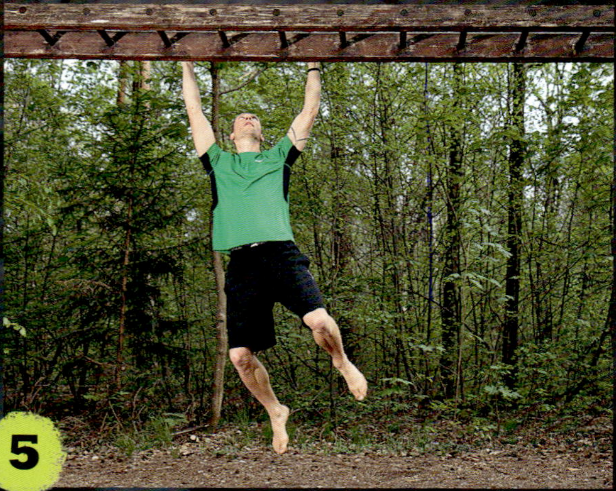

5

Climb Up

Praktischer Zusammenhang

Diese Technik wird angewendet, wenn man sich an einer senkrechten Wand befindet und auf deren Oberkante gelangen will. Für das Erklettern von freien Objekten wie einer Stange gibt es fortgeschrittene Techniken, die jedoch nicht in diesem Buch behandelt werden.

Allgemeine Technik

Beim Klettertraining an vertikalen Hindernissen ist zu beachten, dass die Füße den Großteil des Körpergewichts tragen oder bewegen müssen und die Arme so wenig wie möglich halten oder ziehen. Die Arme sollten wenn möglich gestreckt bleiben, da die Muskulatur sonst schnell ermüdet. Für einen optimalen Halt der Füße an der Oberfläche muss viel Reibung erzielt werden. Dafür muss aus der Beinkraft viel Druck auf die Oberfläche erzeugt werden und die Hüften müssen tief positioniert werden, damit dieser Druck so senkrecht zur Wand wie möglich angewendet werden kann. Um sich ausbalanciert an einer Wand halten oder sich fortbewegen zu können, reichen meist drei Unterstützungspunkte, bei manchen Übergängen, wie zum Beispiel dem horizontalen Bewegen entlang einer Mauer, sind auch nur zwei Unterstützungspunkte möglich, was jedoch mehr Kraft und Balance fordert.

Sequenz & Timing

Ausgangsposition 1

In einer hängenden Position lassen Sie die Arme gestreckt und positionieren die Fußballen auf Knie- oder Hüfthöhe. Je höher die Füße positioniert werden können, desto größer sind die Kräfte, die aus den Beinen wirken können. In Abhängigkeit von der Oberflächenbeschaffenheit und der Reibung der Füße an der Oberfläche können die Füße parallel, versetzt, gebeugt oder gestreckt sein.

Diagonalbewegung

Aus dieser Position heraus drücken Sie sich mit einer Knie- und Hüftstreckung nach hinten-oben und versuchen, die Stabilität der Ballen an der Wand wahrzunehmen 2. Sobald die Beine gestreckt sind, drücken Sie sich weiter aus den Fußgelenken nach oben, ziehen die Hüften aus der Armkraft und dem Abdruck der Füße von der Mauer direkt oder in einem leichten Bogen nach oben und vorne 3. So kommen Sie in die Position, in der der Oberkörper über die Mauer gelangt und Sie sich schließlich hauptsächlich mit den Armen nach oben stemmen können 4.

Zeichen von Ineffizienz:

- Frühzeitiges Ermüden der Griffkraft
- Überspannung in den Schultern/Armen
- Abrutschen der Füße

movnat **Tipp**

Griffmöglichkeiten für Einsteiger

Suchen Sie sich zu Beginn des Übens ein Hindernis, das schmal ist, damit Sie mit den Händen über die Kante greifen und sich auf diese Weise gut festhalten können. Wenn sich die Kraft in den Händen und Unterarmen verbessert hat, können Sie die Technik trainieren, indem Sie nur noch die Oberkante greifen.

Climb up

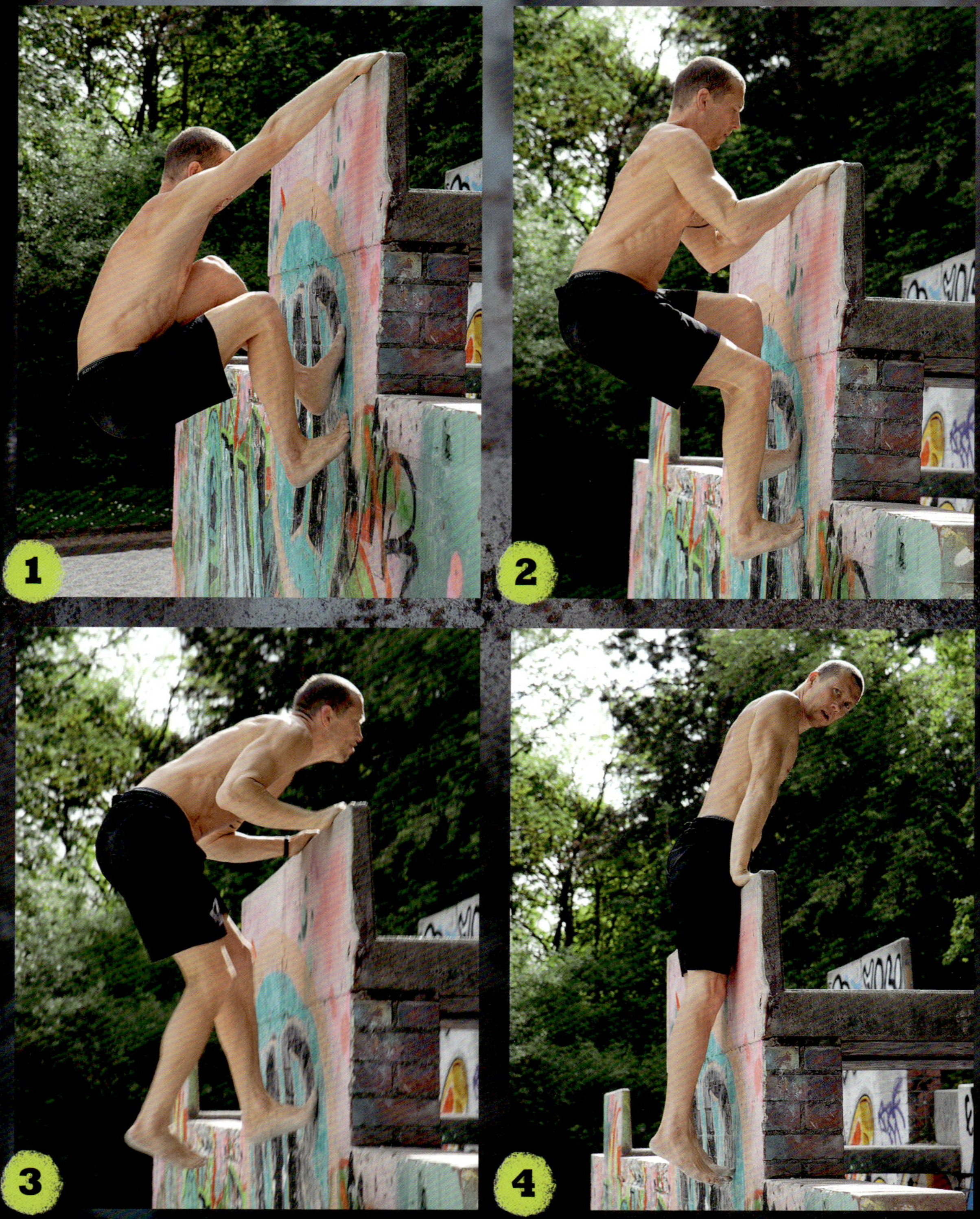

Springen

Praktischer Zusammenhang

Springen ist eine der interessantesten Fertigkeiten, die bei MovNat geübt werden, da vor allem die sichere Landung einen hohen Grad an Koordination und Genauigkeit erfordert. In den meisten Fällen ist das Springen ein Übergang von einer Technik zur nächsten, zum Beispiel ins Krabbeln, ins Balancieren oder ins Klettern. Springen stellt somit eine weitere praktische Fertigkeit dar, den Umgang mit schwierigen und komplexen Umweltbedingungen zu meistern. Das Praktizieren von Sprüngen ist auch für eine Vielzahl von Sportarten förderlich. So gibt es bei den meisten Mannschaftssportarten und auch in Einzeldisziplinen wie in der Leichtathletik viele Momente, in denen man Sprungbewegungen beherrschen muss. Dabei ist sowohl eine große Sprunghöhe als auch die präzise Landung erforderlich. Was auf den ersten Blick einfach wirkt, ist nicht zu unterschätzen. Bei MovNat üben Sie verschiedene Sprungtechniken, die Ihre Kraftentfaltung, Präzision, Geschmeidigkeit und Kondition verbessern.

MovNat **Tipp**

Wissenswertes zum Thema Springen

- Springen entwickelt vor allem die schnell zuckenden Muskelfasern. Diese sind besonders wichtig, wenn unser Bewegungsapparat etwas abbremsen muss (z. B. einen Sturz).
- Genau diese schnell zuckenden Muskelfasern machen den Großteil des Muskelquerschnitts aus, gleichzeitig verlieren sie im Laufe des Alterns am schnellsten an Gewebe (Atrophie).
- Die Speicherung von elastischer Energie im Körper (durch die Ausholbewegung) und deren Freisetzung (durch die Ganzkörperstreckung) bei einem Sprung wirkt sich positiv auf die Elastizität und Geschmeidigkeit unserer Faszien aus.
- Das kräftige Abdrücken aus den Beinen stärkt neben den Oberschenkeln vor allem die Gesäßmuskulatur, deren Funktionstüchtigkeit sich enorm auf die Rückengesundheit und Beinstabilität auswirkt.
- Das Überwinden von Hindernissen oder einer Distanz durch einen gekonnten Sprung kann viel Spaß machen! Lassen Sie nicht nur Ihre Kinder springen, machen Sie mit für ein dynamisches Leben und einen starken und geschickten Körper!

Allgemeine Sprungtechnik

Das Wichtigste beim Springen ist die Landung, weshalb Techniken und Prinzipien der Landung als Erstes besprochen werden. Gerade hier muss eine sehr sorgfältige Vorbereitung und Risikoeinschätzung vorgenommen werden, da der Bewegungsapparat starken Belastungen ausgesetzt ist. Dieser muss durch das Kompetenz-Kontinuum sorgfältig vorbereitet werden.

Haltung allgemein: Die Schwungphase vor dem Absprung wird immer aus der aufrechten Haltung heraus initiiert. Während der Sprungbewegung ist der Körper in einem dynamischen Wechselspiel, danach kehrt er wieder in die aufrechte Haltung zurück.

Spannung & Entspannung allgemein

Springen bietet einen interessanten Wechsel zwischen Anspannung und Entspannung. Das Ziel ist es, beim Absprung sowie bei der Landung vor allem die kraftübertragende Muskulatur (Hüft-, Knie- und Fußmuskulatur) in eine gewisse Vorspannung zu bringen, die sich dann entladen kann, während der Oberkörper mit dem Armschwung und der Stabilisierung durch den Torso an der Bewegung beteiligt ist. In der Flugphase ist der Körper eher entspannt und antizipiert die Landung.

General Landing

Sequenz & Timing

Ausgangsposition

Springen Sie aus der aufrechten Körperhaltung senkrecht nach oben (simulierter Sprung) und bereiten Sie das Landen vor **1**.

Landen

Das Landen sollte immer auf beiden Füßen erfolgen, wobei die Zehen und der Fußballen als Erstes aufsetzen **2**. Sehr wichtig ist das darauffolgende Aufsetzen der Fersen und das Nach-hinten-Schieben der Hüften, um die nachgebende Spannung in der Fuß-, Knie- und Hüftmuskulatur sowie der Faszien zu aktivieren und die Energie bei der Landung effizient zu absorbieren. So kann außerdem schnell eine stabile und feste Standfläche erreicht werden **3**. In der letzten Phase der Landung schwingen die Arme nach vorn, um als Gegenbalance das Nach-hinten-Verlagern des Körperschwerpunktes auszugleichen.

Stehen

Wenn die Landung kontrolliert erfolgt ist, kann in eine lockere aufrechte Haltung zurückgekehrt werden **4** + **5**.

General Landing

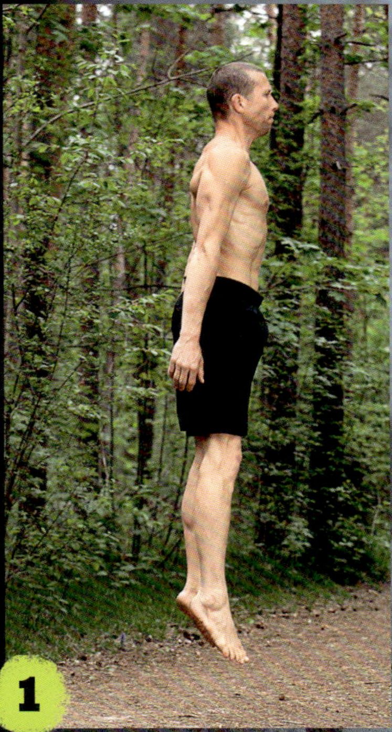

1

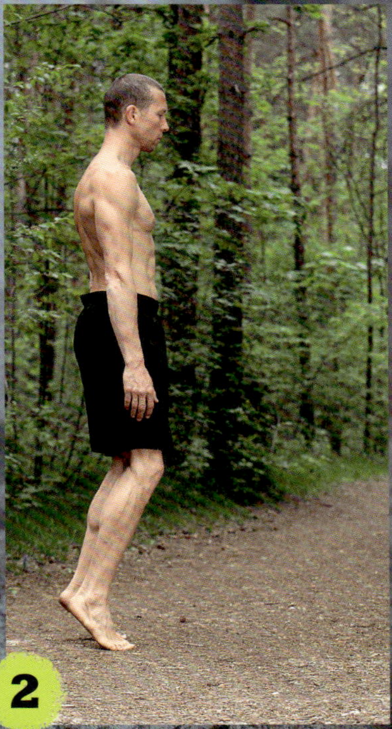

2

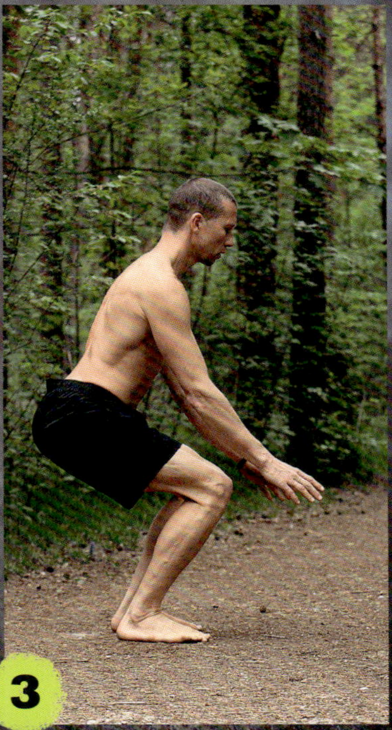

3

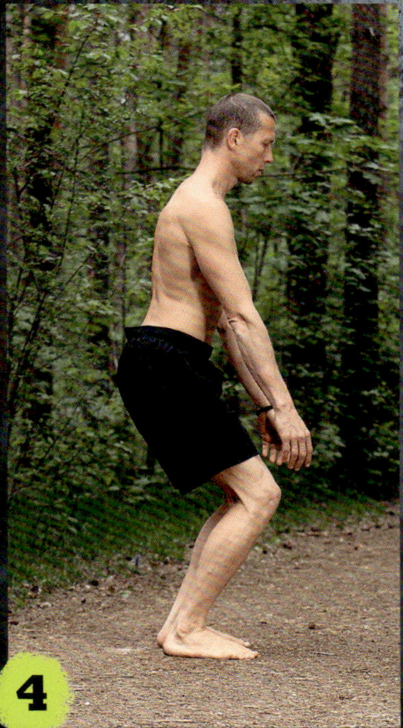

4

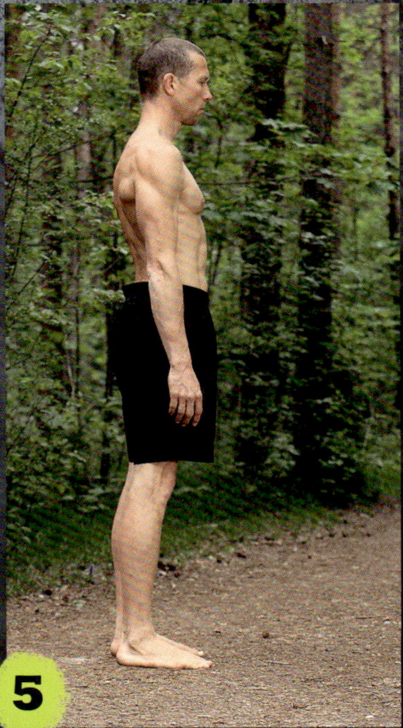

5

Depth Jump

Der Depth Jump ist die Umsetzung der Landetechnik (siehe oben) von einer Erhöhung. Sie wird vorranging dafür verwendet, um eine Oberfläche zu erreichen, die sich unterhalb der aktuellen Position befindet. Dieser Sprung ist leicht zu initiieren, da die Schwerkraft den Körper auf natürliche Weise zum gewünschten Ort zieht **1** + **2**. Die Landung ist dafür umso schwieriger, je größer der Höhenunterschied ist. Achten Sie beim Fallen auf eine zentrale Positionierung des Körperschwerpunktes und eine breite Fußstellung. So schaffen Sie eine gute Ausgangsposition zum Abfangen der Kräfte durch Knie und Hüften **3**. Schwingen Sie die Arme in dem Augenblick, wo die Fersen den Boden berühren, locker nach vorne, das Becken verlagert sich als Gegenpol nach hinten **4**.

movnat® **Tipp**

Kombinationsmöglichkeiten des Depth Jump

Nutzen Sie das Üben des Depth Jump zum Verfeinern der Technik, die Sie beim General Landing eingeübt haben. Nutzen Sie den Deep Knee Bend (Seite 65, Bild **2** als Startposition auf der Erhöhung und landen Sie in diese Technik. Dies trainiert die Kraft und Stabilität Ihrer Füße und bereitet Sie auf das Landen auf schmaleren oder komplexeren Untergründen vor.

Leg Swing™ Jump

Sequenz & Timing

Aufrechte Haltung und Ausholbewegung

Der Körper ist in einer aufrechten Position, die Füße sind hüftbreit und parallel zueinander aufgestellt, der Kopf kann eventuell leicht nach vorn geschoben werden (um einen Punkt zur Landung zu fixieren). Die Ausholbewegung erfolgt durch ein leichtes Beugen der Hüften, während ein Bein und beide Arme gestreckt nach hinten bewegt werden **1**.

Absprung

Das Kraftmoment, das die Beschleunigung des Körpers in horizontaler Richtung generiert, wird hauptsächlich durch die Verlagerung des Körpergewichts erreicht, nicht durch ein starkes Abdrücken durch den Fuß. Da mit dem Leg Swing™ Jump eher kurze Distanzen überwunden werden, können die Arme in der Flugphase sogar nach vorn gehalten werden **2**.

Landen

Das Landen sollte zuerst mit dem Standbein erfolgen, das Spielbein setzt nur wenige Sekundenbruchteile später nach. Dabei setzen die Zehen und der Fußballen als Erstes auf **3**. Sehr wichtig ist das darauffolgende Aufsetzen der Fersen und das Nach-hinten-Schieben der Hüften, um die nachgebende Spannung in der Fuß-, Knie- und Hüftmuskulatur sowie der Faszien zu aktivieren und die Energie bei der Landung effizient zu absorbieren. So kann außerdem schnell eine stabile und feste Standfläche erreicht werden **4**. In der letzten Phase der Landung schwingen die Arme nach vorn, um als Gegenbalance das Nach-hinten-Verlagern des Körperschwerpunktes auszugleichen. Danach kann die aufrechte Körperhaltung wieder eingenommen werden.

Depth Jump/Leg Swing™ Jump

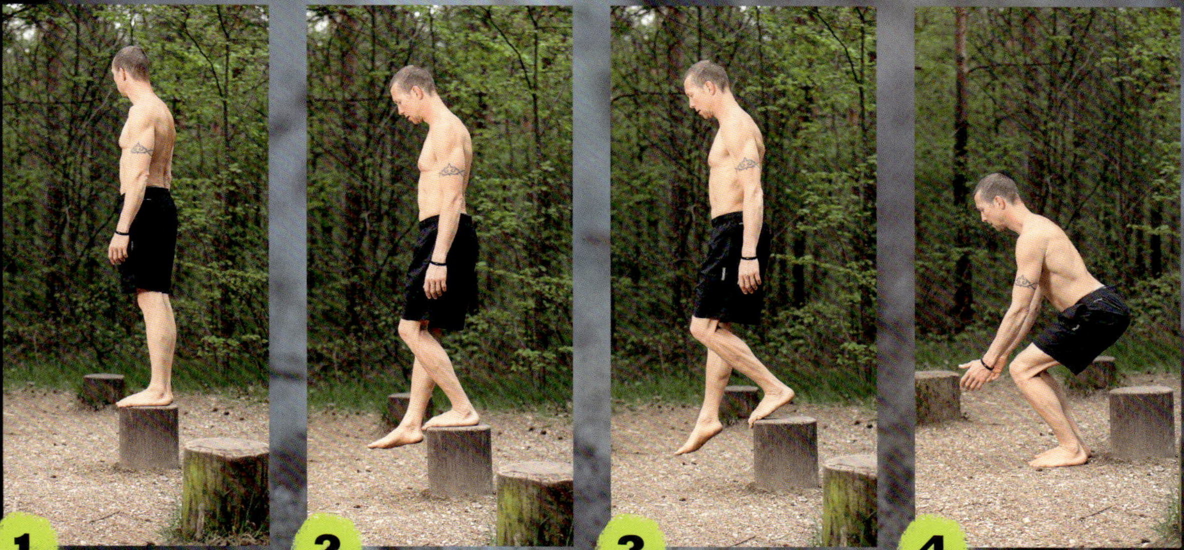

1 2 3 4

Depth Jump

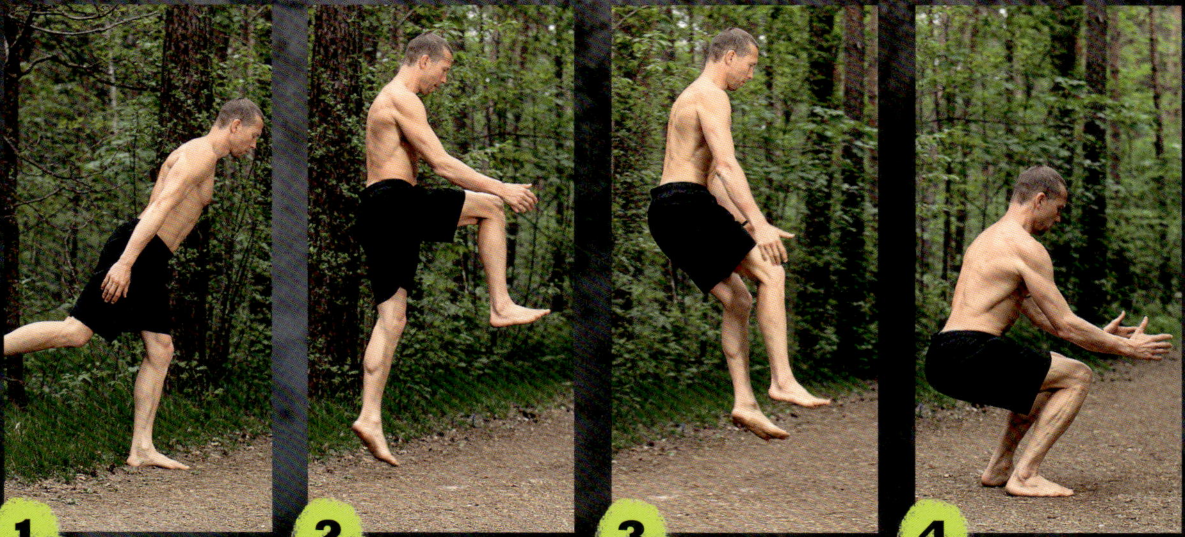

1 2 3 4

Broad Jump

Sequenz & Timing

Aufrechte Haltung und Ausholbewegung

Der Körper ist in einer aufrechten Position, die Füße sind hüftbreit und parallel zueinander aufgestellt, der Kopf kann eventuell leicht nach vorn geschoben werden (um einen Punkt zur Landung zu fixieren). Die Ausholbewegung startet mit der Beugung aus den Sprunggelenken, Hüften und Knien, die Arme werden gestreckt hinter den Körper geschwungen, um sie für die Verlagerung des Körperschwerpunktes zu nutzen **1**.

Absprung

Der Absprung beginnt mit dem lockeren, aber schnellen Nach-vorn-Schwingen der Arme und der kurz darauf einsetzenden, kraftvollen Streckung aus Fußgelenken, Knien und Hüften (Dreifachstreckung) **2**. In der Flugphase können die Beine dann wieder leicht angezogen werden, um den Körperschwerpunkt möglichst lange oben zu halten und den Beinschwung zu nutzen, um weit nach vorn zu springen **3**. Je weiter der Sprung werden soll, desto größer muss die Ausholbewegung und anschließende Streckbewegung sein.

Landen

Vor der Landung, während der letzten Flugphase, werden die Arme wieder hinter den Körper geführt, um eine möglichst gestreckte Körperposition im Moment des Aufsetzens zu gewährleisten und den Körperschwerpunkt nicht zu weit nach vorn zu verlagern **4**. Die Landung erfolgt mit dem Aufsetzen der Fußballen, dann der Fersen. Nach dem Aufsetzen müssen die Arme als Balancehilfe wieder nach vorn genommen werden **5**. Es folgt die aufrechte Körperhaltung.

Variationen:

Wenn Sie nach einigen Trainingseinheiten die Bewegung des Broad Jump verinnerlicht haben, können Sie sich neue Herausforderungen suchen. Eine mögliche Technikvariation ist der Broad Jump to Precision Landing, bei dem Sie auf einem schmalen Untergrund (wie z. B. einer Dachlatte, einem Baumstamm oder zwei Ziegelsteinen) landen müssen. Versuchen Sie, die Unterstützungsoberfläche gezielt mit den Fußballen zu treffen und das Körpergewicht aus der Beinmuskulatur abzufangen. Sie können als erstes Training auch eine kleine Fläche auf dem Boden markieren, die als Landezone dient. Sobald Sie sicher landen können, erhöhen Sie die Schwierigkeit, indem Sie den Sprung weiter, höher oder komplexer machen (z. B. durch einen weiteren Sprung ohne Pause dazwischen).

Broad Jump

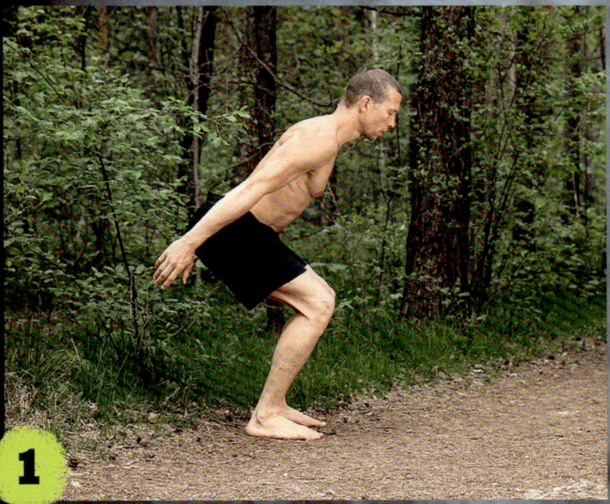
1

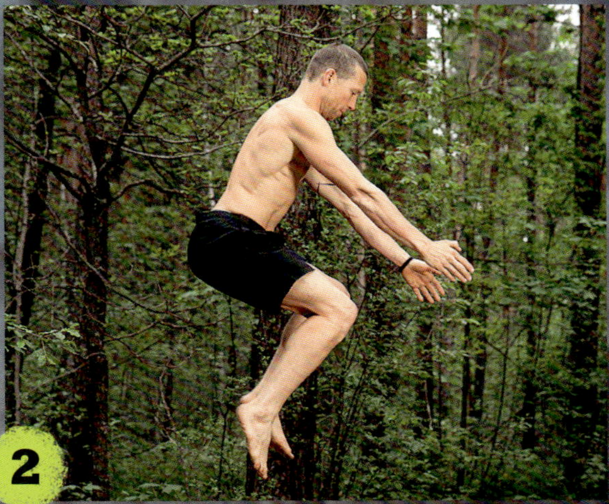
2

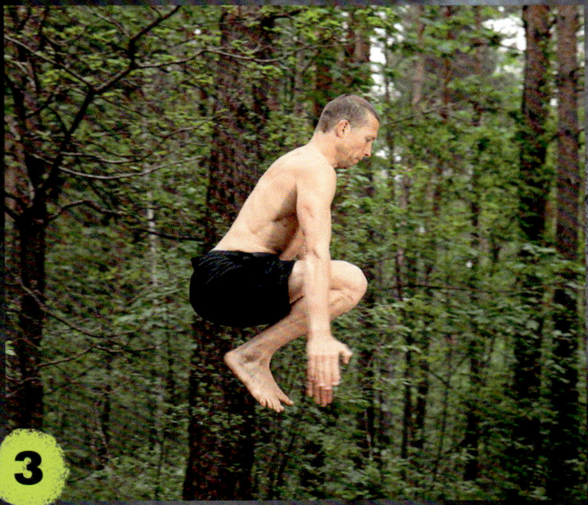
3

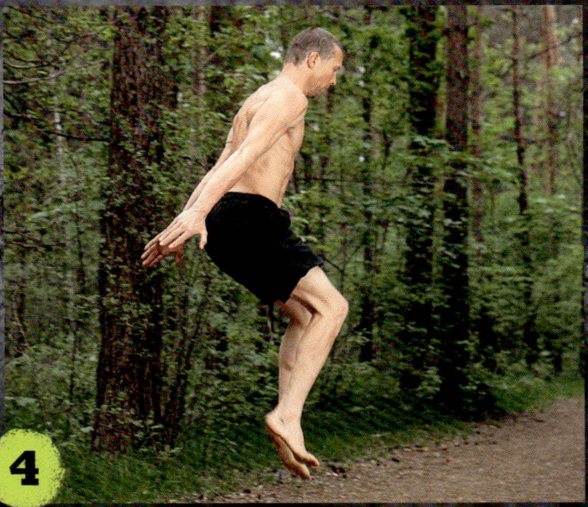
4

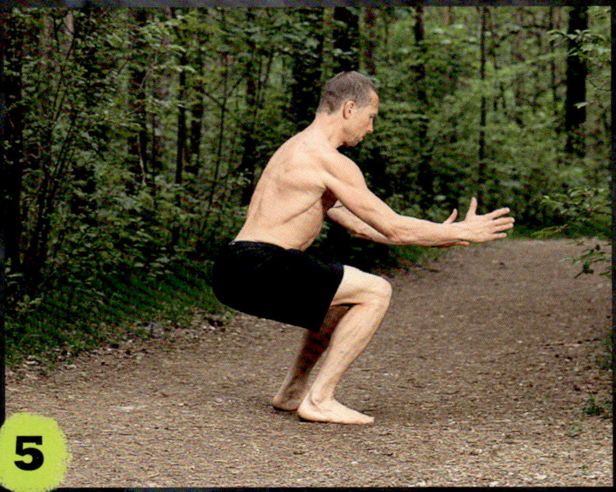
5

Vertical Jump

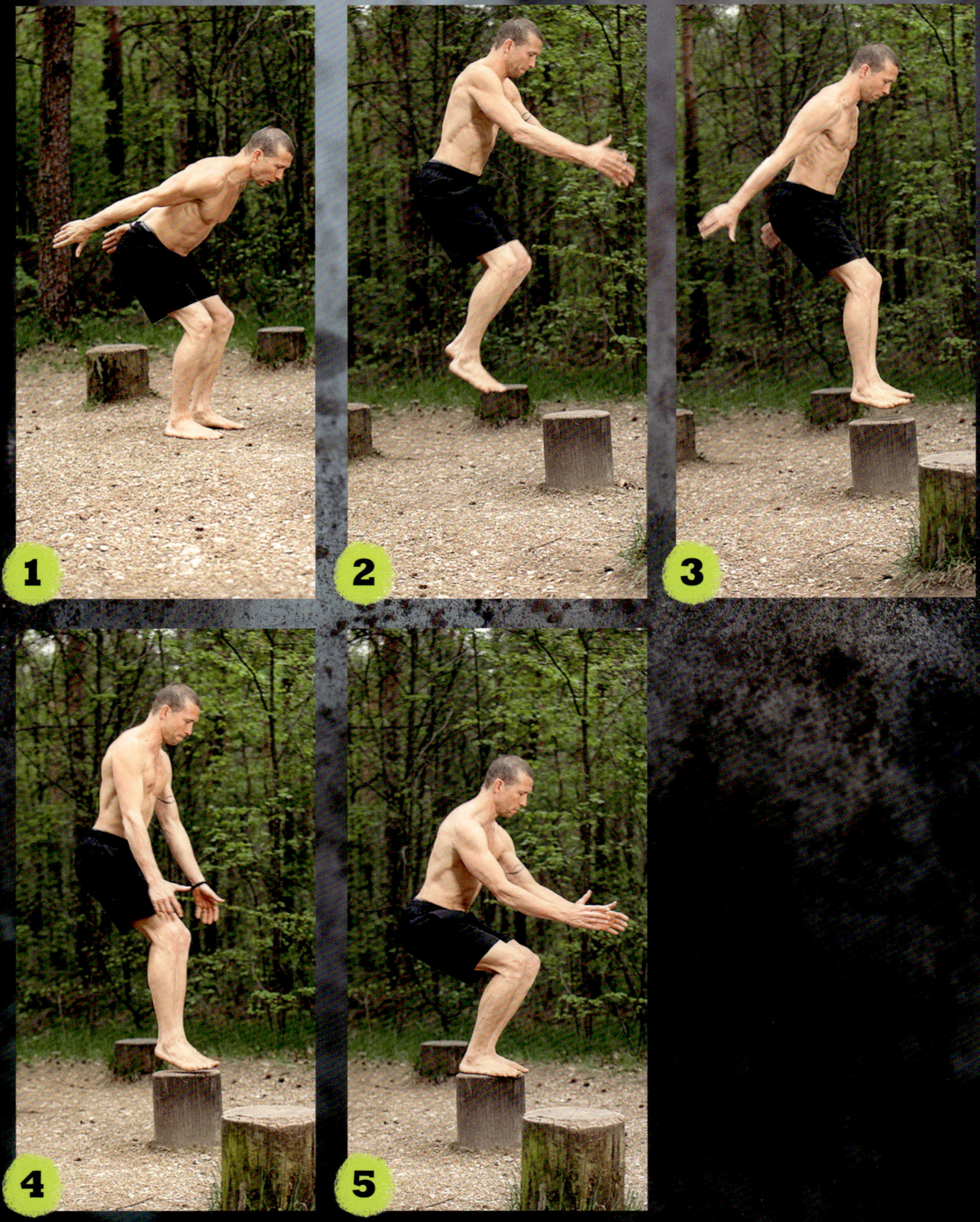

Vertical Jump

Sequenz & Timing

Aufrechte Haltung und Ausholbewegung

Der Körper ist in einer aufrechten Position, die Füße sind hüftbreit und parallel zueinander aufgestellt, der Kopf kann eventuell leicht nach vorn geschoben werden (um einen Punkt zur Landung zu fixieren). Die Ausholbewegung startet mit der Beugung aus den Sprunggelenken, Hüften und Knien **1**, die Arme werden gestreckt hinter den Körper geschwungen, um sie für die Verlagerung des Körperschwerpunktes zu nutzen.

Absprung

Während der Dreifachstreckung aus den Füßen, Knien und Hüften werden die Arme und der Oberkörper so weit wie möglich in die Luft gestreckt, um den Körperschwerpunkt nach oben zu verlagern **2** + **3**. Wenn der Bodenkontakt verloren geht, werden die Knie so weit wie möglich an die Brust gezogen, um die Füße für die bevorstehende Landung in Höhe der Landefläche zu positionieren. Falls das Ziel erreicht werden muss, die Hände so hoch wie möglich in die Luft zu bekommen, entfällt das Anziehen der Knie.

Landen

Die Landung erfolgt mit zuvor erwähnter Technik (siehe General Landing, Seite 110), möglichst präzise und weich auf der anvisierten Oberfläche **4** + **5**.

Zeichen von Ineffizienz:

- Zeitlich verzögertes Aufsetzen der beiden Füße
- Aufprall mit dem flachen Fuß anstatt mit dem Ballen zuerst
- Verkrampfung/Spannung im Schulter-Nacken-Bereich
- Absprung mit den Fußballen anstatt mit der gesamten Sohle

movnat **Tipp**

Optimale Absorption von Kräften

Das Absorbieren der Bodenreaktionskräfte erfordert die effiziente Nutzung der Elastizität in Muskeln und Faszien. Falls der Aufprall zu hart ist und der Körper die Energie nicht sauber zerstreut, ist dies oft auch durch ein lauteres Geräusch wahrzunehmen.
Je lauter der Sprung, desto ineffizienter die Bewegung!

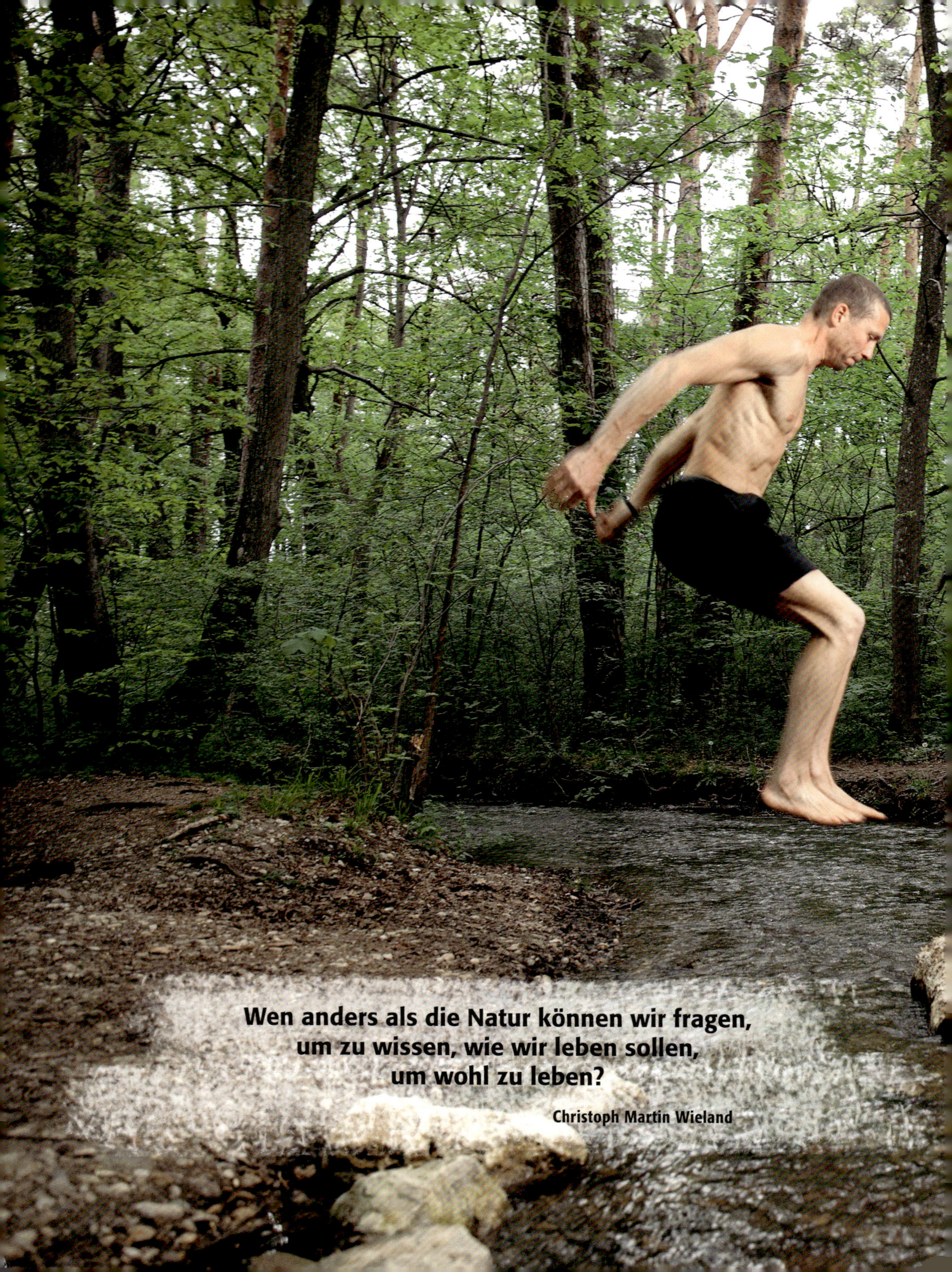

**Wen anders als die Natur können wir fragen,
um zu wissen, wie wir leben sollen,
um wohl zu leben?**

Christoph Martin Wieland

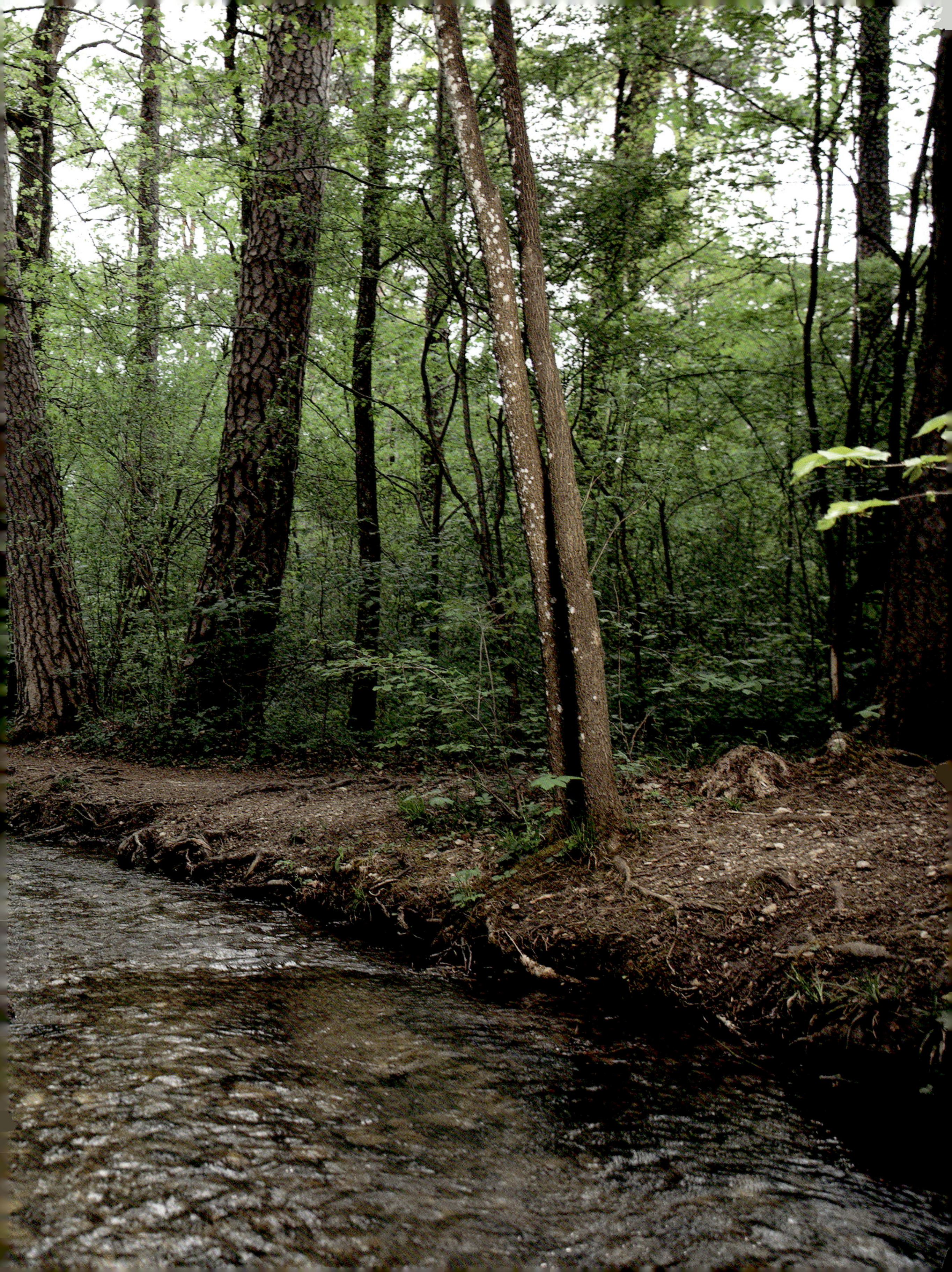

Werfen und Fangen

Allgemeines

Beim Werfen und Fangen handelt es sich um eine der dynamischsten und vielseitigsten Fähigkeiten innerhalb der manipulativen Techniken. Die Anforderungen umfassen einen besonderen Fokus, Wachsamkeit, Reaktion und Genauigkeit, da das Objekt nie dasselbe Verhalten zeigt, sei es als Übung mit einem Partner oder beim Üben mit dem Objekt allein. Werfen und Fangen lehren den Übenden, welch komplexe Prozesse zur Entstehung von effizienten Bewegungen im Körper erforderlich sind, dass Beine, Hüfte, Rumpf und Arme nötig sind, um eine starke Bewegung zu produzieren, eine Bewegungsrichtung zu verändern und Kräfte sanft zu absorbieren. Ein sehr schöner Aspekt des Werfens und Fangens ist der kooperative und spielerische Charakter.

Praktischer Zusammenhang

Auch wenn das Werfen heutzutage keine alltägliche praktische Bedeutung mehr hat, so ist es aber noch ein wichtiger Bestandteil der Belastungscharakteristiken einiger Berufsgruppen, wie zum Beispiel Feuerwehrmännern, Handwerkern oder dem Militär. Auch

MovNat Tipp

Werfen und Fangen – nicht nur aus praktischen Gründen

Das freie Manipulieren von Objekten in der Luft, wie es beim Werfen und Fangen praktiziert wird, schult das Zusammenspiel des Sehsystems mit dem Bewegungssystem besonders gut. Die präzise Koordination von Handbewegungen in Reaktion zu dem, was wir sehen und wie wir ein äußeres Objekt antizipieren, also dessen Bewegung abschätzen, spielt auch für die Informationsverarbeitung im Gehirn eine große Rolle. Außerdem kann man durch die elastischen, schwungvollen Bewegungen der Wurf- und Fangtechniken von einem Training des Fasziensystems profitieren. Die Ganzkörper-Rotationsbewegungen haben zudem sehr gute Transferwirkungen auf viele Aktivitäten, bei denen Rotationen eine große Rolle spielen, zum Beispiel auf Kampfsportarten, Tanzen, fast alle Spielsportarten, Kanurennsport usw. Selbst beim Laufen bezieht der Körper einen nicht geringen Teil der Effizienz aus Drehbewegungen innerhalb komplexer Muskelschlingen.

spielt es in Sportarten oder Freizeitbeschäftigungen eine große Rolle. Es heißt sogar, dass das effiziente Werfen von Speeren einen unserer stärksten Evolutionsschübe verursachte.

Die Wichtigkeit des Augenkontakts mit dem Partner und das periphere Sehen: Das Werfen von Objekten in Kooperation mit einem Partner kann auch gefährlich sein, wenn einer der Partner nicht vorsichtig genug ist und das Objekt wirft, während der andere abgelenkt ist. Vergewissern Sie sich also der Aufmerksamkeit Ihres Partners dadurch, dass Sie Augenkontakt herstellen und Einigkeit darüber besteht, wann geworfen wird. Nutzen Sie daher beim Werfen und Fangen immer die Gelegenheit, dass periphere Sehen zu trainieren. Richten Sie dazu den Blick so gut es geht auf Ihren Partner oder ein Ziel und versuchen Sie, das Objekt nicht direkt anzusehen.

Die Sicherheitsbewegung: Falls ein Objekt auf Sie zukommt und Sie nicht in der Lage sind, durch einen Schritt zur Seite auszuweichen, dann müssen Sie die Sicherheitsbewegung beherrschen. Lassen Sie das Objekt auf Ihre weichen Hände treffen und absorbieren Sie die Energie über die Ellenbogen und die Schultern und gleichzeitig drücken Sie sich vom Objekt so weit weg, dass es mit einer ausreichenden Ablenkung an Ihnen vorbeifliegt – am besten so schnell wie möglich zu Boden. Die Sicherheitsbewegung ähnelt dem Rotational Catch (siehe Seite 123), nur dass das Objekt abgeleitet und nicht gefangen wird.

Haltung allgemein:

Die Körperhaltung spielt beim Werfen und Fangen eine große Rolle, denn nur mit einem aufrechten Oberkörper und einer Verwringung der gesamten Körperachse kann man bei Rotationsbewegungen hohe Wurfgeschwindigkeiten produzieren. Beim frontalen Fangen, wie zum Beispiel beim Chest Catch, ist eine aufrechte Wirbelsäule wichtig, um die Kräfte des Aufpralls sauber abzuleiten.

Spannung & Entspannung allgemein

Wichtig ist sowohl zum Aufbringen der Wurfkraft als auch zum Abfangen von Kräften innerhalb einer Fangbewegung die entsprechende Spannung im Rumpf, vor allem in der Bauchmuskulatur. Üben Sie also, die Bewegungen aus dem Rumpf zu initiieren und eine gewisse dynamische Festigkeit zu bewahren.

Dowel Toss

Praktischer Zusammenhang

Diese Variante des spielerischen Werfens und Fangens ist ideal für Anfänger, um die allgemeinen Prinzipien Achtsamkeit, Wachsamkeit und Auge-Hand-Koordination zu üben.

Sequenz & Timing

Ausgangsposition 1

Stehen Sie einem Partner in einem Abstand von ca. 2 Metern gegenüber. Der Stock ist ca. 1 Meter lang, aus Holz oder Kunststoff und ca. 3 Zentimeter breit.

Wurfbewegung

Gehen Sie leicht in die Knie und werfen Sie den Stock ohne eine deutliche Körperbewegung entspannt zu Ihrem Partner 2. Achten Sie zunächst darauf, dass der Stock eine für den Partner berechenbare, leicht elliptische Flugbahn hat, sodass er leicht gefangen werden kann. Wenn der Stock sich in der Luft befindet, hebt der Partner bereits die Hand, um den Stock zu empfangen 3. Der Partner fängt den Stock genau in der Mitte, um ihn gleich darauf in

Dowel Toss

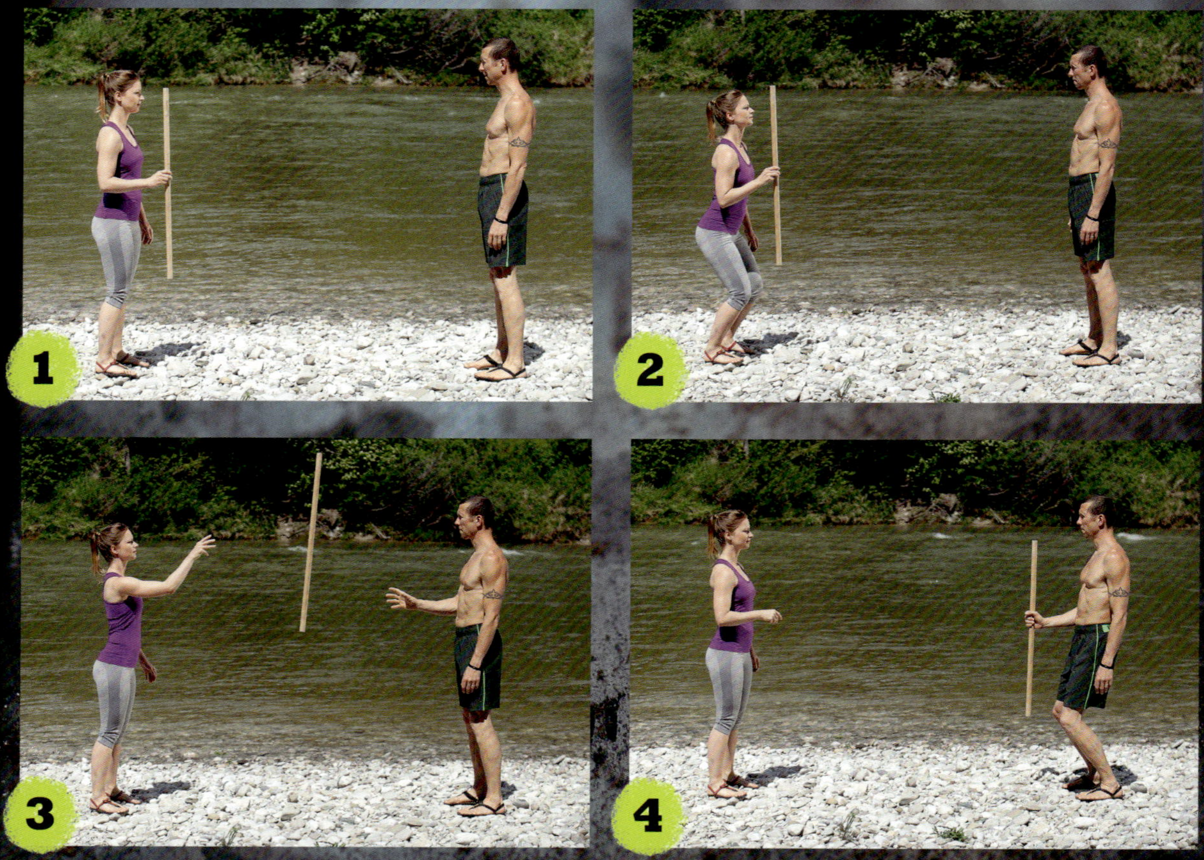

einer ausbalancierten Position zurückwerfen zu können 4. Bleiben Sie beim Fangen entspannt, um den Stock leicht federnd auf die gleiche Art und Weise wieder zurückwerfen zu können.

Variationen:

Intensität:

- Erhöhung der Distanz zum Partner
- Erhöhung des Gewichts

Komplexität:

- Abwechseln der fangenden oder werfenden Hand
- Veränderung der Position des Stocks im Flug: horizontal, instabil, …
- Training des peripheren Sehens durch Veränderung des Wurf- und Fangwinkels, wobei die Augen geradeaus gerichtet bleiben

Skill-Kombinationen:

- Balancierend Werfen und Fangen
- Laufen und Werfen und Fangen

Rotational Swing Throw and Catch

Praktischer Zusammenhang

Werfen: Diese Technik hat die praktische Relevanz, dass ein nicht zu schweres Objekt zum Beispiel über eine Reihe bzw. Kette von Menschen mithilfe dieser Technik weitergereicht oder geworfen werden kann, wie beim Aufstapeln eines Sandsackwalls. Ein Objekt kann auch schnell hochgehoben und zur Seite weggeworfen werden.

Fangen: Diese Technik eignet sich zum Fangen eines Objektes mit einer schnellen und niedrigen Flugbahn, weil die Fangbewegung horizontal ist und aufgrund der Bewegungsfreiheit auch schnell reagiert werden kann. Wegen des Abstandes und der seitlichen Positionierung von Objekt und Körper besteht eine geringe Gefahr, dass das Objekt den Körper trifft. Die Flugbahn des Objekts muss in diesem Fall mit den Händen seitlich abgelenkt werden.

Sequenz & Timing des Werfens

Diese Technik nutzt die Energie aus der Hüftrotation, um die nötige Kraft zum Werfen oder zum Fangen, also der Absorption von Energie, aufzubringen. Die Bewegung ist in beiden Weisen identisch.

TIPP Für Anfänger eignet sich ein Objekt, das nicht zu schwer ist und gut gegriffen werden kann.

Ausholbewegung

Aus einer aufrechten Haltung in einem Split Stance (siehe Deep Split Squat, Seite 58) in Hüftbreite und mit gestreckten Armen halten Sie das Objekt auf Hüfthöhe und orientieren Sie sich in die Wurfrichtung **1**. Stabilisieren Sie den Rumpf und nutzen Sie die Kraft der Körperrückseite, während Sie das Körpergewicht auf das hintere Bein verlagern **2**. Spüren Sie bereits jetzt das Pendelmoment des Objekts, wenn die Schultern und die Hüften in Richtung des hinteren Beines rotieren. Drehen Sie den vorderen Fuß auf dem Ballen, sodass die Hüften sich frei und locker bewegen können **3**.

Wurfbewegung

Die Wurfbewegung wird durch eine Streckbewegung des hinteren Beines initiiert. Das Bein wird über den Ballen abgedrückt. Der Ballen dreht sich mit und erlaubt nun den darüberliegenden Körperteilen, sich nach vorne zu orientieren **4**. Dabei wird das Körpergewicht auf das vordere Bein verlagert, dann folgen die Hüften, die Rotation des Rumpfes und schließlich die Schultern. Wenn die vollständig gestreckten Arme nach vorne schwingen und die richtige Bewegungsweite und Schwung aufweisen, kann das Objekt die Hände verlassen **5**.

Fangbewegung

Die Fangbewegung entspricht der Wurfbewegung in umgekehrter Reihenfolge (**5** – **3**), nur dass hier die Energie des Objektes absorbiert werden muss und durch die elastischen Eigenschaften des Bindegewebes wieder in die Wurfbewegung überführt werden kann.

TIPP Denken Sie immer daran, dass die Wurfkraft aus dem Körper kommt und die Wurfpräzision aus den Armen und Händen. Zielen Sie mit den Händen beim Abwurf auf das Ziel, so erreichen Sie eine höhere Präzision beim Treffen des gewünschten Ziels.

Rotational Swing Throw and Catch

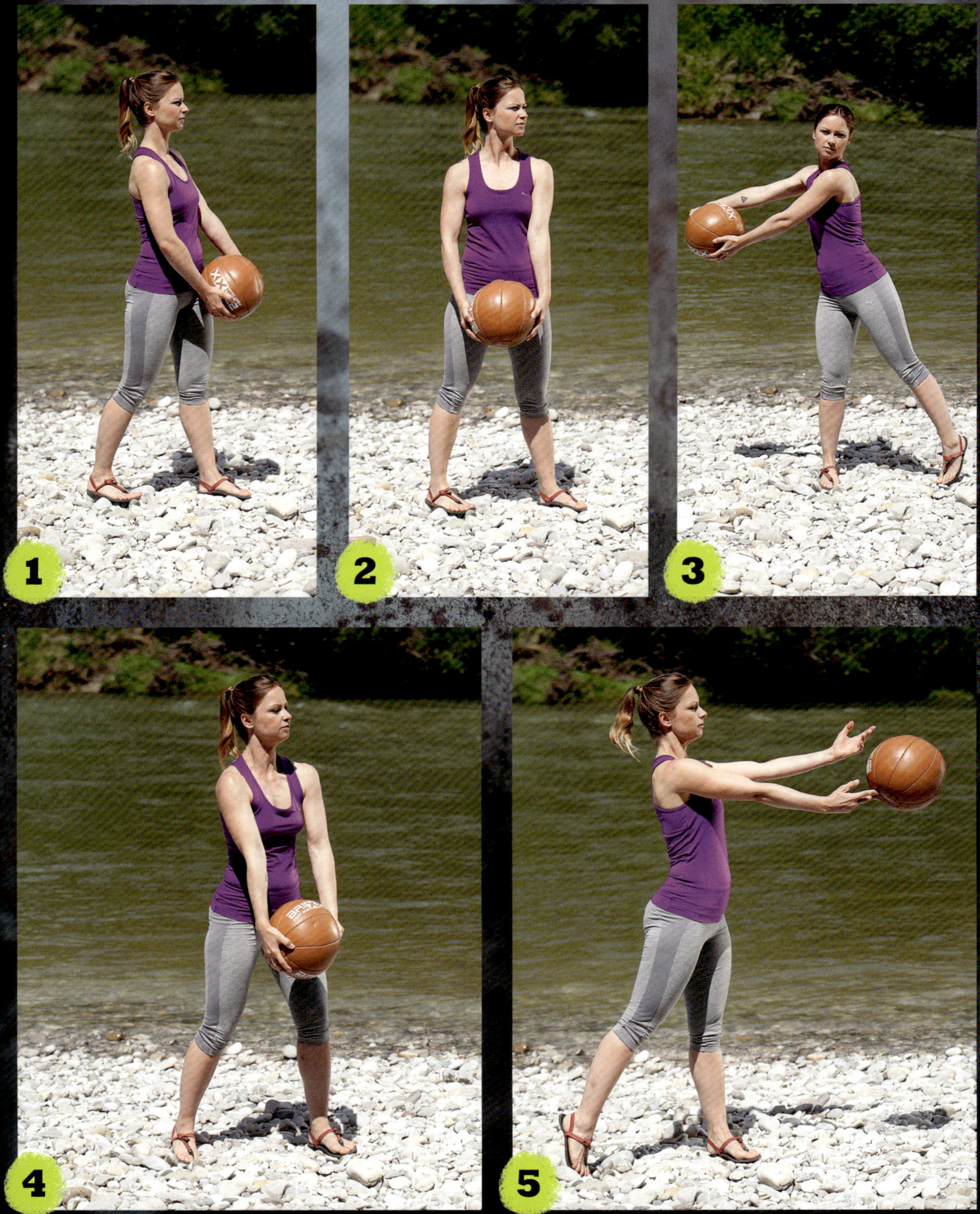

Chest Throw and Catch

Praktische Anwendung

Werfen: Diese Technik wird in erster Linie dazu verwendet, Objekte mit Genauigkeit auf eine höhere Ebene oder über etwas drüber zu werfen. Sie können durch die Veränderung der Beinstellung in einer Split-Stance-Position (siehe Deep Split Squat, Seite 58) auch das Werfen bzw. Fangen in einer Geh- oder Laufbewegung simulieren, bevor Sie es umsetzen.

Fangen: Diese Technik bietet sich an, wenn ein Objekt mit einer hohen, senkrechten Flugbahn oder direkt auf einen selbst zugeflogen kommt und es nicht mehr möglich ist, dem Objekt auszuweichen. Führen Sie in diesem Fall die Sicherheitsbewegung aus (siehe Seite 121).

Sequenz &Timing des Werfens

Ausgangsposition

Im hüftbreiten parallelen Stand oder im Ausfallschritt (Split Stance, siehe Deep Split Squat, Seite 58) greifen Sie das Objekt von beiden Seiten, halten es auf Brusthöhe, es kann dabei auch auf der Brust aufliegen. Die Handballen stützen das Objekt von unten, die Arme sind gebeugt und liegen seitlich am Rumpf an **1**.

Wurfbewegung

Beugen Sie nun die Knie und schieben die Hüften zurück, sodass der Körperschwerpunkt schnell abgesenkt wird. Diese negative (nach unten gerichtete) Beschleunigung nutzt wieder die elastischen Kräfte des Fasziensystems, um durch einen federnden Effekt die Explosivität in der positiven Bewegungsphase zu verstärken **2**.

TIPP Die Bewegungsrichtung des Beckens ist nach hinten-unten, schieben Sie also die Knie nicht nach vorne. Die Fersen müssen auf dem Boden bleiben. Strecken Sie nun die Füße, Knie und Hüften explosiv nacheinander **3** und übertragen Sie diese Energie über eine gespannte Rumpfmitte in eine kraftvolle Armstreckung **4**. Lehnen Sie sich dabei nach vorn und lassen Sie das Objekt dann aus den Händen gleiten, je nachdem in welcher Richtung sich das Ziel befindet. Diese Bewegung kennen Sie nun schon vom Hip Hinge (siehe Seite 77), also dem Kippen des Beckens, wobei die Wirbelsäule stabil bleibt, und von der Sprung- und Landebewegung des Broad Jump (siehe Seite 114).

TIPP Je nachdem wie weit das Objekt nach vorn geworfen werden muss, passen Sie die Körperneigung und Schulterposition an. Wenn Sie allein werfen, ist ein Abwurfwinkel von 60 Grad ein gutes Mittelmaß für eine ordentliche Weite.

Fangbewegung

Die Fangbewegung entspricht der Wurfbewegung in umgekehrter Reihenfolge (**4** – **2**), nur dass hier die Energie des Objektes absorbiert werden muss und durch die elastischen Eigenschaften des Bindegewebes wieder in die Wurfbewegung überführt werden kann.

Chest Throw and Catch

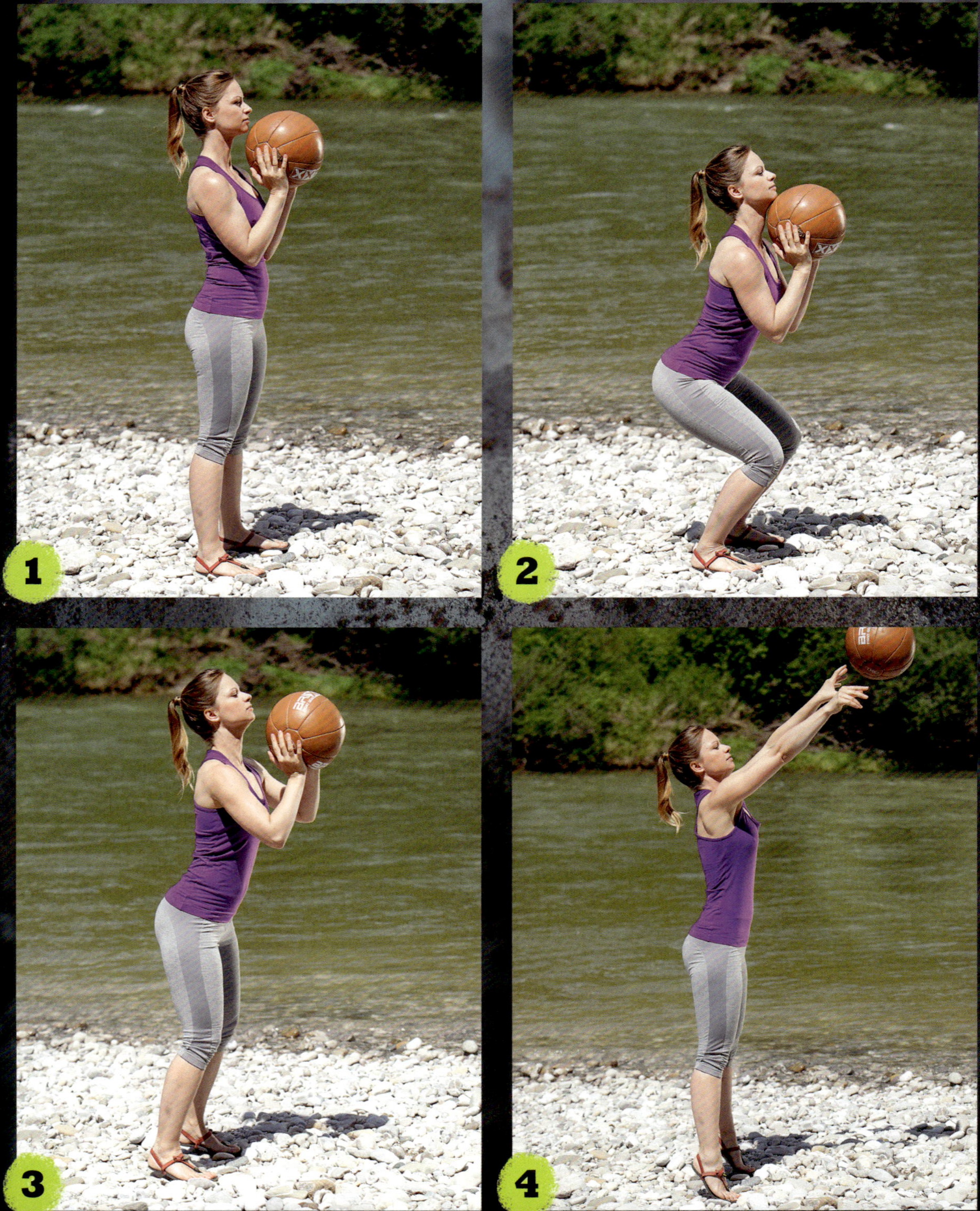

Frontal Swing Throw and Catch

Praktische Anwendung

Werfen: Diese Technik kann angewendet werden, wenn es sich um ein schweres Objekt handelt, das nur etwas vom Boden hochgehoben werden muss. Sehr praktisch ist diese Technik auch, wenn viele Objekte schnell hochgehoben und einfach nur von Ort und Stelle entfernt werden müssen, ungeachtet der Distanz.

Fangen: Wenn ein Objekt für einen Chest Catch zu weit weg oder zu schwer ist, dann fängt man es besser mit dem Frontal Swing Catch. Durch diese Art des Fangens kann die Geschwindigkeit des Objekts gut abgebremst werden, ohne dass der Fänger in die Gefahr kommt, sich dabei zu verletzen.

Sequenz & Timing des Werfens

Ausgangsposition

Stehen Sie aufrecht mit einem etwas weiteren Stand als schulterbreit **1**.

Wurfbewegung

Das Objekt befindet sich auf Hüfthöhe, dann führen Sie die Hip-Hinge-Technik (siehe Hip Hinge Walk, Seite 77) aus, wobei der Rücken gerade und lang gehalten wird. Die Arme bleiben dabei gestreckt **2**. Die Schwungbewegung beginnt, wenn Sie das Objekt unter die Hüften zurückführen und eine Vorwärtsbewegung durch die Hüftstreckung einleiten **3**. Die Arme übertragen dabei die Kraft aus einer explosiven Hüftstreckung **4**. Je nach Distanz zum Ziel lassen Sie das Objekt aus den Händen gleiten **5**.

TIPP Benutzen Sie die Hüften für die Kraft bzw. Weite des Wurfes und die Arme für die Kontrolle über die Richtung.

Fangbewegung

Die Fangbewegung entspricht der Wurfbewegung in umgekehrter Reihenfolge (**5** – **3**), nur dass hier die Energie des Objektes absorbiert werden muss und durch die elastischen Eigenschaften des Bindegewebes wieder in die Wurfbewegung überführt werden kann.

Progressionen:

Für Anfänger ist es einfacher, zunächst die Chest-Throw-and-Catch-Techniken zu üben, da diese weniger Koordination erfordern als die Rotationstechniken. Mit einer einfacheren Technik kann das Abfangen von Kräften durch eine stabile Körpermitte und die Beugung in den Hüften besser wahrgenommen und eingeübt werden. Auch kann hier das reflexive Schließen der Augen unter Kontrolle gebracht werden.

TIPP Üben Sie die Koordination der Beine im Chest Throw and Catch, bevor Sie sich an die Rotationstechniken wagen.

Frontal Swing Throw and Catch

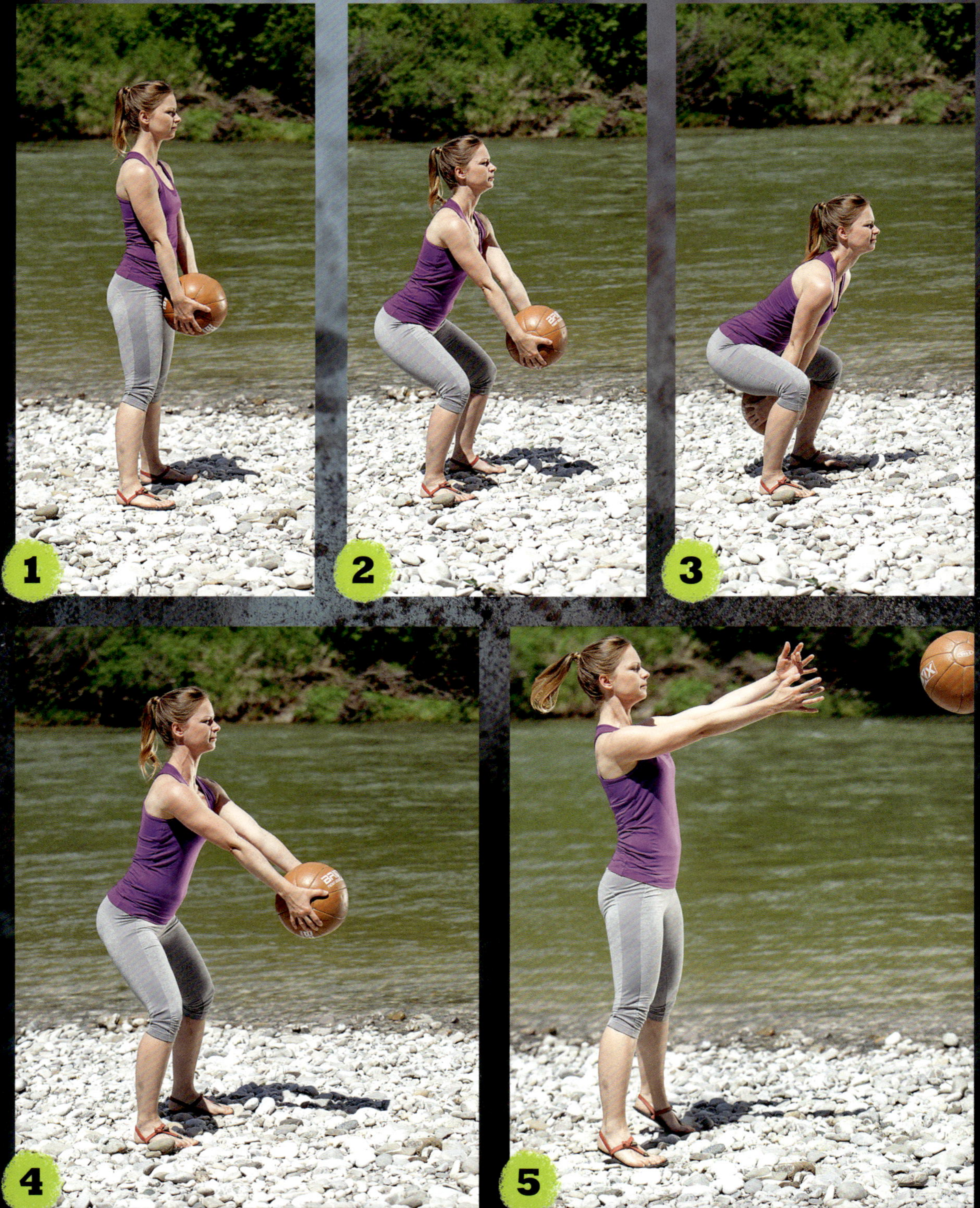

Variationen:

Intensität:

- Vergrößern Sie den Abstand zu Ihrem Wurfpartner oder den Abstand zu einem selbst gewählten Ziel.
- Verwenden Sie ein größeres Gewicht.

Komplexität:

- Seitlich, vorwärts und rückwärts Gehen/Laufen und dann Werfen/Fangen
- Veränderung des Objekts, zum Beispiel ein kantiger Stein oder ein quaderförmiges Teil wie ein Ziegelstein, um die Flugeigenschaften des Objekts genauer kontrollieren zu müssen oder die Handpositionierung zu erschweren
- Verändern Sie die Wurftechnik bei jedem Wurf, wenn Sie mit einem Partner üben.
- Verändern Sie die Oberfläche, auf der Sie stehen: Instabilität, Neigung.

Anwendung für Einzelne und Gruppen

Einzelne:

- Sie können beim Chest Throw and Catch das Objekt nach oben werfen und auch wieder fangen.
- Sie können das Objekt gegen eine Wand werfen und selbst wieder fangen.
- Sie können das Objekt nach vorne werfen, hinterherlaufen, aufheben und wieder werfen.
- Sie können versuchen, ein bestimmtes Ziel zu treffen.

Gruppen:

- Sie können alle Techniken mit einem Partner oder mehreren Personen üben. Dabei müssen Sie die Wurfrichtung ändern, indem Sie die Fußstellung im Moment des Fangens dem Wurfziel entsprechend anpassen.

movnat **Tipp**

Der Kettlebell Swing als Basis des Frontal Swing Throw

Der Kettlebell Swing ist eine sehr bekannte Fitnessübung, bei der eine Kettlebell (Kugelhantel) aus der Hüfte heraus mit gestreckten Armen nach oben geschwungen wird. Oftmals wird diese Übung mit hoher Wiederholungszahl ausgeführt, da diese Ganzkörperbewegung eine hohe metabolische Anpassungsreaktion (hohe Stoffwechselrate nach dem Training) auslöst und deshalb ein sehr effektives Instrument zur allgemeinen Konditionierung darstellt. Des Weiteren handelt es sich bei dieser Bewegung um das fundamentale Hip-Hinge-Bewegungsmuster (siehe Hip Hinge Walk, Seite 77), das somit eingeschliffen wird. Beim Frontal Swing Throw and Catch wird diese Hüftstreckung zur Kraftentwicklung und absorption verwendet. Wichtig ist, dass diese Bewegung sauber und effizient ausgeführt wird (siehe Hip Hinge Walk und Deadlift, Seite 131), bevor mit hohen Kräften oder hoher Wiederholungszahl gearbeitet werden kann.

Heben und Tragen

Allgemein

Die körperliche Fähigkeit, Kraft aufzubringen, wirkt sich positiv auf eine Vielzahl anderer Bewegungsqualitäten aus. Die manipulativen Fähigkeiten Heben und Tragen haben erhöhte Anforderungen an die Körperkraft und Stabilität und sind daher ein sehr effektives Trainingstool.

MovNat Tipp

Schweres Heben schadet dem Rücken?

Die noch weitverbreitete Meinung, schweres Gewichtheben sei schädlich für den Rücken, ist eine zu pauschale und daher falsche Aussage.
Ob eine Bewegung dem Körper schadet, hängt davon ab, wie viel Belastung dem Körper im Verhältnis zu seinem Trainingsstand zugefügt wird. Oft sind eine schlechte Hebetechnik, mangelnde Stabilisierungsfähigkeit des Rumpfes oder eine zu hohe Last der Grund dafür, dass das Heben zum Problem wird. Jedoch bringt diese Fertigkeit bei korrekter Technik und Berücksichtigung der individuellen körperlichen Verfassung enorme Effekte in Bezug auf die Rückengesundheit und Leistungsfähigkeit. Die perfekte Ausführung des Hebens machen uns unsere Kinder und professionelle Gewichtheber vor.

Unser Körper hat besonders für sehr schweres Heben diverse Strategien, um mehr Stabilität zu schaffen und sich somit selbst vor einer Verletzung zu schützen. Zwei davon sind:

- Aussteifen des Bauchraums: Vor dem Anheben der Last dient ein kurzes, aber tiefes Luftholen durch die Nase dazu, den Bauchraum aufzublähen und unter Spannung zu bringen. Zusammen mit einem Anspannen der Bauchmuskulatur wird die Lendenwirbelkette aufgerichtet und durch das umgebende Muskelkorsett geschützt.
- Zehen einrollen/Faust ballen: Diese beiden Techniken erhöhen das Kraftpotenzial beim Heben und Tragen. Die Zehen können eingerollt oder in den Boden gepresst werden, während das Gewicht nach oben bewegt wird. Die Fäuste können während des Tragens geballt werden.

Die verschiedenen Techniken des Hebens und Tragens sind nicht nur von der Kraft abhängig, sondern wie alle anderen Fertigkeiten auch sehr von den Bestandteilen der Technikbildung, wie Haltung, Sequenz, Timing und selektive Spannung.

Haltung allgemein: Eine aufrechte Haltung mit Spannung im gesamten Rumpf ist essentiell für effizientes und sicheres Heben, egal welche Technik Sie anwenden. Lassen Sie Ihren Körper beim Heben oder Tragen niemals schlaff werden.

Spannung & Entspannung allgemein

Bei den meisten Techniken des Hebens und Tragens kommt es besonders auf die selektive Spannung in der Körpermitte an. Sie sollten durch ein Anspannen der Bauch- und Gesäßmuskulatur und durch das Anziehen der Arme an den Torso ein stabiles Becken und eine feste Wirbelsäule erreichen. Auch wenn Gegenstände transportiert werden, sollte der Rumpf fest und stabil sein.

Deadlift

Praktischer Zusammenhang

Der Deadlift ist die wichtigste und grundlegende Hebetechnik. Ist beispielsweise etwas unter einem schweren Gegenstand begraben, dann nutzt man den Deadlift, um den Gegenstand hochzuheben und das Begrabene zu befreien. Der Deadlift ist auch die Basis für weitere Techniken, wie den Clean (siehe Seite 133) oder den Snatch, um einen schweren Gegenstand weiter nach oben zu heben und ihn dann tragen oder werfen zu können.

Sequenz & Timing

Ausgangsposition

Beginnen Sie mit einem stabilen Stand. Die Füße befinden sich neben oder leicht hinter dem Objekt, abhängig von seiner Größe und Form **1**. Positionieren Sie sich nun so zum Objekt, dass sich Ihr Schwerpunkt so nah wie möglich am Schwerpunkt des Objektes befindet und strecken Sie Ihre Arme vollständig aus. Beugen Sie die Knie leicht und schieben Sie das Becken nach hinten (Hip Hinge, siehe Hip Hinge Walk, Seite 77), halten Sie dabei die Wirbelsäule vom Steißbein bis zum Kopf gerade und gestreckt **2**.

TIPP Diese Technik wird in der Regel besser erlernt, wenn man erst einmal mit einem kleinen Gewicht arbeitet. Eine kleine Kettlebell ist ideal, weil der Griff am Anfang noch eine Sicherheit darstellt und man nicht so tief gehen muss, falls die Beweglichkeit noch nicht ausreicht.

Durch das Pressen der Hände gegen das Objekt (Ellenbogen zeigen nach hinten) und durch einen festen Griff erfolgt eine Aktivierung der Rückenmuskulatur, die wiederum für feste Schultern und eine Stabilisierung des Rumpfes sorgt. Bevor Sie nun mit der Hebetechnik beginnen, atmen Sie kurz und tief in den Bauch ein (Aussteifen des Bauchraums). Halten Sie die Luft an und heben Sie leicht das Becken an. Dadurch wird der Körper auf Vorspannung gebracht.

Hebevorgang

Der Hebevorgang besteht aus zwei Phasen. Die erste Phase beginnt mit dem Anheben des Objekts bis zur Knielinie (**2** – **3**), indem die Beine gestreckt werden. Lassen Sie die Arme unbedingt gestreckt und das Gewicht bewegt sich auf einer geraden Linie nach oben. Die zweite Phase (**3** – **4**) beginnt, sobald das Objekt die Knielinie passiert. Hier werden die Hüften explosiv gestreckt (wichtigster Teil der Hebebewegung) und bewegen sich dadurch nach vorne. Atmen Sie langsam über die gesamte Bewegung aus. Das Becken und das Objekt werden somit zusammengebracht (**4** – **5**). Hüften und Brustkorb bewegen sich mit der gleichen Geschwindigkeit nach oben. So ist sichergestellt, dass kein zu großer Stress auf den unteren Rücken wirkt. In der Endposition **5**, lassen Sie die Schultern locker und pressen Sie das Gesäß zusammen, sodass eine stabile und aufrechte Haltung hergestellt wird. Dann bringen Sie das Objekt in umgekehrter Reihenfolge wieder nach unten.

Sie können die Hüftstreckbewegung aber auch dynamischer machen und mit einer Beugung der Arme

Deadlift

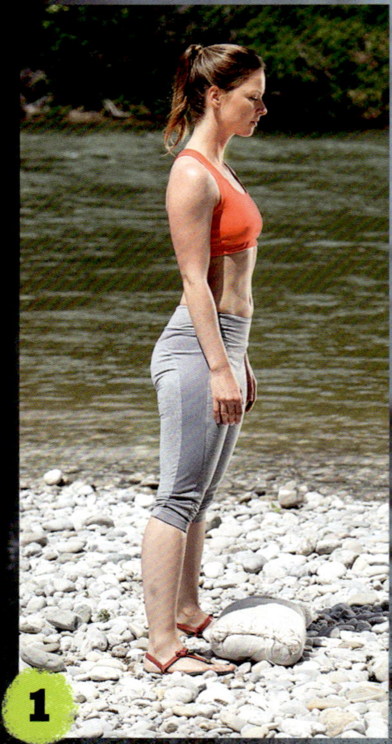

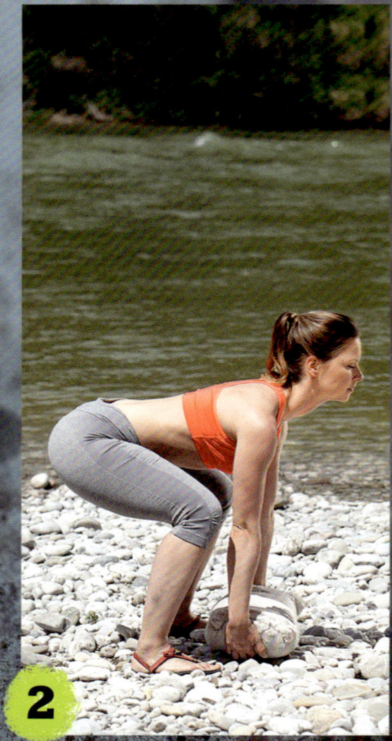

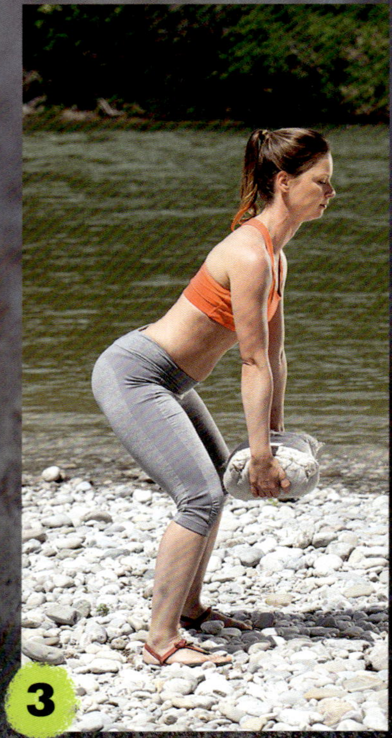

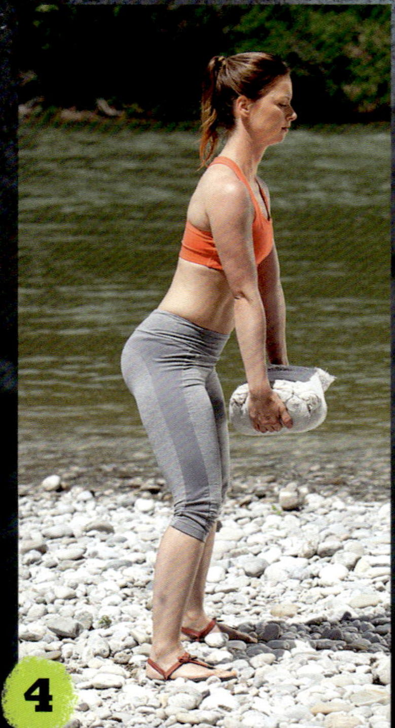

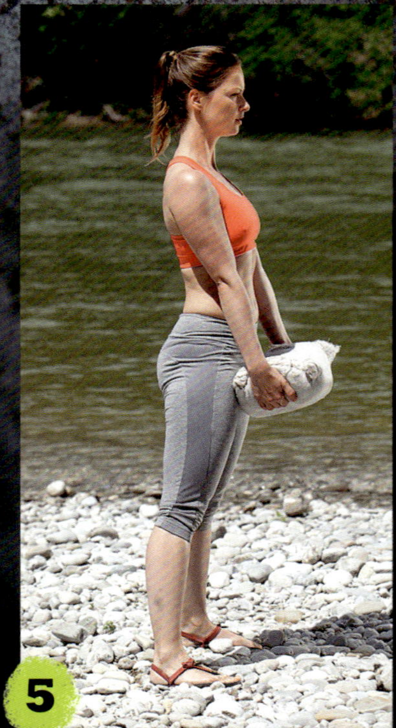

das Objekt über die Hüften ziehen, durch Anspannen der Gesäßmuskulatur die Hüften nach vorne schieben, um dadurch eine schräge Auflagefläche für das Objekt ungefähr in Höhe des Bauchnabels zu schaffen. Sobald das Objekt dort einen leichten Halt findet, wechseln Sie die Hände nacheinander von dem seitlichen Griff vor das Objekt. Die optimale Position liegt vor, wenn die Hände über dem Objekt einen guten Griff finden, die Arme gestreckt und parallel sind und das Objekt durch den Zug der Schulterblätter nach hinten-unten auf den Bauch gepresst wird. Die Beine sollten so frei beweglich sein, dass ein Gehen möglich ist.

Clean

Praktischer Zusammenhang

Wenn der Deadlift optimiert ist, dann besticht der Clean durch die Möglichkeit, größere Gewichte direkt auf Schulterhöhe zu bekommen. Der Clean verbessert die Explosivität des Bewegungsapparates und ist ein hervorragendes Mittel zum Aufbau von Körperkraft und Muskulatur.

Sequenz & Timing

Als Objekt dient beispielsweise ein Sandsack. Die Bewegung ist ähnlich wie beim Deadlift, das Objekt wird jedoch in einer schnellen Ganzkörperstreckung bis auf Brusthöhe gebracht, wobei die Hände das Objekt von unten stützen.
Führen Sie die gleiche Bewegung durch wie beim Deadlift. Die eigentliche Clean-Bewegung beginnt ab der zweiten Phase (Bild 3 und 4), wo das Objekt die Knielinie passiert.

TIPP Überlegen Sie jetzt schon, welche Position die Hände einnehmen könnten, wenn das Objekt in die Clean-Position kommt.

Hebephase

Wie beim Deadlift schieben Sie die Hüften nach hinten und oben und schaffen dadurch eine Vorspannung der Körperrückseite. Heben Sie das Objekt langsam aus den Gesäßmuskeln mit gestrecktem Rücken bis auf Kniehöhe 1. Lassen Sie sich hierbei ruhig etwas Zeit, die Bewegung soll unter voller Aufmerksamkeit und Kontrolle stattfinden.
Dann kommt die entscheidende Beschleunigung des Objekts nach oben durch eine explosive Knie- und Hüftstreckung (2 – 3), die Arme beugen langsam und halten das Objekt fest. Diese schnellkräftige Ganzkörperstreckung bringt den Körper in eine aufrechtere Position.

TIPP Spüren Sie, wie das Objekt nach oben beschleunigt wird, wenn Sie das Becken nach vorne gegen das Objekt führen. Das Objekt wird durch die Hüftstreckung und den Zug der Schultern nach oben am Becken vorbeigezogen.

Die Fuß-, Knie- und Hüftbewegungen ähneln dem explosiven Abspringen. Die Energie wird dabei nach oben in Richtung Schultern und Arme übertragen.
Das Objekt muss schon allein aufgrund des Gewichts eine strikt vertikale Bahn zurücklegen. Gleichzeitig mit der Fußstreckung werden die Schultern, bei immer noch gestreckten Armen, nach oben gezogen und geben dem Objekt einen weiteren vertikalen Impuls nach oben. Schließlich werden die Arme in den Ellenbogengelenken weiter gebeugt, um ein letztes Mal Energie in das Heben des Objekts zu investieren 3. Wichtig: Die Ellenbogen gehen hier nach außen, damit der Körperschwerpunkt so nah wie möglich am Schwerpunkt des Objekts bleibt 4.

Clean

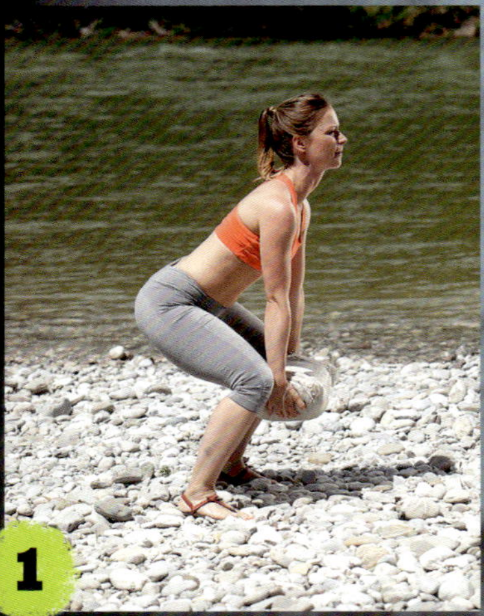
1

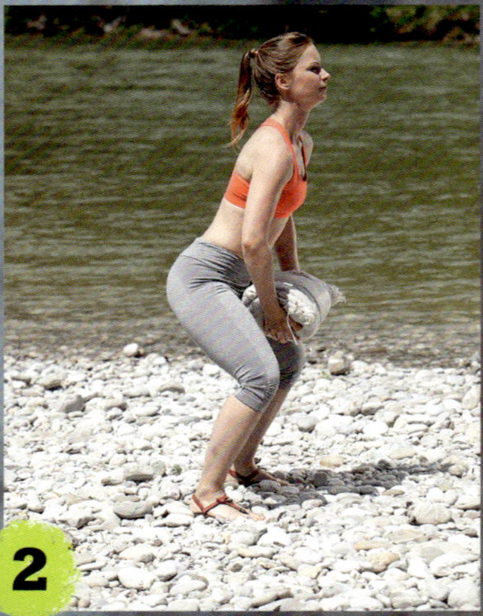
2

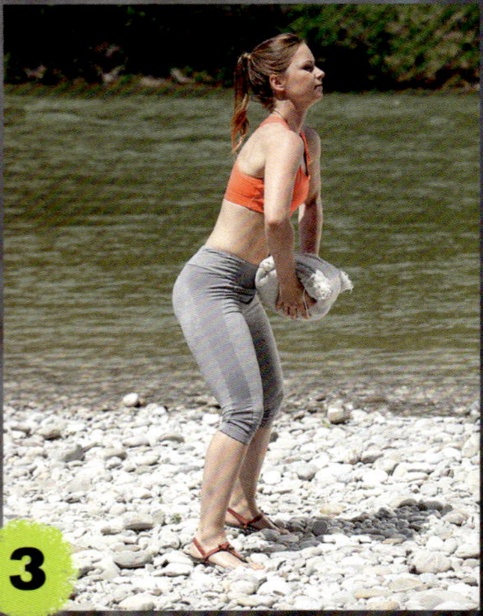
3

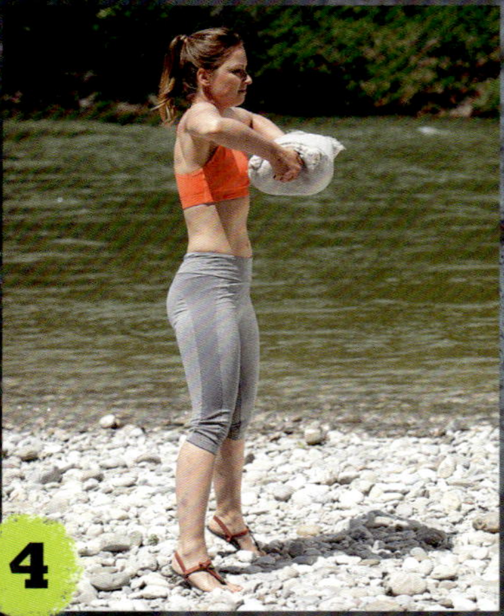
4

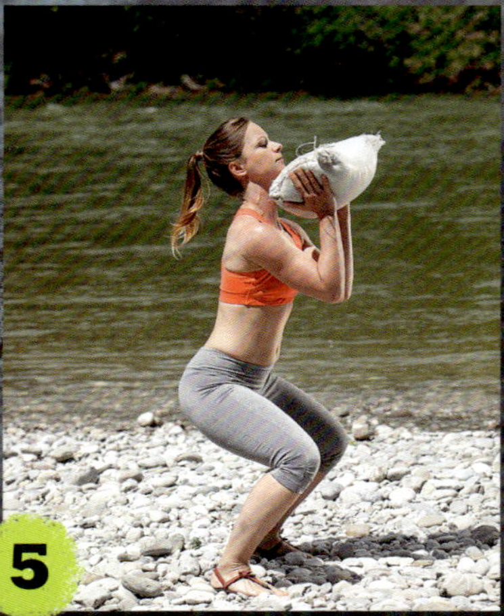
5

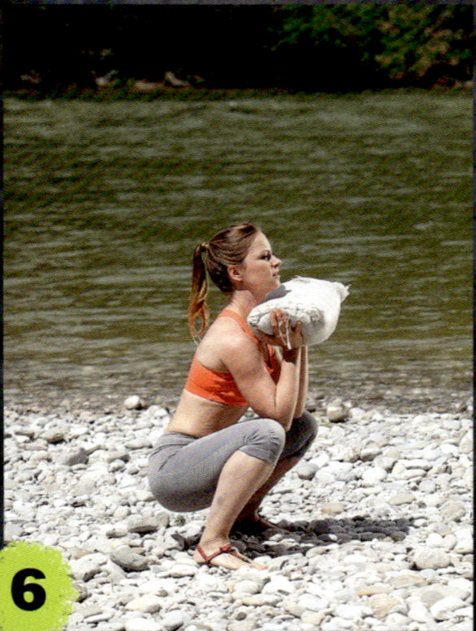
6

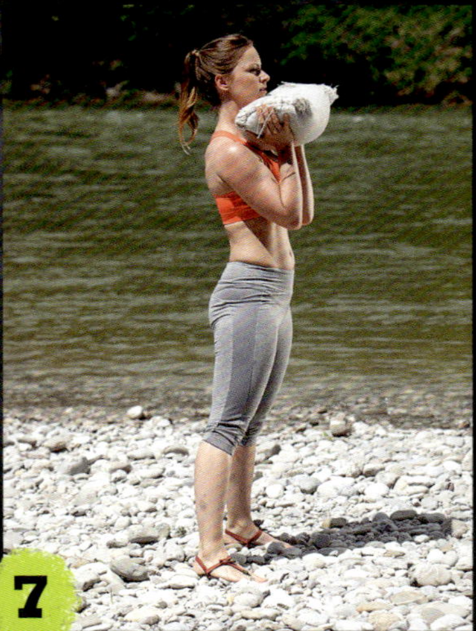
7

Absorptionsphase
Sobald das Objekt durch die Impulse aus der Sequenz Gesäß-Knie-Füße-Schulter-Ellenbogen ungefähr Brusthöhe erreicht hat, müssen Sie Ihren Körper unter das Objekt bringen. Während das Objekt also noch in der Luft steht, gehen Sie schnell in eine Squat-Position und bringen die Ellenbogen unter das Objekt 5. Die Hände drehen sich nach oben und fangen das Objekt an zwei festen Unterstützungspunkten, die Unterarme sind senkrecht darunter, die Ellenbogen auf Bauchhöhe. Sie befinden sich so in einer stabilen Squat-Position 6. Die Tiefe des Squats ist abhängig von der Schwere des Gewichts oder wie hoch man das Objekt nach oben bekommen kann. Gehen Sie so wenig tief wie nötig und fangen Sie das Objekt so hoch wie möglich.

Endphase
Wenn das Gewicht und der Körper stabilisiert sind, können Sie aufstehen 7. Im leicht zurückgelehnten Stehen spüren Sie den neuen kombinierten Körperschwerpunkt und die Spannung im Gesäß, in der Lenden- und Brustwirbelregion, den Schultern und den Armen. Atmen Sie tief und ruhig mit der Bauchatmung.

TIPP Benutzen Sie zum Üben der weiteren Hebetechniken am besten einen weichen Sandsack, da dieser gut zu greifen ist und weich auf den betroffenen Körperstellen gelagert werden kann.

Sequenz & Timing

Ausgangsposition
Bewegen Sie sich in dieselbe Position wie beim Deadlift. Stellen Sie die Fußbreite bereits darauf ein, wie Sie das Objekt schließlich auf dem Schoß platzieren sollten 1.

Hebebewegung
Die Bewegung bis zur Knielinie erfolgt ebenso wie beim Deadlift. Der entscheidende Moment ist wieder, wenn das Objekt die Knielinie passiert (1 – 2). Jetzt werden die Knie enger zusammengenommen, das Objekt weich und kontrolliert auf den Schoß gezogen 3 und in den Deep Squat abgesetzt 4. Balancieren Sie sich ein, lassen Sie die Arme locker auf dem Objekt ruhen und entspannen Sie sich. Von dieser Position aus kann in den Waist, Chest oder Shoulder Carry gewechselt werden.

Lapping

Praktischer Zusammenhang

Das Lapping ist eine weitere effiziente Hebetechnik, mit der man Objekte auf dem Schoß platzieren kann, um eine tiefe Ausgangsposition für weitere Hebebewegungen zu haben. Liegt ein Objekt sicher auf den Oberschenkeln, können drei Wege gewählt werden:

- Positionsveränderung des Objekts auf dem Schoß
- Griffwechsel oder Wechsel auf die Unterarme
- Plateauwechsel auf die Hüften, die Brust oder die Schultern

movnat Tipp

Saubere Hebe- und Tragebewegungen – achten Sie auf Progressivität!

Während viele sportbegeisterte Menschen komplexe Hebe- und Tragebewegungen gern präsentieren, leidet meist die Effizienz. Lassen Sie sich daher viel Zeit zum Einüben der Grundtechnik des Deadlift, bevor Sie sich an den Clean, Push Press oder Lapping wagen.

Lapping

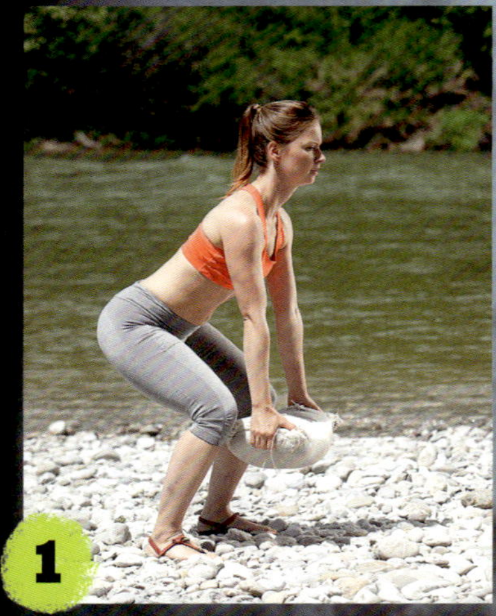

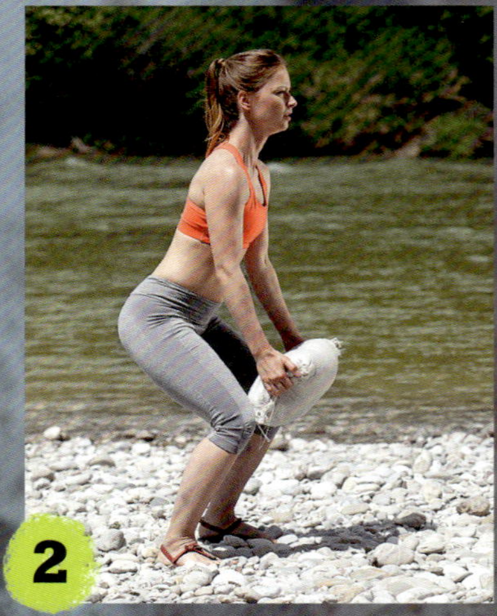

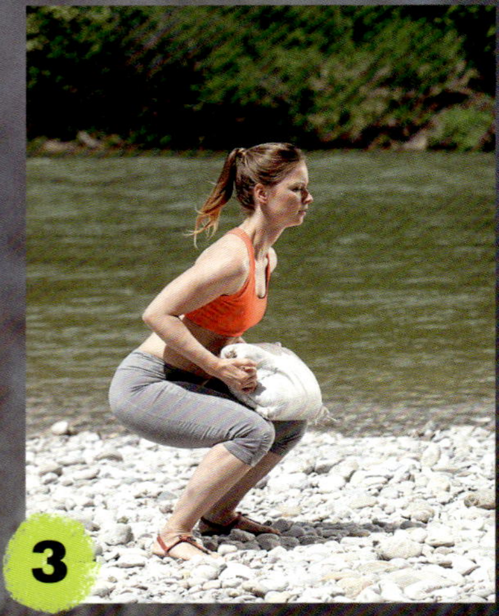

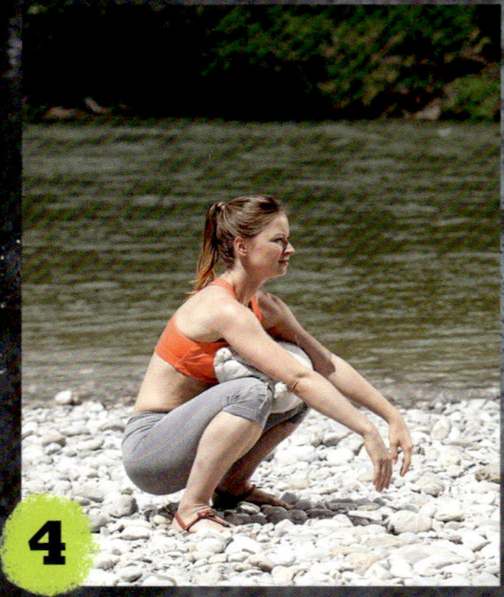

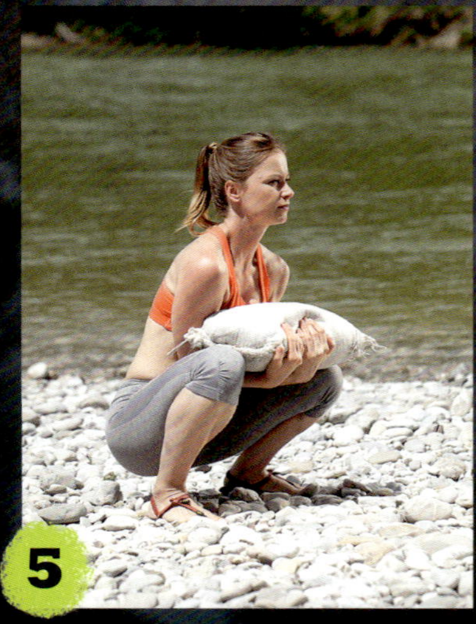

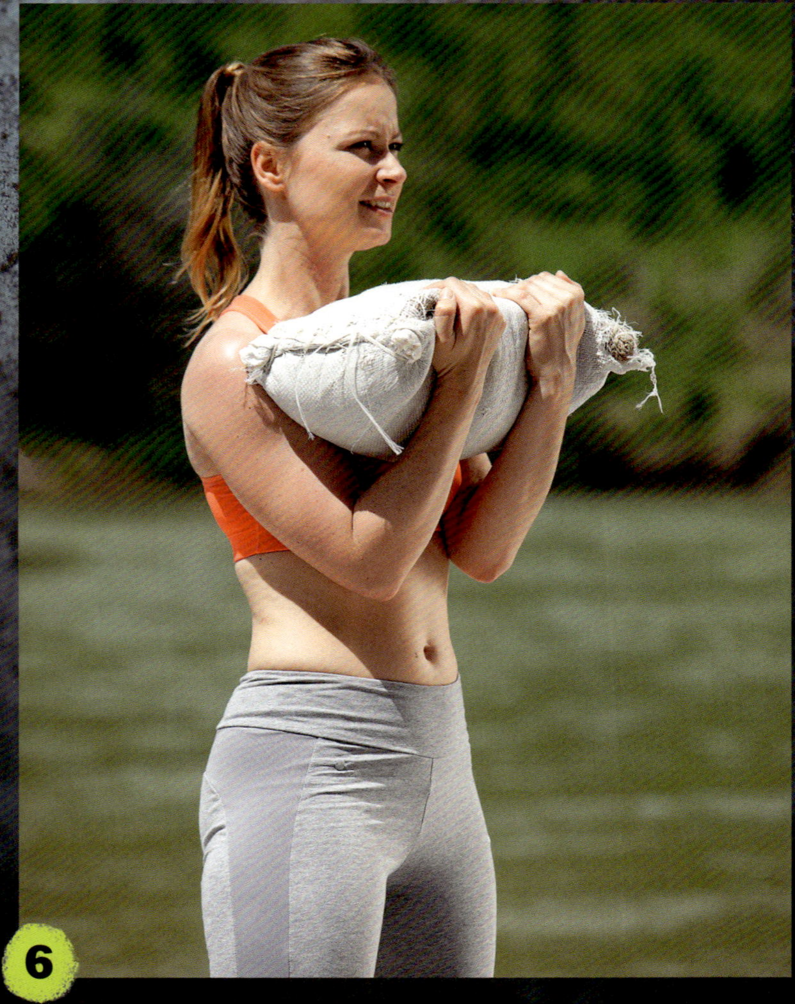

Lapping to Chest Carry Position

In der Lapping-Position kann das Objekt nun auf die Unterarme geladen werden, indem beide Arme nacheinander zwischen die Beine und unter das beidseits auf den Oberschenkeln gelagerte Gewicht geschoben werden **5**. Pressen Sie hier schon das Objekt durch die Arm- und Schulterkraft gegen die Brust. Dann bauen Sie die Hebebewegung von Neuem auf, indem Sie den Rücken gerade machen, kurz und tief in den Bauch einatmen und langsam gerade nach oben aufstehen **6**. Das Objekt liegt auf Ihren Unter- oder Oberarmen auf. Auf den Unterarmen gelagert ist der Blick auf den Weg vor einem freier, der kombinierte Körperschwerpunkt liegt jedoch weiter vorn. Die Lagerung auf den Oberarmen ist ungünstiger für die Sicht, dafür kann das Objekt seitlich in Richtung einer Schulter gehoben werden. Der kombinierte Körperschwerpunkt ist günstiger und die Unterstützungsfläche stabiler.

Lapping to Shoulder Carry Position

In der Lapping-Position wird nur ein Arm unter den Objektschwerpunkt positioniert, der andere Arm bzw. die andere Hand hilft, beim Bewegen des Objekts in Richtung gleichseitige Schulter zu sichern **1**. Bringen Sie die Schulter des Hebearmes so nahe wie möglich an das Objekt und heben oder rollen Sie das Objekt sanft und kontrolliert mithilfe der anderen Hand auf die Schulter **2**. Ist das Objekt sicher und ausbalanciert auf der Schulter gelagert, bringen Sie den Oberkörper wieder in eine aufrechte Position, atmen Sie kurz und tief in den Bauch und stehen Sie mit der Ausatmung auf **3**.

TIPP Die Sequenz Lapping to Shoulder Carry kann auch auf eine effizientere Art erfolgen, indem der Wechsel des Objekts vom Schoß auf die Schulter während einer explosiven Aufstehbewegung geschieht. Versuchen Sie dazu, das Objekt in der zweiten Hälfte der Körperstreckung nach oben zu beschleunigen und sanft auf der Schulter zu landen.

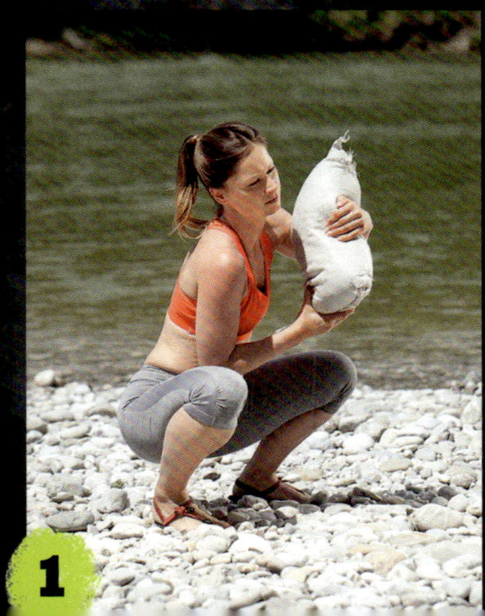

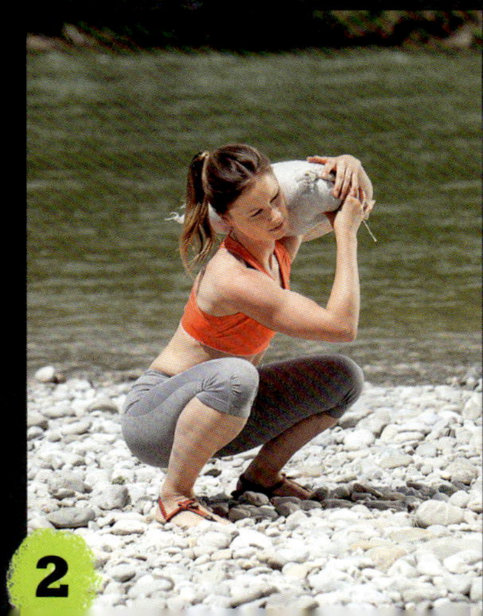

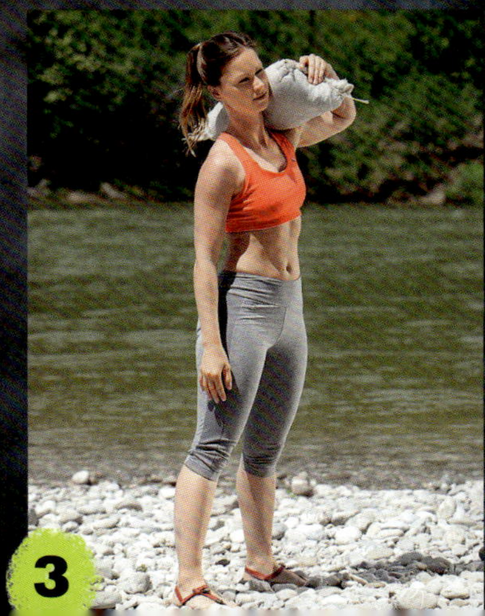

Push Press

Praktischer Zusammenhang

Ein Objekt muss auf Überkopfhöhe gebracht werden, um einen Höhenunterschied überwinden zu können. Aus der Überkopfhaltung kann ein Objekt auf ein höheres Niveau gelegt oder einer anderen Person übergeben werden. Es gibt zwei Techniken, um ein Objekt von der Brust in eine Überkopfhaltung zu heben, den Push Press und den Jerk. Wir besprechen nur den Push Press, da es sich um die einfachere und sicherere Technik handelt.

Sequenz & Timing

Ausgangsposition 1

Die Ausgangsposition ist der Clean (siehe Seite 133), wobei die Hände nun die Stützpunkte für das Objekt sind.

Hebebewegung

Um aus dem Stehen eine vertikale Beschleunigung zu generieren, ist die Hüfte das ideale Werkzeug. Zunächst senken Sie den Körperschwerpunkt ab, indem Sie die Knie beugen und leicht nach vorne schieben, dabei beugen sich auch die Hüften, der Schwerpunkt bleibt jedoch mittig, um die Standfestigkeit zu bewahren 2.

TIPP Sie können in der unteren Position eine kurze Pause machen, bevor Sie nach oben beschleunigen. Wenn Sie aber geübter sind, dann sollten Sie diese beiden Phasen rasch hintereinander ausführen. So wird die Bewegungsenergie des Absenkens in den Faszien gespeichert und bei der Beschleunigung nach oben mit verwendet.

Mit der explosiven Fuß,- Bein und Hüftstreckung initiieren Sie nun ein kontrolliertes Nach-oben-Fliegen des Objekts 3. Diese Beschleunigung wird nun vom Schultergürtel und den Armen aufgenommen und weitergeführt, bis das Objekt sauber in den vollständig gestreckten Gelenken (Knie, Hüften, Wirbelsäule, Schultern und Ellenbogen) stabilisiert werden kann 4. Durch Üben gelingt es Ihnen nach und nach, zwei Faktoren feinfühlig zu regulieren:

1. Die Beschleunigung optimal zu dosieren, sodass sich die Gelenke unter dem Objekt rechtzeitig strecken und stützen können
2. Das Objekt nur wenig zu beschleunigen, sodass es nicht von den Händen abhebt, sondern immer mit ihnen in Kontakt bleibt

Zeichen von Ineffizienz:

- Schnelle und verkrampfte Atmung
- Schlechte Haltung (Abweichen von der aufrechten Haltung in Vorder- und Seitenansicht)
- Beschwerden in der Wirbelsäule
- Anziehen der Schultern

movnat **Tipp**

Mit welchem Gewicht starten?

Push Press ist die erste Technik, die eine explosive vertikale Beschleunigung nutzt, um das Gewicht über Kopf transportieren zu können. Diese erfordert jedoch viel Achtsamkeit, Kontrolle und Können. Beginnen Sie also auch hier mit einem kleinen und gut zu greifenden Gewicht.

Push Press

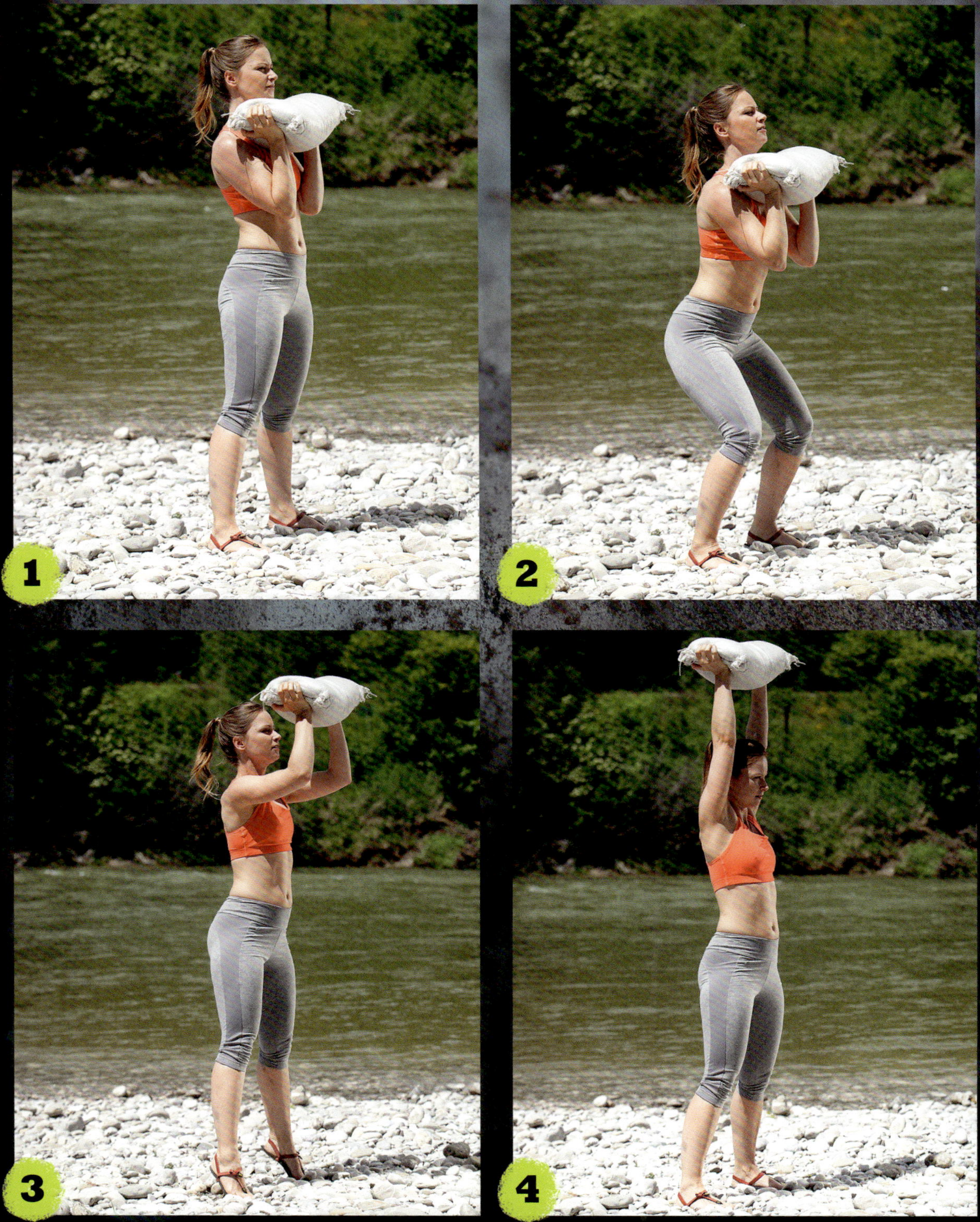

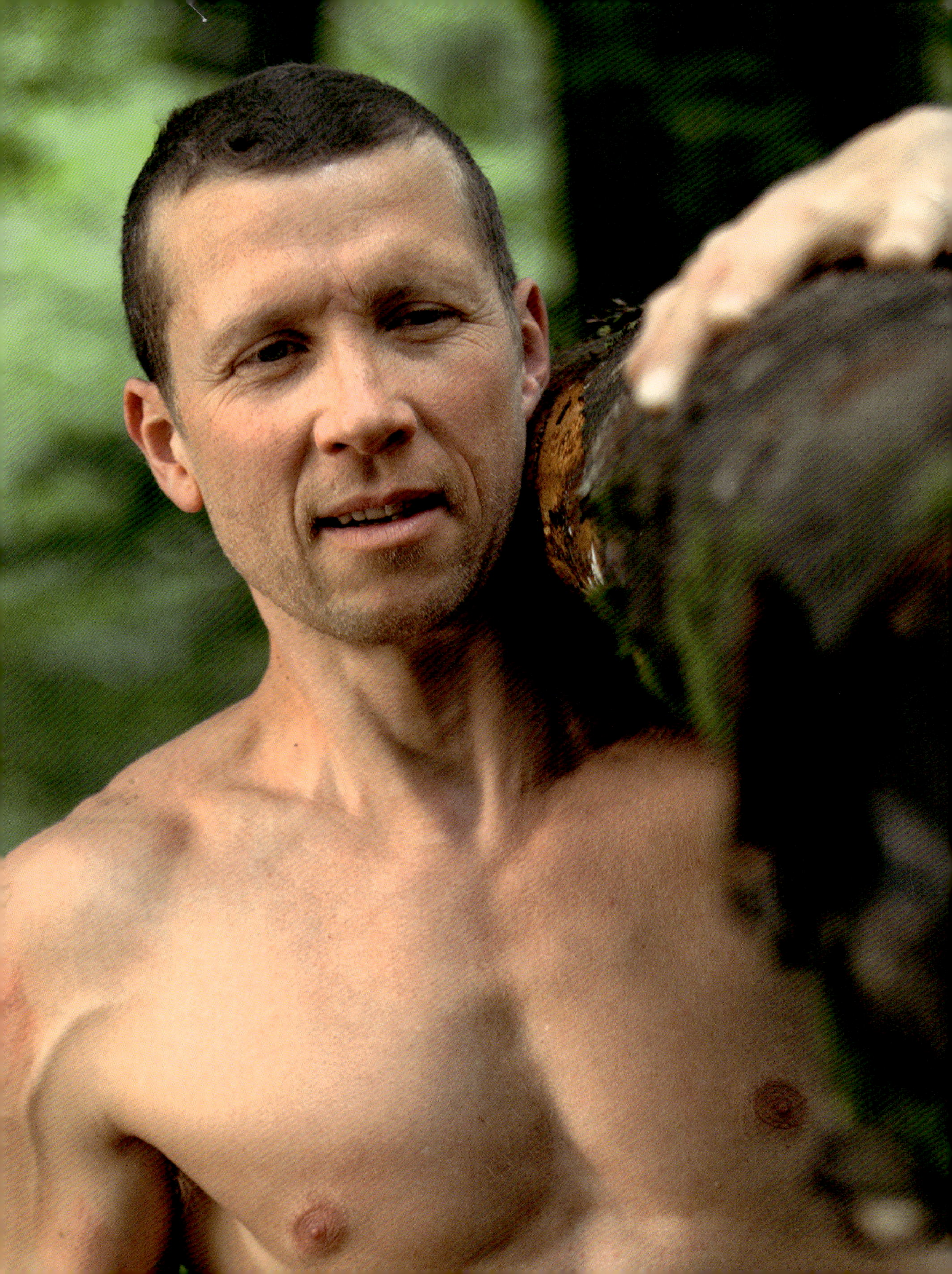

Plane deine Workouts

Die MovNat-Workouts

Allgemeines: Das Durchführen von MovNat-Trainingseinheiten ist auf verschiedene Arten und Weisen möglich:

- Achten Sie unbedingt auf die richtige Ausführung der Bewegungstechnik und weniger auf die Wiederholungszahlen oder die Intensität.
- Wenn Sie die Philosophie von MovNat verstanden haben, dann nutzen Sie jede Gelegenheit, Ihre Skills zu üben.
- Sie können sich Ihre Workouts selbst zusammenstellen. Beim Praktizieren von natürlichen Bewegungen ist die Gefahr, dass das Training einseitig ist und somit Ihre Gesundheit schädigt, sehr gering.
- Es gibt lizensierte Gyms, wie beispielsweise MovNat München, die das Training auf höchstem Niveau im Einzel- und Gruppensetting bei Workshops und Retreats anbieten.

Hier werden nun zwei MovNat-Trainingsprogressionen **für Anfänger und Fortgeschrittene** vorgestellt. Die Trainingspläne haben jeweils eine Laufzeit von 10 Wochen mit insgesamt 3 Trainingseinheiten pro Woche.

Jede Einheit setzt sich folgendermaßen zusammen:

- Aufwärmteil (ca. 10 Minuten), bestehend aus Techniken, die den Hauptteil vorbereiten und Basics wiederholen
- Hauptteil (ca. 20 Minuten) mit Betonung von 1–3 Techniken der MovNat-Fertigkeiten
- Combo (ca. 15 Minuten) mit 2–5 Techniken nach dem Zirkeltrainingsmuster

Begriffs- und Zeichenerklärung

Zeichen

Ein Doppelpunkt (:) zwischen zwei Bewegungen bedeutet, dass nach der vorgegebenen Wiederholungszahl der einzelnen Technik ein direkter Übergang zur nächsten Bewegung geschehen sollte. Siehe im Beispiel unten: 3 Durchgänge mit einem fließenden Übergang von 10 x Hip Hinge in 10 x Broad Jump in 5–15 Sekunden Active Hang ohne Zwischenpausen. Zwischen den Durchgängen ca. 1 Minute Pause, bevor die nächste Runde beginnt.

Ein Schrägstrich (/) steht immer zwischen den Richtungsangaben Forward/Backward und zeigt an, dass die Bewegung ohne Unterbrechung in beide Richtungen ausgeführt wird. Bei Throw/Catch zeigt der Schrägstrich an, dass es sich um die Wurf- und Fangbewegung handelt, also ein Partner mitmachen kann.

Ein Plus (+) bedeutet, dass zwei Techniken miteinander verbunden werden, also von einer Technik direkt in eine andere Technik übergegangen wird, wie zum Beispiel Forward Balancing + Cross Reverse, oder zwei Techniken eine Übung bilden.

Das Volumen (V) ist angegeben bei Durchgängen und Wiederholungen, zum Beispiel 3 x 10 bedeutet 3 Durchgänge mit jeweils 10 Wiederholungen. Zwischen den Durchgängen atmen Sie 4-mal in der diaphragmatischen Atmung.

m = Meter
min = Minuten
sek = Sekunden

Objekte

- **Heben und Tragen:** Medizinball, Sandsack oder Stein
- **Klettern:** Stahl- oder Holzstange mit ca. 3 Zentimeter Durchmesser
- **Werfen und Fangen:** Medizinball mit 2–5 Kilogramm Gewicht
- **Balancieren:** Balken mit einer Höhe von ca. 4–5 und einer Breite von 8–10 Zentimetern
- **Springen:** flacher Untergrund, Markierung am Boden oder Brett mit selbstgewählten Maßen

Wie Sie sehen werden, sind manche Techniken innerhalb der Workouts leicht in der Intensität und Komplexität verändert, aber auch mit anderen Techniken direkt verknüpft. So werden Sie einen Eindruck bekommen, wie frei Sie in der Gestaltung Ihrer eigenen Trainingspläne sind und welche Möglichkeiten MovNat bietet.

Geeignete **Intensitäten:**
Anfänger: Niedere Belastung = Belastungsempfinden von 3–4 auf einer Skala von 1–10.
Fortgeschrittene: Mittlere Belastung = Belastungsempfinden von 5–7 auf einer Skala von 1–10.

Komplexität: Verwenden Sie zunächst Objekte wie oben beschrieben.

Vergessen Sie jedoch nie, dass die korrekte Ausführung der Technik an oberster Stelle steht. Klasse statt Masse!

Jetzt kann es losgehen! Planen Sie nun 3 Tage der kommenden Woche mit je ca. 45 Minuten MovNat ein und starten Sie mit dem 1. Tag der 1. Woche. Viel Freude und Erfolg auf Ihrer Reise!

Beispiel-Trainingseinheit

Warm Up	**ca. 10 Minuten**
Hip Hinge 10 *Jump Landings 10* *Tripod Get Up 1/Seite*	10 bedeutet 10 Wiederholungen spezielles und allgemeines Warm Up
Hauptteil	**ca. 20–25 Minuten**
Hip Hinge : Broad Jump : Active Hang	3 Bewegungen nacheinander ausgeführt, mit einer Pause von 1 Minute bis zum Beginn der 2. Runde.
V 4 x (10 : 10 m/10 m : 5–15 Sekunden)	4 Durchgänge mit 10 x Hip Hinge, dann 10 x Broad Jump, dann Hängen auf Zeit (5–15 Sekunden lang)
Combo	**ca. 10–15 Minuten**
Vertical Jump + Active Hang : Tripod Get Up : Broad Jump to Precision Landing : Inverted Crawl	4 Bewegungen nacheinander ausgeführt, mit einer Pause von 1 Minute bis zum Beginn der 2. Runde.
V 2 x (6 + 6 : 5 : 10 : 10 m)	2 Durchgänge in gleicher Weise wie oben

10-Wochen-Workout für Anfänger

Mesozyklus 1: Ground Transitions/Get Ups/Crawling
Ziele:
- Festigen, Verfeinern und Aufbau von Effizienz in fundamentalen Fertigkeiten
- Aufbau der konditionellen Voraussetzungen für das Heben
- Aufbau der Koordination und Mobilität für die Get Ups

Mesozyklus 2: Crawling/Gehen/Balancieren
Ziele:
- Aufbau von Effizienz, um den Foot Hand Crawl 1 Minute lang durchzuhalten
- Verbesserung des Gleichgewichts und der Anpassungsfähigkeit

Mesozyklus 3: Klettern/Laufen
Ziele:
- Aufbau der Kondition zur Durchführung eines Active Hang 30 Sekunden lang
- Aufbau der Fähigkeit und Kondition zur Durchführung einer Side Swing Traverse

Mesozyklus 4: Springen/Werfen + Fangen
Ziele:
- Erlernen der fundamentalen Sprungtechniken mit einer sauberen Landung
- Durchführung des Chest und Rotational Swing Throw/Catch mit sauberer Technik

Mesozyklus 5: Heben + Tragen
Ziele:
- Männer 1/2 Körpergewicht – Frauen 1/3 Körpergewicht Deadlift 6 x
- Männer 1/2 Körpergewicht – Frauen 1/3 Körpergewicht) 20 m Waist Carry
- Männer 1/3 Körpergewicht – Frauen 1/4 Körpergewicht 20 m Chest Carry

Mesozyklus 1: Ground Transitions/Get Ups/Crawling

Woche 1 Tag 1

Warm Up
Rückenlage, diaphragmatisches Atmen 1 min
Rolling[1]* *Bauch/Rücken* 5/Seite
Knien 10 sek
Handgelenk-Flexion-Extension-Mobilität[2] 10

Hauptteil
Assisted[3] *Deep Squat: Tall Half Kneeling Get Up : Knee Hand Crawl*
V 4 x (5 : 10 : 10 m)

Combo
Assisted Deep Squat : Assisted Active Hang : Seated Inverted Crawl[4]*: Knee Hand Crawl*
V 2 x (10 : 20 sek : 10 m : 10 m)

Woche 1 Tag 2

Warm Up
Rückenlage, diaphragmatisches Atmen 1 min
Rolling Bauch/Rücken 5/Seite
Knien in Tall Kneeling 5/Seite
Handgelenk-Flexion-Extension-Mobilität 10

Hauptteil
Assisted Deep Squat : Seated Inverted Crawl : Assisted Active Hang
V 4 x (7 : 12 m : 20 sek)

Combo
Hip Hinge[5] *: Forward/Reverse Knee Hand Crawl : Single Leg Balancing : Seated Inverted Crawl*
V 2 x (10 : 10 m/10 m : 30 sek : 10 m)

* (Die Fußnoten finden Sie auf Seite 152.)

Woche 1 Tag 3

Warm Up
Rückenlage, diaphragmatisches Atmen 1 min
Rolling Bauch/Rücken 5/Seite
Knien 10 sek
Handgelenk-Flexion-Extension Mobilität 10
Side Bend Sit 10 sek/10 sek

Hauptteil
Assisted Split Squat : Tall Half Kneeling Get Up : Assisted Active Hang
V 4 x (7 : 12 m : 25 sek)

Combo
Assisted Split Squat : Forward/Backward Knee Hand Crawl : Single Leg Balancing : Seated Inverted Crawl
V 2 x (10 : 10 m/10 m : 30 sek : 10 m)

Woche 2 Tag 1

Warm Up
Rückenlage, diaphragmatisches Atmen 1 min
Rolling Bauch/Rücken 5/Seite
Tall Half Kneeling Get Up 3 x/Seite
Single Leg Balancing 30 sek/Seite

Hauptteil
Foot Hand Crawl : Assisted Split Squat : ½ Tripod Get Up
V 4 x (10 m : 5 : 3/Seite)

Combo
Assisted Squat : Foot Hand Crawl : Single Leg Balancing : Seated Inverted Crawl
V 2 x (10 : 15 m : 30 sek/Seite : 12 m)

Woche 2 Tag 2

Warm Up
Bauchlage, diaphragmatisches Atmen 1 min
Rolling Bauch/Rücken 5/Seite
Side Sit 10 sek/Seite
Single Leg Counter Balancing 20 sek/Seite

Hauptteil
Deep Squat : Assisted Split Squat : ½ Tripod Get Up
V 4 x (5 : 5 : 3 /Seite)

Combo
Side Sit Reverse : Foot Hand Crawl vorwärts : Inverted Crawl : Foot Hand Crawl rückwärts
V 8 : 10 m : 10 m : 10 m

Woche 2 Tag 3

Warm Up
Bauchlage, diaphragmatisches Atmen 1 min
Side Sit Reverse 5/Seite
Foot Hand Crawl 10 m
Single Leg Counter Balancing 20 sek/Seite

Hauptteil
Foot Hand Crawl : Tripod Get Up : Active Hang
V 4 x (15 m : 5/Seite : 15 sek)

Combo
Assisted Deep Squat : Foot Hand Crawl : Forward/ Backward Inverted Crawl : Walking
V 2 x (8 : 10 m : 10 m/10 m : 20 m)

Mesozyklus 2:
Crawling/Gehen/Balancieren

Woche 3 Tag 1

Warm Up
Kniend, diaphragmatisches Atmen 1 min
Tall Half Kneeling Get Up 2/Seite
Foot Hand Crawl 10 m
Hip Hinge 5
Single Leg Balancing 20 sek/Seite

Hauptteil
Loaded[6] *Hip Hinge : Forward Balancing : Stepping Up*
V 4 x (15 : 2,5 m : 3/Seite)

Combo
Balancing Squat : Foot Hand Crawl : Active Hang : Cross Reverse
V 2 x (5 : 3 x 15 m : 10 sek : 8)

Woche 3 Tag 2

Warm Up
Kniend, diaphragmatisches Atmen 1 min
Foot Hand Crawl 10 m
Assisted Deep Squat 5
Hip Hinge 5
Single Leg Balancing 20 sek/Seite

Hauptteil
Hip Hinged Walk : Active Hang : Forward Balancing
V 4 x (15 m : 15 sek : 2,5 m)

Combo
Split Squat : Inverted Crawl : Foot Hand Crawl : Tripod Get Up
V 2 x (5 : 15 m : 20 m : 4/Seite)

Woche 3 Tag 3

Warm Up
Kniend, diaphragmatisches Atmen 1 min
Foot Hand Crawl statisch 30 sek
Assisted Deep Squat 5
Assisted Active Hang 20 sek
Single Leg Balancing 20 sek/Seite

Hauptteil
Stepping Over[7] *: Walking Lunges : Active Hang*
V 4 x (5/Seite : 5/Seite : 20 sek)

Combo
Foot Hand Crawl : Inverted Crawl : Loaded Stepping Over : Forward Balancing + Cross Reverse
V 2 x (20 m : 15 m : 2,5 m + 8)

Woche 4 Tag 1

Warm Up
Kniend, diaphragmatisches Atmen 1 min
Foot Hand Crawl statisch/Reaching[8] 15 sek/Seite
Assisted Split Squat 5
Assisted Active Hang 20 sek
Single Leg Balancing 20 sek/Seite

Hauptteil
Loaded Forward/Backward Balancing : Active Hang : Stepping Under
V 4 x (10 m/10 m : 25 sek : 3/Seite)

Combo
Foot Hand Crawl : Inverted Crawl : Active Hang : Backward Balancing
V 2 x (30 sek : 15 m : 10 sek : 2,5 m)

Woche 4 Tag 2

Warm Up
Kniend, diaphragmatisches Atmen 1 min
Foot Hand Crawl statisch/Reaching 15 sek/Seite
Tripod Get Up 3 x/Seite
Hip Hinge 5 x

Hauptteil
Stepping Up/Balancing Hip Hinge Walk : Walking Lunges
V 4 x (6/Seite : 2,5 m : 8/Seite)

Combo
Foot Hand Crawl : Tall half Kneeling Get Up : Active Hang : Blind Balancing Stand
V 2 x (45 sek : 4/Seite : maximale Zeit : 10 sek)

Woche 4 Tag 3

Warm Up
Kniend, diaphragmatisches Atmen 1 min
Knee Hand Crawl 10 m
Hip Hinge 5
Balancing Stand 20 sek/Seite

Hauptteil
Inverted Crawl : Forward Balancing + Cross Reverse : Active Hang
V 4 x (5 m : 2 m + 12 : 2,5 m : 30 sek)

Combo
Loaded Stepping Under : Deep Squat : Foot Hand Crawl : Hip Hinge
V 2 x (4/Seite : 10 : 1 min : 6)

Mesozyklus 3: Klettern/Laufen

Woche 5 Tag 1

Warm Up
Diaphragmatisches Atmen 1 min
Side Sit Reverse 6
Deep Squat 6
Active Hang 20 sek

Hauptteil
Tap Swing/Loaded Tripod Get Up : Balancing Split Squat
V 4 x (5 : 4/Seite : 6/Seite)

Combo
Hip Hinge : Foot Hand Crawl : Inverted Crawl : Active Hang
V 2 x (20 : 10 m : 10 m : 15 sek)

Woche 5 Tag 2

Warm Up
Diaphragmatisches Atmen 1 min
Foot Hand Crawl statisch/Reaching 10 sek/Seite
Deep Squat 6
Active Hang 20 sek
Dowel Toss[9] 10

Hauptteil
Forward Running : Side Swing : Forward Balancing
V 4 x (200 m : 20 x : 6/Seite)

Combo
Loaded Hip Hinge Walk : Loaded Stepping Over : Loaded Stepping Under : Walking
V 2 x (20 m : 4/Seite : 4/Seite : 50 m)

Woche 5 Tag 3

Warm Up
Diaphragmatisches Atmen 1 min
Inverted Crawl statisch/Reaching 10 sek/Seite
Tall Half Kneeling Get Up 2/Seite
Active Hang 20 sek
Dowel Toss 10

Hauptteil
Loaded Walking Lunges : Loaded Stepping Under : Tap Swing
V 4 x (10/Seite : 6/Seite : 7)

Combo
Deep Split Squat : General Landings : Loaded Tripod Get Up : Foot Hand Crawl
V 2 x (8/Seite : 5 : 4/Seite : 12 m)

Woche 6 Tag 1

Warm Up
Diaphragmatisches Atmen 1 min
Side Sit Reverse 4/Seite
Tripod Get Up 2/Seite
Deep Squat 6
Active Hang 20 sek

Hauptteil
Knee Lifts[10] *: Stepping Under : Tuck Swing*
V 4 x (5 : 10/Seite : 7)

Combo
Deep Split Squat : Forward Balancing + Cross Reverse : Side Swing[11] *: Inverted Crawl*
V 2 x (8/Seite : 2,5 m + 12 : 10 : 10 m)

Woche 6 Tag 2

Warm Up
Diaphragmatisches Atmen 1 min
Tripod Get Up 2/Seite
Split Squat 6
Active Hang 15 sek
Dowel Toss 10

Hauptteil
Tap Swing : Loaded Inverted Crawl (Gewicht auf dem Schoß) : Balancing Stepping Under[12]
V 4 x (8 : 10 m : 6/Seite)

Combo
Split Squat : Backward Balancing + Cross Reverse : Foot Hand Crawl : Active Hang
V 2 x (8/Seite : 2,5 m + 6 : 30 m : 35 sek)

Woche 6 Tag 3

Warm Up
Diaphragmatisches Atmen 1 min
Inverted Crawl 15 m
Deep Squat 6
Active Hang 20 sek
Dowel Toss 10

Hauptteil
Loaded Tripod Get Up : Front Rocking : Active Hang
V 4 x (3/Seite : 6 : 30 sek)

Combo
Knee Lift : General Landing : Foot Hand Crawl : Hip Hinged Walk
V 2 x (8 : 10 : 30 m : 20 m)

Mesozyklus 4: Springen/Werfen + Fangen

Woche 7 Tag 1

Warm Up

Diaphragmatisches Atmen 1 min
Side Swing 10 sek
General Landing 6
Foot Hand Crawl 15 m

Hauptteil

Knee Lift : Depth Jump : Rotational Throw/Catch[13]
V 4 x (8 : 6 : 15/Seite)

Combo

Loaded Hip Hinged Walk : Vertical Jump to Depth Jump : Foot Hand Crawl : Cross Reverse
V 2 x (20 m : 5 : 45 sek : 8/Seite)

Woche 7 Tag 2

Warm Up

Diaphragmatisches Atmen 1 min
Foot Hand Crawl 15 m
Forward Balancing 10 m
Knee Lift 5
Dowel Toss 10

Hauptteil

Balancing Stepping Up : Chest Throw/Catch : Vertical Jump
V 4 x (10/Seite : 15 : 6)

Combo

Tuck Swing : Forward/Backward Balancing : Loaded Inverted Crawl : Front Rocking
V 2 x (5 : 10 m/10 m : 10 m : 8)

Woche 7 Tag 3

Warm Up

Diaphragmatisches Atmen 1 min
Forward Running 200 m
Chest Throw/Catch 10
Knee Lift 5

Hauptteil

Active Hang to General Landing : Broad Jump[14] *: Rotational Swing Throw/Catch*
V 4 x (10 : 6 : 20)

Combo

Foot Hand Crawl : Walking Lunges : Tap Swing : Balancing Split Squat[15]
V 2 x (30 m : 15 m : 6 : 6/Seite)

Woche 8 Tag 1

Warm Up

Diaphragmatisches Atmen 1 min
Side Sit Reverse 3/Seite
Balancing Split Squat 3/Seite
General Landing 5
Side Swing 15 sek

Hauptteil

Depth Jump to Precision Landing : Chest Throw/Catch : Vertical Jump to Active Hang
V 4 x (5 : 15 : 10)

Combo

Tripod Get Up : Balancing Split Squat to Static Foot Hand Crawl : Stepping Under : Active Hang
V 2 x (3/Seite : 5/Seite : 5/Seite : 20 sek)

Woche 8 Tag 2

Warm Up

Diaphragmatisches Atmen 1 min
Front Rocking 6
Tall Half Kneeling Get Up 3/Seite
Hip Hinge 6
Leg Swing Jump 4/Seite

Hauptteil

Balancing Hip Hinged Walk : Broad Jump : Rotational Swing Throw/Catch
V 4 x (5 m : 8 : 20)

Combo

Side Swing : Loaded Inverted Crawl : Forward Balancing + Cross Reverse : Stepping Under
V 2 x (20 x Hände abheben : 10 m : 2,5 m + 10 : 5/Seite)

Woche 8 Tag 3

Warm Up

Diaphragmatisches Atmen 1 min
Side Sit Reverse 3/Seite
Forward Balancing 5 m
Deep Squat 6
Active Hang 20 sek

Hauptteil

Depth Jump to Precision Landing : Chest Throw/ Catch : Vertical Jump + Active Hang + General Landing
V 4 x (6 : 15 : 6)

Combo

Deep Squat Hold : Rotational Swing Throw/Catch : Loaded Stepping Up : Tap Swing
V 2 x (20 sek : 12 : 6/Seite : 5)

Woche 9 Tag 1

Warm Up

Diaphragmatisches Atmen 1 min
Deep Squat 6
Hip Hinge 6/Seite
General Landing 6
Side Swing 20 sek

Hauptteil

Deadlift : Vertical Jump + Active Hang + General Landing : Walking Lunges
V 4 x (10 x 1/3 Körpergewicht Männer bzw. 1/4 Körpergewicht Frauen : 8 : 10)

Combo

Waist Carry : Balancing Waist Carry : Foot Hand Crawl : Tap Swing
V 2 x (20 m : 2,5 m : 10 m : 6)

Woche 9 Tag 2

Warm Up

Diaphragmatisches Atmen 1 min
Deep Squat 6
Square Balance Stand 20 sek
Foot Hand Crawl 5 m
Active Hang 20 sek

Hauptteil

Tuck Swing : Lapping : Leg Swing Jump + Precision Landing
V 4 x (6 : 6 : 10/Seite)

Combo

Deadlift to Waist Carry : Waist Carry Stepping Over : Balancing Walk + Cross Reverse : Tripod Get Up
V 2 x (20 m : 4/Seite : 2,5 m + 12 : 4/Seite)

Woche 9 Tag 3

Warm Up
Diaphragmatisches Atmen 1 min
Deep Squat 6
Inverted Crawl 10 m
Chest Throw/Catch 6

Hauptteil
Lapping to Chest Carry Position : Loaded Forward/ Reverse Foot Hand Crawl : Depth Jump
V 4 x (10 x 1/3 Körpergewicht Männer bzw. 1/4 Körpergewicht Frauen : 15 m / 15 m : 6)

Combo
Inverted Crawl : Side Swing : Forward/Backward Balancing : Vertical Jump/Depth Jump
V 2 x (10 m : 20 x Hände abheben : 5 m/5 m : 5)

Woche 10 Tag 1

Warm Up
Diaphragmatisches Atmen 1 min
Side Sit Reverse 6/Seite
Deep Squat 6
Leg Swing Jump 4/Seite

Hauptteil
Forward Running : Deadlift to Waist Carry : Broad Jump
V 4 x (200 m : 20 m 1/2 Körpergewicht Männer bzw. 1/3 Körpergewicht Frauen : 8)

Combo
Loaded Foot Hand Crawl (Gewicht auf dem Rücken) : Loaded Inverted Crawl : Tuck Swing : Front Rocking
V 2 x (15 m : 15 m : 15 sek : 6)

Woche 10 Tag 2

Warm Up
Diaphragmatisches Atmen 1 min
Deadlift 6
Stepping Under 4/Seite
Foot Hand Crawl 5 m
Inverted Crawl 5 m

Hauptteil
Lapping to Chest Carry : Tap Swing : Cross Reverse
V 4 x (8 : 20 m 1/3 Körpergewicht Männer bzw. 1/4 Körpergewicht Frauen : 6)

Combo
Balancing Walk + Deep Split Squat Reverse : Broad Jump : Active Hang : Rotational Swing Throw/Catch
V 2 x (2,5 m + 6 : 6 : 30 sek : 12)

Woche 10 Tag 3

Warm Up
Diaphragmatisches Atmen 1 min
Hip Hinge 6
Stepping Up 4/Seite
General Landing 6
Active Hang 20 sek

Hauptteil
Chest Throw/Catch : Deadlift : Broad Jump
V 4 x (10 : 4 x 1/2 Körpergewicht Männer bzw. 1/3 Körpergewicht Frauen : 5)

Combo
Balancing Waist Carry : General Landing : Tuck Swing : Tripod Get Up
V 2 x (10 m : 10 : 20 sek : 4/Seite)

Benchmarks für Anfänger

Die MovNat Leistungsorientierungswerte sind dazu da, Schlüsselelemente zu testen, die die physischen Voraussetzungen für das Erreichen einer neuen Leistungsstufe sein können. Diese Elemente werden auf souveräne Technik, Effizienz und Anpassungsfähigkeit getestet. Die Tests prüfen auch ungewohnte Belastungen nach Volumen, Intensität und Komplexität und werden durch ein spezielles System bewertet. Die hier gelisteten Techniken sind keine offiziellen MovNat Benchmarks, sondern auf den Inhalt dieses Buches bezogen. Am Ende dieses Trainingsprogrammes sollten Sie folgende Techniken beherrschen:

- **Get Ups:** Side Bend Get Up + Tripod Get Up
- **Crawling:** Foot Hand Crawl
- **Balancing:** Balancing Standing Walk + Cross Reverse
- **Lifting + Carrying:** Lapping + Chest Carry
- **Jumping:** Depth Jump
- **Climbing:** Side Swinging Traverse

Fußnoten

1 Sie liegen gestreckt auf dem Boden. Aus der Rückenlage rollen Sie seitlich in die Bauchlage. Versuchen Sie das mit wenig und mit viel Energieaufwand.
2 Bewegen Sie das Handgelenk locker und mit leichtem Druck zwischen der Streckung und der Beugung hin und her (senkrecht auf dem Boden, im Stehen auf einen Tisch oder an die Wand). Führen Sie dann ein aktive, langsame, also rein aus der Muskulatur kommende, 360-Grad-Bewegung mit dem Handgelenk durch.
3 Halten Sie sich falls nötig irgendwo fest, um das Körpergewicht zu reduzieren.
4 Setzen Sie sich auf den Boden, stellen Sie die Beine an und stützen Sie sich hinter dem Rücken mit den Händen ab. Heben Sie das Becken hoch und versetzen Sie es in Richtung der Füße. Positionieren Sie Füße und Hände weiter in Bewegungsrichtung und wiederholen Sie die Bewegungsfolge.
5 Der Hip Hinge ist die Grundhaltung des Hip Hinged Walk des Stepping Under und der wichtigste Teil des Deadlift. Bei dieser Grundübung stehen Sie schulterbreit und pressen einen Stock leicht folgendermaßen entlang der Wirbelsäule: Eine Hand im Nacken und eine in der Lendenwirbelsäule. Der Stock berührt den Rücken an den Punkten Kreuzbein, Brustwirbelkette und Schädelbasis. Mit leicht gebeugten Knien beugen Sie sich nur aus der Hüfte nach vorne und halten dabei unbedingt die 3 Punkte. Beugen Sie die Knie leicht, um in den Hüften mehr Bewegungsfreiheit zu bekommen.
6 Benutzen Sie ein Gewicht, um die Technik intensiver zu machen. Das Gewicht sollte 1/5 des Körpergewichts nicht überschreiten.
7 Beim Stepping Over stehen Sie aufrecht und heben ein Knie so hoch, dass Sie das Bein mit einem locker hängenden Unterschenkel über eine Hürde führen können. Dann stellen Sie das Bein weich auf der anderen Seite ab und verlagern das Gewicht, um das hintere Bein nachzuholen. Behalten Sie während der Bewegung eine aufrechte Wirbelsäule.
8 Beim Reaching greifen Sie mit einem Arm und/oder einem Fuß so weit wie möglich in den Raum, um das Gleichgewicht herauszufordern. Sie sollten während dieser Bewegungen ruhig weiter atmen können. Reaching sollte bei MovNat-Techniken praktiziert werden, bei denen die Hände oder Beine frei sind, wie beim Klettern, Balancieren, Krabbeln und Gehen, um die stabilisierenden Bewegungsteile zu konditionieren.
9 Wenn Sie keinen Partner haben, dann werfen Sie das Objekt nach oben und fangen es wieder oder Sie werfen es einfach nach vorne und heben es wieder auf, um es erneut zu werfen.
10 In der Active-Hang-Position ziehen Sie die Knie so weit wie möglich nach oben. Achten Sie darauf, dass Sie beim Ablassen der Knie nicht zu stark in die Überstreckung der Lendenwirbelkette geraten, indem Sie die Bauchmuskulatur angespannt lassen.
11 Aus der Active Hang-Position beginnen Sie, mit dem gestreckten Körper seitlich zu schwingen. Dadurch bekommen Sie auf die Hand, von der Sie wegschwingen, mehr Zug und auf die Hand, zu der Sie schwingen, weniger. Die Hände können schließlich abwechselnd leicht von der Stange abgehoben werden.
12 Beim Stepping Under bzw. Over legen Sie parallel zur Hürde zwei Balken und steigen von einem Balken zum anderen über die Hürde oder unter ihr durch. Beim Stepping Up legen Sie einen Balken unten hin und einen weiteren erhöht und steigen hinauf und hinab.
13 Sie können Wurf-/Fang-Techniken auch alleine ausführen. Beim Rotational bleiben Sie einfach stehen und schwingen das Objekt vor sich hin und her, machen aber eine 180-Grad-Drehung. Beim Chest werfen Sie das Objekt nach oben und fangen es wieder. Beim Front werfen Sie das Objekt nach vorne, laufen hinterher und heben es für den nächsten Wurf wieder auf.
14 Alle Sprungtechniken werden ohne Ziel ausgeführt, außer es steht Precision Landing dabei, dann wählen Sie ein kleines Brett, auf dem Sie landen. Wenn Sie sich sicher fühlen, könnten oder sollten Sie das Precision Jumping und Landing aber auch frei wählen.
15 Führen Sie diese Technik auf dem Balken aus. Nutzen Sie hier auch die Technik des Reachings.

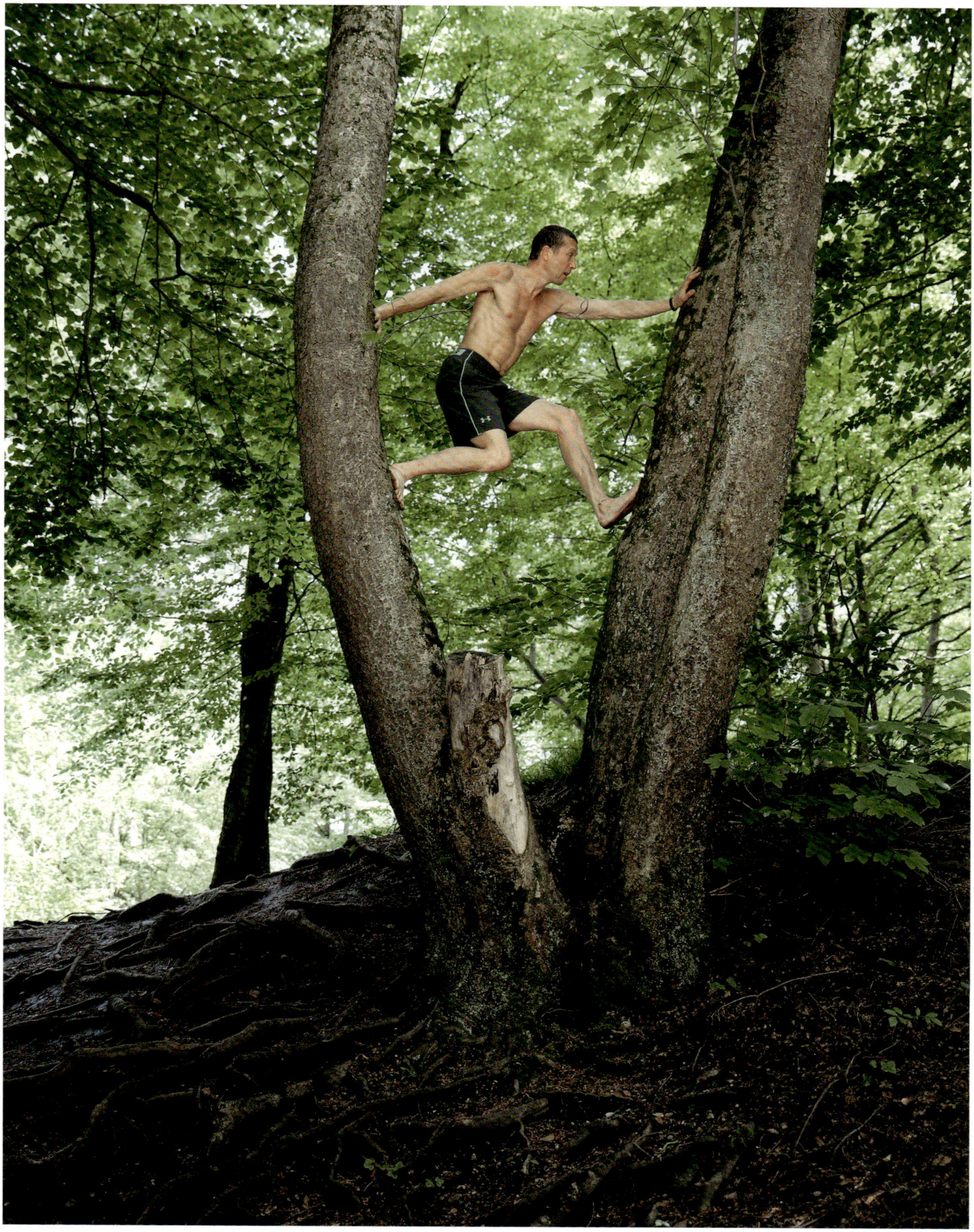

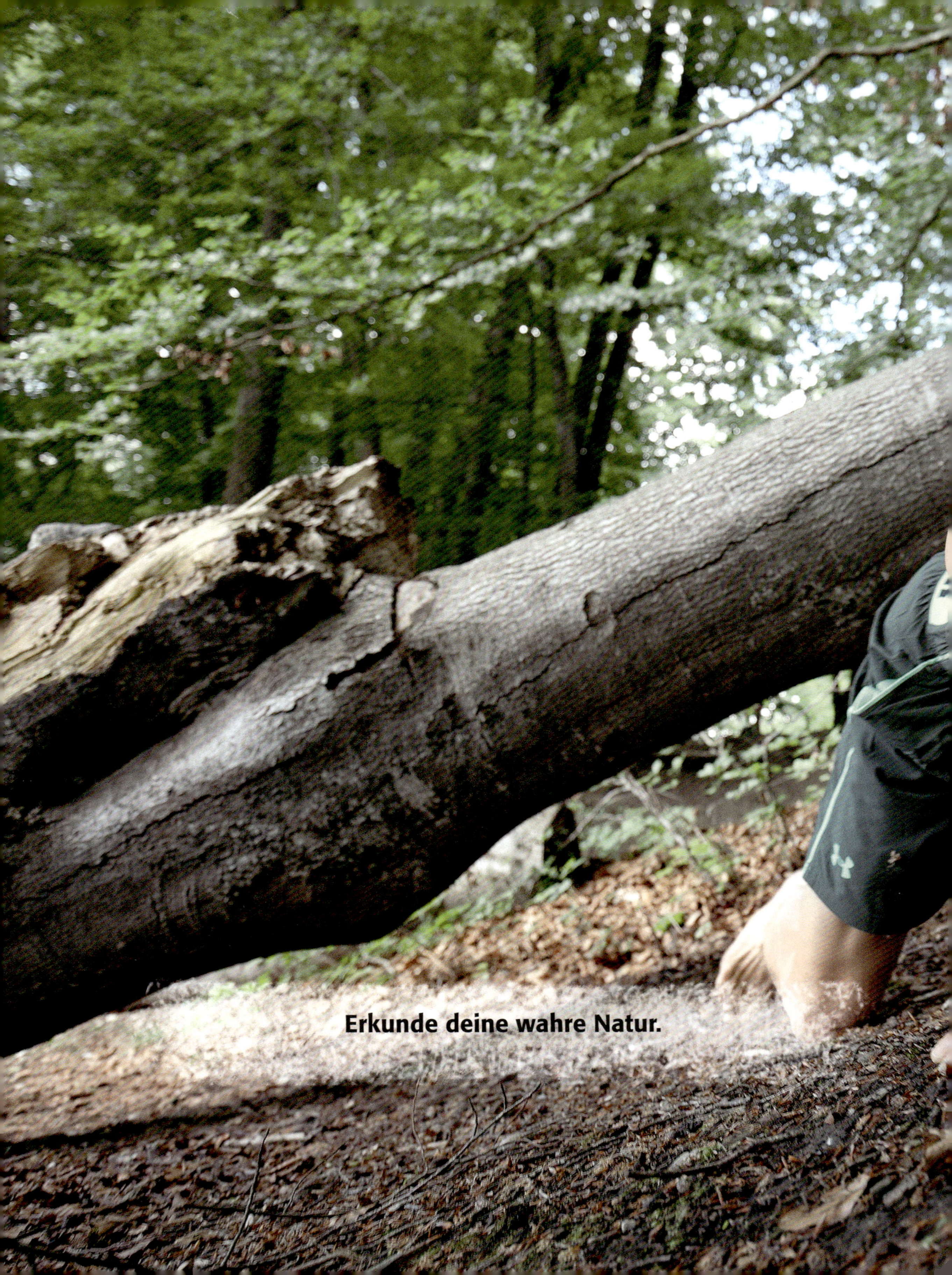
Erkunde deine wahre Natur.

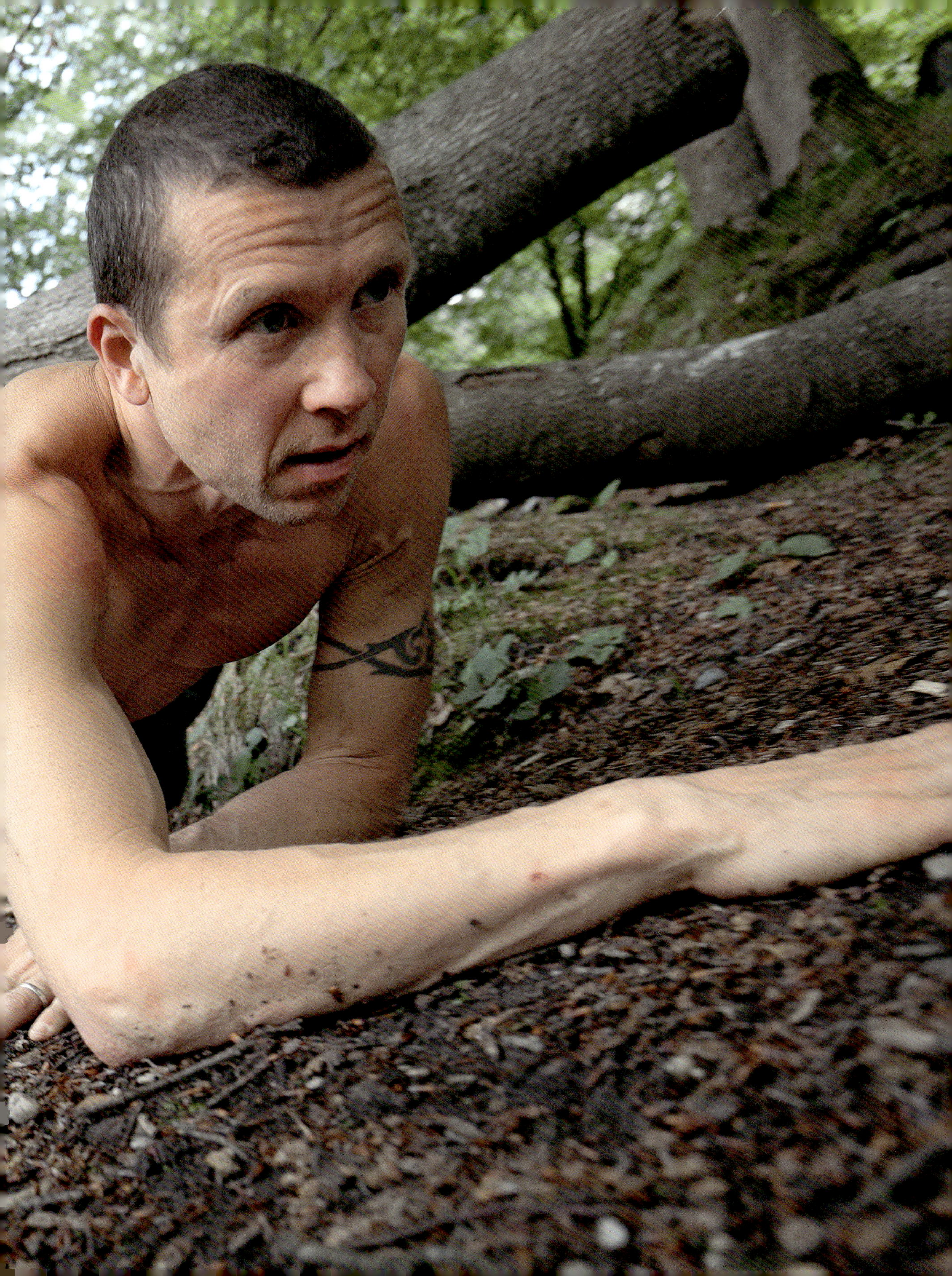

10-Wochen-Workout für Fortgeschrittene

Mesozyklus 1: Ground Transitions/Get Ups/Crawling
Ziele:
- Festigen, Verfeinern und Ausbau der Get-Up-Techniken.
- Erlernen und effizientes Durchführen des Push Pull Crawl (10 m) und Shoulder Crawl (10 m)

Mesozyklus 2: Balancieren/Klettern
Ziele:
- Verbesserung des Gleichgewichts und Durchführung eines Balancing Pivot Reverse
- Erlernen und effiziente Ausführung des Swing Traverse

Mesozyklus 3: Laufen/Springen
Ziele:
- Erlernen der fundamentalen Sprungtechniken mit einer weichen, stabilen und präzisen Landung

Mesozyklus 4: Werfen + Fangen
Ziele:
- Durchführung des Frontal Swing Throw/Catch in einer sauberen Technik

Mesozyklus 5: Heben + Tragen
Ziele:
- Männer 2/3 Körpergewicht – Frauen 1/2 Körpergewicht Deadlift 6 x
- Erlernen einer effizienten Clean- und Push-Press-Technik

Mesozyklus 1: Ground Transitions/Get Ups/Crawling

Woche 1 Tag 1

Warm Up (3 Runden)
Diaphragmatisches Atmen 1 min
Front Rocking 30 sek
Side Sit Reverse 5/Seite
Stepping Up 3/Seite

Hauptteil
Deep Squat : Forward/Backward Balancing)
V 3 x (10 x 1/3 Körpergewicht : 5 m/5 m)

Combo
Rotational Swing Throw/Catch : Leg Swing Jump + Precision Landing : Chest Throw/Catch : Depth Jump
V 3 x (6/Seite : 5 : 12 : 10)

Woche 1 Tag 2

Warm Up (3 Runden)
Diaphragmatisches Atmen 1 min
Side Sit Reverse 5/Seite
Deep Squat 5
Active Hang 20 sek

Hauptteil
Side Sit Get Up : Pull Up Hold[16]
V 4 x (4 : 10 sek)

Combo
Inverted Crawl : Broad Jump : Cross Reverse : Forward Running
V 3 x (10 m : 10 : 6/Seite : 200 m)

* (Die Fußnoten finden Sie auf Seite 164.)

Woche 1 Tag 3

Warm Up (3 Runden)
Diaphragmatisches Atmen 1 min
Tall Half Kneeling Get Up 4/Seite
Foot Hand Crawl 10 m
Side Swing 20 sek

Hauptteil
Push Pull Crawl : Leg Swing Jump to Split Landing
V 5 x (6 : 6/Seite)

Combo
Vertical Jump : Pull Up Reach[17] *:*
Balancing Foot Hand Crawl statisch/Reaching :
Deadlift to Waist Carry
V 3 x (6 : 2/Seite : 10 m : 5)

Woche 2 Tag 1

Warm Up (3 Runden)
Diaphragmatisches Atmen 1 min
Stepping Under 4/Seite
Active Hang 20 sek
Inverted Crawl 10 m

Hauptteil
Loaded Shoulder Crawl : Forward Balancing +
Cross Reverse
V 5 x (10 m : 2,5 m + 6)

Combo
Tap Swing : Tripod Get Up : Knee Lift :
Tripod Transition
V 3 x (6 : 3/Seite : 10 : 2/Seite)

Woche 2 Tag 2

Warm Up (3 Runden)
Diaphragmatisches Atmen 1 min
Tall Half Kneeling Get Up 4/Seite
Deep Squat 6
Broad Jump 4

Hauptteil
Squat to Kneeling Transition :
Blind Forward Balancing
V 5 x (6 : 2,5 m)

Combo
Push Pull Crawl : Pull Up Reach : Leg Swing Jump to
Precision Landing : Deadlift to Waist Carry
V 3 x (10 m : 2/Seite : 6 Seite : 5/20 m)

Woche 2 Tag 3

Warm Up (3 Runden)
Diaphragmatisches Atmen 1 min
Side Sit Get Up 4/Seite
Pull Up Hold 10 sek
Inverted Crawl 10 m

Hauptteil
Shoulder Crawl : Push Pull Crawl
V 5 x (10 m : 10 m)

Combo
Tap Swing : Chest Throw/Catch : Lapping : Front
Rocking
V 3 x (6 : 10 : 6 : 5)

Mesozyklus 2: Balancieren/Klettern

Woche 3 Tag 1

Warm Up (3 Runden)
Diaphragmatisches Atmen 1 min
Side Sit Reverse 4/Seite
Side Swing 20 sek
Foot Hand Crawl 10 m

Hauptteil
Side Swing Traverse : Balancing Shuffle
V 5 x (5 m : 2,5 m)

Combo
Shoulder Crawl : Depth Jump to Split Squat Landing : Lapping to Chest Carry : Blind Backward Balancing
V 3 x (5 m : 4/Seite : 6 : 2,5 m)

Woche 3 Tag 2

Warm Up (3 Runden)
Diaphragmatisches Atmen 1 min
Squat to Kneeling Transition 4
Pull Up Hold 10 sek
Stepping Up 4/Seite

Hauptteil
Climb Up : Tripod Get Up
V 5 x (2 : 3)

Combo
Shoulder Crawl : Leg Swing Jump to Precision Landing : Chest Carry + Forward Balancing : Rotational Swing Throw/Catch
V 3 x (10 m : 6 /Seite : 2,5 m : 10/Seite)

Woche 3 Tag 3

Warm Up (3 Runden)
Diaphragmatisches Atmen 1 min
Depth Jump 4
Side Swing 20 sek
Inverted Crawl 10 m

Hauptteil
Forward Swing Traverse : Forward Running 400 m
V 5 x (5 m : 5 m)

Combo
Tap Swing : Balancing Tripod Transition : Lapping to Chest Carry : Balancing Tripod Transition
V 3 x (4 : 3 x rechte Seite : 6 : 3 x linke Seite)

Woche 4 Tag 1

Warm Up (3 Runden)
Diaphragmatisches Atmen 1 min
Balancing Stepping Under 4/Seite
Side Swing 20 sek
Rotational Swing Throw/Catch 10 m

Hauptteil
Side Swing Traverse : Pivot Reverse
V 5 x (10 m : 10)

Combo
Chest Throw/Catch : Walking Lunges : Jumping Pull Ups[18] : Push Pull Crawl
V 3 x (10 : 20/Seite : 8 : 2,5 m / 2,5 m)

Woche 4 Tag 2

Warm Up (3 Runden)
Diaphragmatisches Atmen 1 min
Tall Half Kneeling Get Up 6
Forward Running 200 m
Chest Carry 20 m

Hauptteil
Climb Up : Balancing Shuffle
V 5 x (4 : 3)

Combo
Side Swing : Deep Squat Hold : Deadlift to Waist Carry + Forward Balancing : Leg Swing Jump to Precision Landing
V 3 x (20 sek : 30 sek : 5 + 10 m : 6/Seite)

Woche 4 Tag 3

Warm Up (3 Runden)
Diaphragmatisches Atmen 1 min
Tripod Get Up 4/Seite
Pull Up Hold 15 sek
Shoulder Crawl 10 m

Hauptteil
Forward Swing Traverse : Forward Balancing Stepping Up
V 5 x (10 m : 2,5 m + 5/Seite)

Combo
Deadlift : Squat to Kneeling Transition : Lapping to Chest Carry : Balancing Tripod Transition
V 3 x (6 1/2 Körpergewicht Männer bzw. 1/3 Körpergewicht Frauen : 6 : 30 m : 2 x linke Seite)

Mesozyklus 3: Laufen/Springen

Woche 5 Tag 1

Warm Up (3 Runden)
Diaphragmatisches Atmen 1 min
Tall Half Kneeling Get Up 4/Seite
Active Hang 20 sek
Broad Jump 6

Hauptteil
Broad Jump to Precision Landing : Forward Running
V 5 x (10 : 400 m)

Combo
Front Swing[19] *: Balancing Split Squat Reverse*[20] *: Chest Throw/Catch : Jumping Pull Up*
V 3 x (15 : 6 : 15 : 10)

Woche 5 Tag 2

Warm Up (3 Runden)
Diaphragmatisches Atmen 1 min
Split Squat 4/Seite
Tripod Transition 3/Seite
Active Hang 20 sek

Hauptteil
Forward Running : Frontal Swing Traverse
V 5 x (800 m : 5 m)

Combo
Push Pull Crawl : Forward/Backward Balancing : Leg Swing Jump to Precision Landing : Rotational Swing Throw/Catch
V 3 x (10 m : 5 m/5 m : 6/Seite : 10/Seite)

Woche 5 Tag 3

Warm Up (3 Runden)
Diaphragmatisches Atmen 1 min
Shoulder Crawl 10 m
Pull Up Hold 15 sek
Depth Jump 6

Hauptteil
Distance Broad Jump : Side Swing Traverse
V 5 x (8 : 5 m)

Combo
Balancing Forward/Backward Foot Hand Crawl : Forward Running : Lapping to Chest Carry : Pivot Reverse
V 3 x (5 m/5 m : 100 : 6 : 8/Seite)

Woche 6 Tag 1

Warm Up (3 Runden)
Diaphragmatisches Atmen 1 min
Deep Squat 6
Inverted Crawl 10 m
Pull Up Reach 3/Seite

Hauptteil
Broad Jump to Precision Landing : Loaded Foot Hand Crawl
V 5 x (12 : 10 m)

Combo
Climb Up : Forward Running : Balancing Hip Hinged Walk : Pivot Reverse
V 3 x (4 : 400 m : 10 m : 10)

Woche 6 Tag 2

Warm Up (3 Runden)
Diaphragmatisches Atmen 1 min
Side Sit Reverse 3/Seite
Deep Squat 6
Active Hang 20 sek

Hauptteil
Forward Running : Pivot Reverse
V 5 x (1000 m : 10)

Combo
Push Pull Crawl : Loaded Side Sit Get Up : Chest Carry Squat[21] *: Front Swing*
V 3 x (10 m : 3/Seite : 8 : 10)

Woche 6 Tag 3

Warm Up (3 Runden)
Diaphragmatisches Atmen 1 min
Deep Squat 6
Inverted Crawl 10 m
Depth Jump 6

Hauptteil
Broad Jump to Precision Landing : Shoulder Crawl
V 5 x (8 : 10)

Combo
Vertical Jump : Backward Running : Chest Carry Squat : Climb Up
V 3 x (6 : 100 m : 10 : 4)

Mesozyklus 4: Werfen + Fangen

Woche 7 Tag 1

Warm Up (3 Runden)
Diaphragmatisches Atmen 1 min
Side Sit Reverse 3/Seite
Active Hang 20 sek
Broad Jump 6

Hauptteil
Front Swing : Balancing Shuffle
V 5 x (12 : 5 m/5 m)

Combo
Vertical Jump + Depth Jump : Loaded Inverted Crawl : Forward Balancing + Cross Reverse : Forward Running
V 3 x (6 + 6 : 10 m : 2,5 m + 10 : 30 m)

Woche 7 Tag 2

Warm Up (3 Runden)
Diaphragmatisches Atmen 1 min
Tripod Get Up 3/Seite
Front Swing 6
Shoulder Crawl 5 m

Hauptteil
Chest Throw/Catch : Forward Running
V 5 x (10 : 400 m)

Combo
Loaded Stepping Up : Leg Swing Jump to Precision Landing : Deadlift : Blind Balancing Walk
V 3 x (4/Seite : 6/Seite : 8 : 5 m)

Woche 7 Tag 3

Warm Up (3 Runden)
Diaphragmatisches Atmen 1 min
Loaded Hip Hinge 6
Tall Half Kneeling Get Up 3/Seite
Depth Jump 6

Hauptteil
Frontal Swing Throw/Catch : Squat to Kneeling Transition
V 5 x (8 : 4)

Combo
Forward/Backward Inverted Crawl : Forward/Backward Foot Hand Crawl : Climb Up : Pivot Reverse
V 3 x (10 m/10 m : 10 m/10 m : 4 : 6)

Woche 8 Tag 1

Warm Up (3 Runden)
Diaphragmatisches Atmen 1 min
Deadlift 6
Side Swing 20 sek
Forward Balancing 5 m

Hauptteil
Distance Frontal Swing Throw : Cross Reverse
V 5 x (10 : 10)

Combo
Chest Carry Squat : Push Pull Crawl : Jumping Pull Ups : Leg Swing Jump to Precision Landing
V 3 x (20/Seite : 10 m : 8 : 10)

Woche 8 Tag 2

Warm Up (3 Runden)
Diaphragmatisches Atmen 1 min
Active Hang 20 sek
Front Swing 6
Dowel Toss 1 min

Hauptteil
Rotational Swing Throw/Catch : Frontal Rocking
V 5 x (10 : 400 m)

Combo
Loaded Shoulder Crawl : Front Swing Traverse : Lapping to Chest Carry : Knee Lift
V 3 x (10 m : 10 m : 6 : 8)

Woche 8 Tag 3

Warm Up (3 Runden)
Diaphragmatisches Atmen 1 min
Hinged Walk 20 sek
Squat to Kneeling Transition 4
Foot Hand Crawl 10 m

Hauptteil
Frontal Swing Throw to Target[22] *: Balancing Stepping Under*
V 5 x (8 : 6/Seite)

Combo
Forward Balancing + Waist Carry : Stepping Up : Broad Jump to Precision Landing + Leg Swing Jump to Precision Landing[23] *: Tap Swing*
V 3 x (10 m : 5/Seite : 6 : 5)

Mesozyklus 5: Heben + Tragen

Woche 9 Tag 1

Warm Up (3 Runden)
Diaphragmatisches Atmen 1 min
Side Sit Get Up 3/Seite
Split Squat 4/Seite
Side Swing 20 sek

Hauptteil
Deadlift : Forward/Backward Balancing
V 5 x (1/2 Körpergewicht Männer bzw. 1/3 Körpergewicht Frauen : 5 m/5m)

Combo
Walking Lunges : Chest Throw to Target : Pull Up Hold : Chest Carry
V 3 x (20/Seite : 10 : 3 x 10 sek : 20 m)

Woche 9 Tag 2

Warm Up (3 Runden)
Diaphragmatisches Atmen 1 min
Deadlift 6
Pull Up 3
Chest Carry Squat 6

Hauptteil
Push Press : Depth Jump
V 5 x (10 : 6)

Combo
Tripod Get Up : Push Pull Crawl : Tuck Swing : Loaded Stepping Under
V 3 x (3/Seite : 10 m : 5 : 6/Seite)

Woche 9 Tag 3

Warm Up (3 Runden)
Diaphragmatisches Atmen 1 min
Deep Squat 6
Chest Carry 20 m
Vertical Jump 6

Hauptteil
Clean : Forward Running
V 5 x (8 : 100 m)

Combo
Deep Squat Hold : Forward Balancing : Push Press : Backward Balancing
V 3 x (2 min : 10 m : 8 : 10 m)

Woche 10 Tag 1

Warm Up (3 Runden)
Diaphragmatisches Atmen 1 min
Deep Squat 6
Hip Hinge 6
Active Hang 20 sek

Hauptteil
Deadlift : Balancing Shuffle
V 5 x (2/3 Körpergewicht Männer bzw. 1/2 Körpergewicht Frauen : 5 m/5 m)

Combo
Rotational Swing Throw to Target : Inverted Crawl : Blind Forward Balancing : Clean
V 3 x (10/Seite : 10 m : 5 m : 6)

Woche 10 Tag 2

Warm Up (3 Runden)
Diaphragmatisches Atmen 1 min
Tripod Transition 3/Seite
Foot Hand Crawl 10 m
Active Hang 20 sek

Hauptteil
Push Press : Shoulder Crawl
V 5 x (10 : 10 m)

Combo
Chest Carry Squat : Stepping Up : Side Swing Traverse : Backward Running
V 3 x (5 : 5/Seite : 5 m: 100 m)

Woche 10 Tag 3

Warm Up (3 Runden)
Diaphragmatisches Atmen 1 min
Split Squat 6/Seite
Chest Carry 20 m
Active Hang 20 sek

Hauptteil
Clean : Push Press
V 5 x (8 : 100 m)

Combo
Front Rocking : Chest Throw/Catch : Broad Jump to Precision Landing + Leg Swing Jump to Precision Landing : Knee Lift
V 3 x (5 : 10 : 6 : 10)

Benchmarks für Fortgeschrittene

Am Ende dieses 10-Wochen-Workouts sollten Sie folgende Techniken beherrschen:

- **Crawling:** Shoulder Crawl/Push Pull Crawl
- **Get Up:** Deep Knee Bend/Side Sit Get Up
- **Running:** 3 Kilometer
- **Balancing:** Balancing Pivot Reverse
- **Climbing:** Side und Frontal Swing Traverse 5 m
- **Jumping:** Broad Jump to Precision Landing
- **Werfen + Fangen:** Frontal Swing Throw/Catch
- **Lifting:** Clean/Push Press

Fußnoten

16 Machen Sie einen Pull Up oder nehmen Sie diese Position an einer niederen Stange ein. Bleiben Sie mit dem Kinn so lange wie möglich über der Stange. Versuchen Sie, sich auch so langsam wie möglich in den Active Hang abzulassen. Diese statische und/oder exzentrische Methode hilft bei der Entwicklung der Kraft.

17 Der Pull Up Reach ist eine explosive Ausführung des Pull Up. Sie ziehen sich hier mit beiden Armen aus dem Active Hang explosiv zum Pull Up hoch, lösen dann in der Bewegung nach oben eine Hand und versuchen, so weit wie möglich nach oben zu greifen. Greifen Sie mit dieser Hand dann sofort wieder die Stange und senken sich langsam wieder in den Active Hang ab.

18 Stellen Sie sich unter eine Stange (oder wählen Sie eine, die höher ist) oder begeben Sie sich in einen Abstand von der Stange, der progressiv verändert werden kann. Springen Sie mit einem Broad Jump ab und greifen Sie die Stange, an der Sie dann im schwingenden Active Hang landen.

19 Der Front Swing ist eine Vorübung zum Frontal Swing Throw and Catch. Wie beim Kettlebell Swing wird das Gewicht (2–6 kg) durch die Beine zurück und wieder nach vorne geschwungen, ohne es auszulassen. Bei der Bewegung im Allgemeinen handelt es sich um einen dynamischen Hip Hinge.

20 Im Split Squat drehen Sie sich um 180 Grad auf dem Balken. Führen Sie die Bewegung langsam aus. Wenn Sie quer zum Balken sind, befinden Sie sich im sogenannten Deep Knee Bend.

21 Bringen Sie ein Objekt in die Chest-Carry-Position. Je nachdem wie es sich für Sie anfühlt, gehen Sie in den Deep Squat oder squatten Sie nur, bis Ihre Oberschenkel parallel zum Boden sind.

22 Legen Sie sich eine Markierung auf den Boden und versuchen Sie, sie zu treffen. Sie können dieses Target Throwing bei jeder Wurftechnik einbauen; es bildet den Transfer zur Partnerübung aufgrund der Betonung der Genauigkeit und steht im Kontrast zum reinen Weitwerfen, da hier die Konditionierung im Fokus steht.

23 Springen Sie 4-mal hintereinander in dieser Technikabfolge: Broad Jump – Leg Swing Jump (rechts) – Leg Swing Jump (links) – Broad Jump.

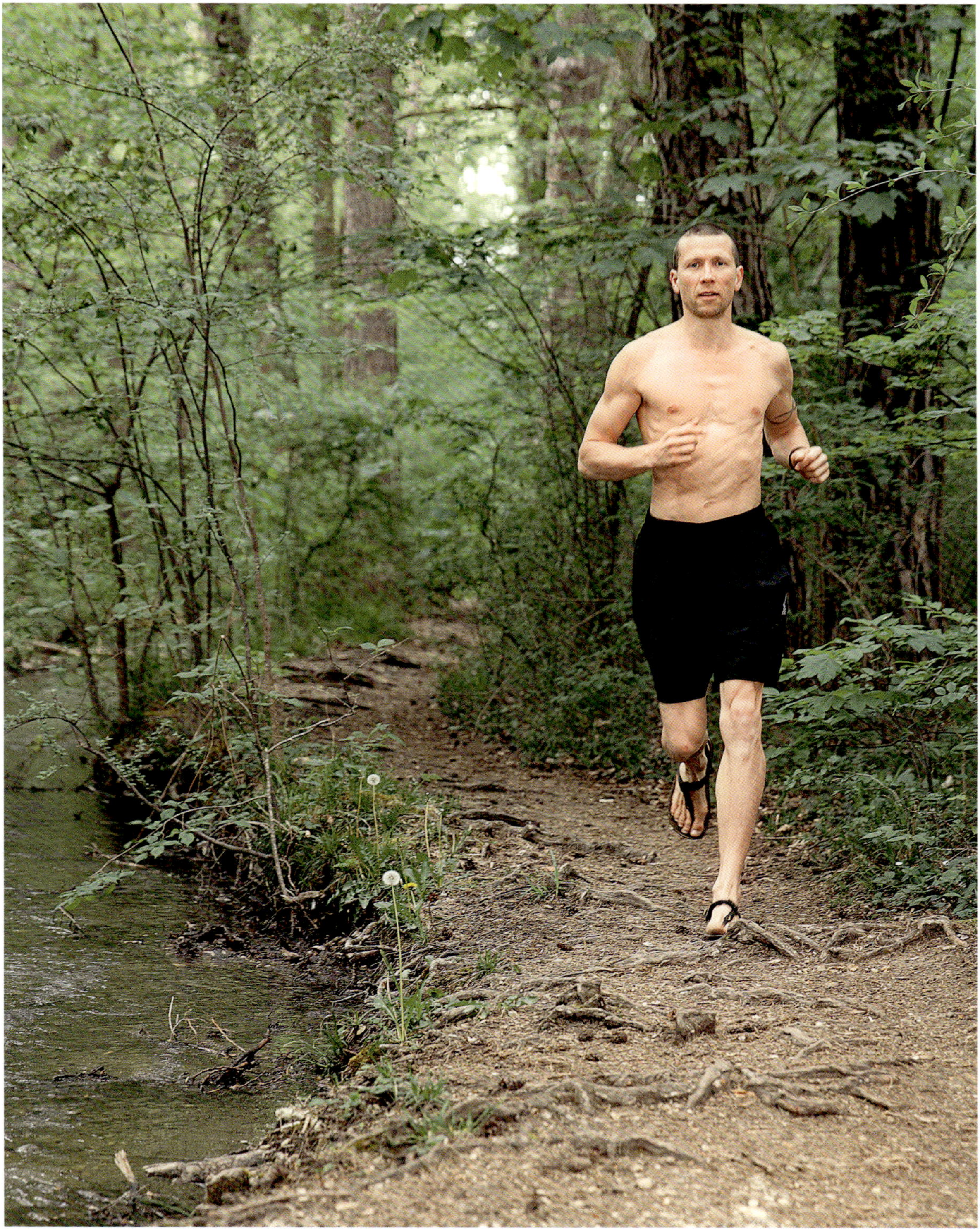

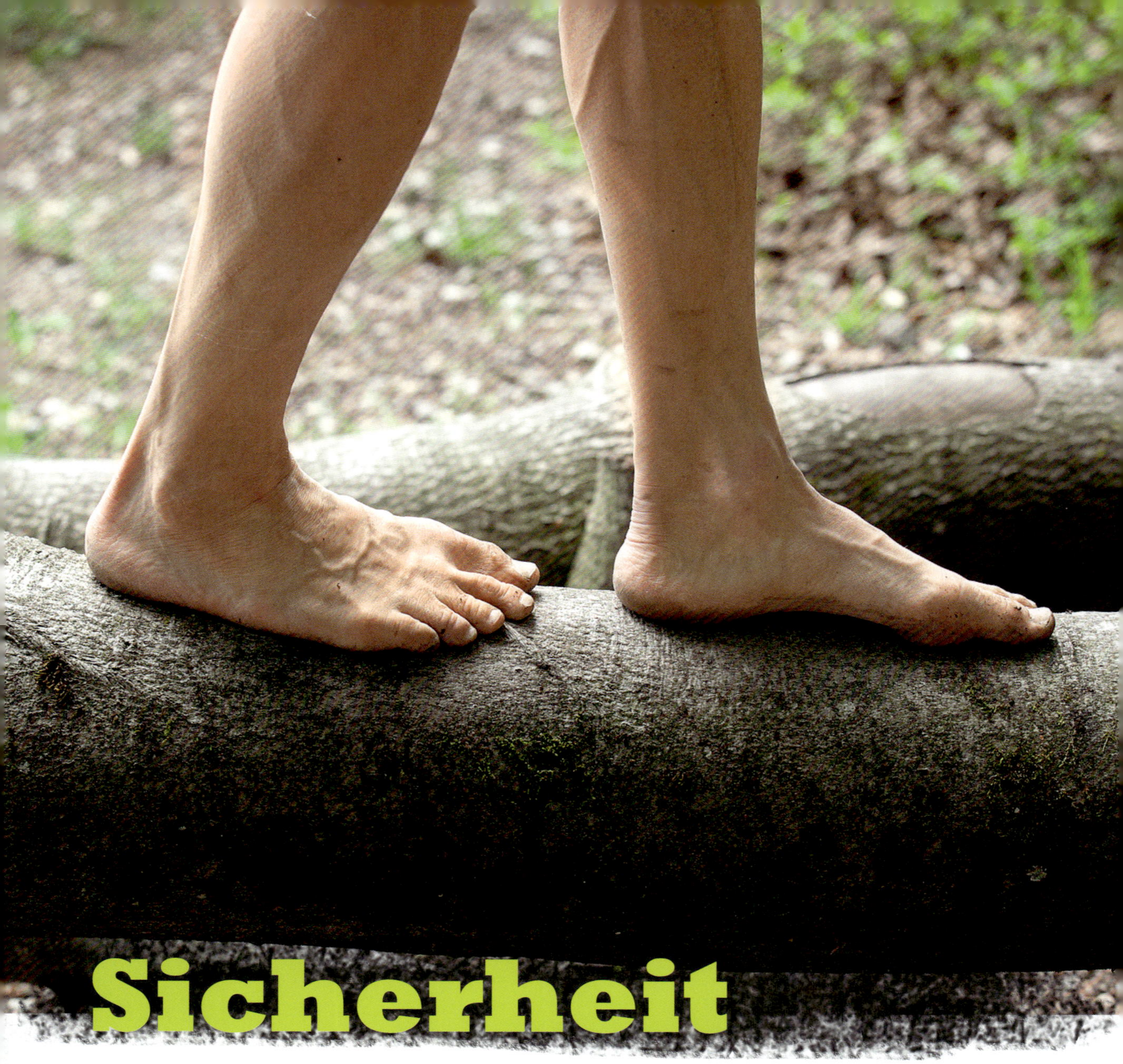

Sicherheit

MovNat ist durch viele der geübten Drills und Techniken einzigartig. Dem ungeschulten Auge kommen einige Aspekte vielleicht »gefährlich« oder »unsicher« vor. Während Sie jedoch Ihren Weg durch das Workout gehen, werden Sie merken, dass dies nicht der Fall ist. Das MovNat-Training ist sicher, wenn es korrekt, achtsam und ohne Überstürzung ausgeführt wird. Werden Sie nicht zum Draufgänger!

Es ist wichtig zu verstehen, dass Verletzungsprävention und Sicherheit bei MovNat auf fundamentalen Grundlagen aufbauen. Das Schaffen eines sicheren Trainingsumfelds bedarf mehr als nur der Abwesenheit von Gefahren.

Als Erstes sollte die Bewegungsqualität im Fokus stehen, die Sie einerseits durch das Wiederholen und progressive Steigern der Technikvariationen verbessern und zweitens durch die Erhöhung von Intensität, Volumen und Komplexität festigen und ausbauen. Die langsame Aneignung der Techniken, die Entwicklung von Bewegungseffizienz und Achtsamkeit beim Üben

führen Sie sicher auf den Weg zu einer hervorragenden physischen Kompetenz.
Obwohl MovNat dafür steht, möglichst überall trainieren zu können, sollte die Sicherheit bei der Wahl des geeigneten Ortes immer an erster Stelle stehen. Der Faktor Coolness ist nicht die Priorität, Sicherheit ist die Priorität!

1. Risiko vs. Gefahr

Das Verhältnis zwischen Risiko und Gefahr ist immer eine wichtige Überlegung bei der Trainingsplanung. Die beiden Begriffe sind fast austauschbar, also kommen wir zunächst zu einer genaueren Definition von Risiko und Gefahr. Danach werden wir uns anschauen, wie diese zusammenhängen.

Risiko: Die Möglichkeit, dass Sie bei der Lösung einer körperlichen Aufgabe Misserfolg erleiden und eventuell Gefahren ausgesetzt sind.
Das Risiko hängt vorwiegend von der individuellen physischen Kompetenz sowie von der körperlichen und mentalen Verfassung ab, die in dem Moment der Bewegungsaufgabe vorherrscht.
Beispiel: Das Risiko beim Überqueren eines 10 Zentimeter breiten Balkens ist relativ gering, da der Balken breit ist. Das Risiko beim Überqueren eines 5 Zentimeter breiten Balkens ist ziemlich hoch, da der Balken doppelt so schmal ist.

Gefahr: Die körperliche Gefahr, sich zu verletzen, die vorherrscht, je nach den Risiken der Situation.
Beispiel: Die Gefahr, von einem auf dem Boden liegenden Balken herunterzufallen, ist relativ gering. Wenn der Balken jedoch in 2 Meter Höhe liegt, ist die Gefahr viel höher, sich beim Herunterfallen zu verletzen.

Das Verhältnis: zwischen Risiko und Gefahr ist generell gegenläufig. **Je gefährlicher eine körperliche Handlung ist, desto geringer sollte das Risiko sein** und umgekehrt. Im MovNat-Training erhöhen wir die Gefahren erst, wenn die physische Kompetenz des Trainierenden entsprechend gestiegen ist und nur, wenn wir sicher sind, dass derjenige in einer guten körperlichen und mentalen Verfassung ist.

2. Achtsamkeit

Da MovNat auf die Erhöhung der Komplexität abzielt, ist es von höchster Wichtigkeit, auf Achtsamkeit großen Wert zu legen. Achtsamkeit ist von grundlegender Bedeutung, um in jeder Situation Sicherheit zu schaffen, von banalen bis komplexen Situationen. Seien Sie immer geistig und körperlich voll anwesend! Das Training der Achtsamkeit ist somit erklärtes Ziel von MovNat, indem die Komplexität und die Umweltanforderungen, mit denen eine Person umgehen muss, schrittweise erhöht werden.

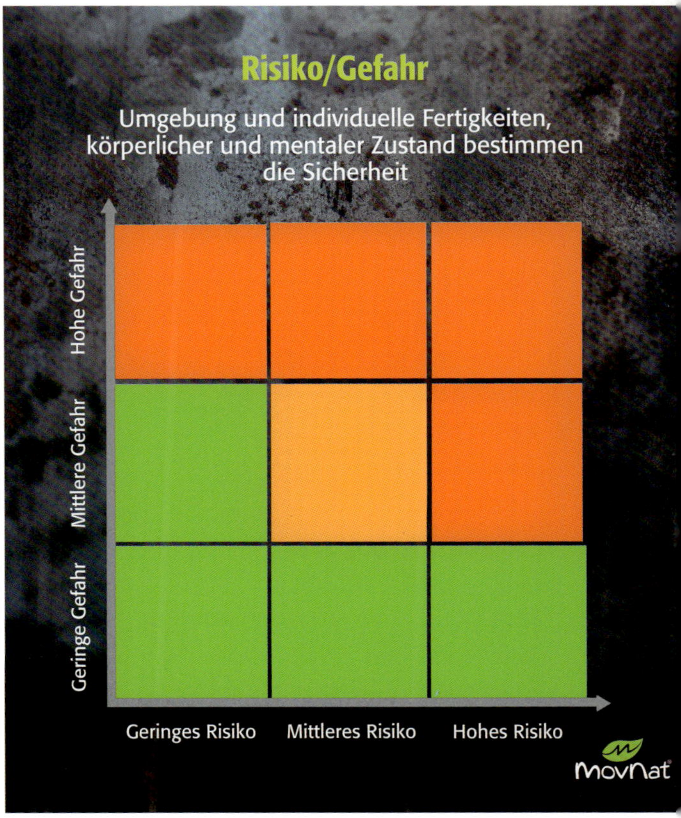

3. Umgebungssicherheit

Indoor-Sicherheit

In einem Indoor-Setting ist es oftmals möglich, dass Sie die Umgebung besser kontrollieren können. Matten, Kissen oder andere Sicherheitsvorrichtungen können Ihnen dabei helfen. Besonders für das Einüben neuer Fertigkeiten sind diese Maßnahmen sehr hilfreich, da sie eine sichere Umgebung schaffen und das Selbstvertrauen der Trainierenden weniger gehemmt ist. Das heißt nicht, dass Indoor-Training generell sicherer ist. Es gibt auch hier besondere Dinge zu beachten:

- **Platzeinschränkungen:** Oftmals haben Indoor-Trainingsräume ein eingeschränktes Platzangebot oder es sind noch weitere Personen in der Nähe. Die Sicherheit ist nicht gewährleistet, wenn Sie zum Beispiel Werfen und Fangen mit einem schweren Gegenstand üben und dabei einer der Übenden abgelenkt werden könnte oder umstehende Geräte oder Personen von Ihnen oder dem Objekt getroffen werden könnten.
- **Gerätenutzung:** Sie werden vielleicht Kletter-Drills an Orten üben, die nicht primär für das Klettern gemacht sind, zum Beispiel wird ein Reck für Kniebeugen als Klimmzugstange uminterpretiert. Wenn Sie ein Gerät für etwas nutzen möchten, für das es nicht primär geschaffen wurde, müssen Sie sich ein genaues Bild von der Tauglichkeit und Sicherheit des Gerätes machen.
- **Bodenoberflächen:** Indoor-Fußböden sind manchmal sehr rutschig oder klebrig. Sie müssen also genau überlegen, welche Drills angemessen erscheinen und wo die Gefahr des Ausrutschens oder Hängenbleibens besteht. Einen Balken zum Beispiel auf einen rutschigen Boden zu legen, um darauf zu landen, ist keine gute Idee!

Outdoor-Sicherheit

Die Workouts eignen sich auch für den Outdoor-Bereich. Dort gibt es eine Menge Dinge zu beachten:

- **Allergien:** Gras, Bienen, Pflanzen usw. Holen Sie sich vorab wichtige Informationen ein!
- **Temperatur:** Wenn es kalt ist, ist die Bewegungsfähigkeit eingeschränkt, was die Sicherheit negativ beeinflusst. Wenn die Bewegungen die Sicherheit aufs Spiel setzen, müssen Sie eine andere Bewegungsaufgabe wählen. Wenn es sehr heiß ist, ermüden Sie vielleicht schneller und verlieren auch mehr Wasser, sodass Sie immer darauf achten müssen, wie es Ihnen geht, und somit das Training daran anpassen.
- **Raues Wetter:** Wenn es nass ist, werden die meisten Untergründe rutschig, also verwenden Sie nur solche Drills, die sicher sind. Wenn ein Gewitter aufkommt, sollten Sie das Training abbrechen.
- **Rost, Abnutzung:** Sicher nutzen Sie irgendwann einmal einen Spielplatz, jedoch sollten Sie immer darauf achten, ob dies erlaubt ist und wenn, ob die Geräte den Belastungen standhalten. Untersuchen Sie die Materialien auf Abnutzung, Rost und andere Gefahren wie spitze Kanten.
- **»Wilde« Umgebung:** Sollten Sie sich entscheiden, in wilder, also gefährlicher Umgebung zu trainieren, dann bereiten Sie sich bitte ausreichend dafür vor und riskieren Sie nichts. Bereiten Sie einen guten Notfallplan vor!
- **Weitere Gefahren in wilder Natur:** Schlammlawinen, Felsstürze, Überschwemmungen, Strömung, Gletscherspalten, giftige Pflanzen, giftige Tiere. Dies sind Dinge, die Sie dabei berücksichtigen müssen, daher empfehlen wir kein Training in wilder Natur.

4. Verletzungen und ungewohnte Belastungen

Einer der größten Risikofaktoren für eine Verletzung ist eine vergangene Verletzung, die womöglich nicht ausreichend therapiert wurde. Oftmals geht es auch um Verletzungen, die nie richtig verschwinden und den Trainierenden immer wieder quälen. Achten Sie besonders auf Gelenke, die derartige Bewegungen aus Ihrem Alltag nicht gewohnt sind:

- Die Schultern beim Klettern oder Überkopfheben (Push Press)
- Die Wirbelsäule im Lendenbereich beim Werfen/Fangen und Heben/Tragen
- Die Hüften, Knie und Fußgelenke beim Springen und bei den tiefen Kniebeugen

Hören Sie auf Ihren Körper. Ihr Körper hält viel aus, wenn Sie seine Warnsignale jedoch nicht beachten, kann es zu Verletzungen und Verschleißerscheinungen kommen.

5. Die Implementierung von Barfußtraining

Eine gute Lauftechnik und Bewegungseffizienz sind nicht allein die Voraussetzung dafür, dass jeder sofort und bei jeder Witterung und jedem Terrain barfuß laufen kann. Die Gefahren sind auf der einen Seite eine zu rasche Umstellung von den Schuhen auf das Barfußlaufen und auf der anderen Seite die, die den Fuß von außen verletzen können wie Glas- und Metall- sowie Müllrückstände auf dem Untergrund und jede Form von scharfen Strukturen, ob natürlich oder vom Menschen hinterlassen.

Defizite in der Mobilität und Stabilität der Füße und Fußgelenke, meist ausgelöst durch die konstante Nutzung gedämpfter oder zu steifer Schuhe und dem Mangel an Barfußlaufen, haben einen direkten Zusammenhang mit diversen Beschwerden und Verletzungen. Aus dem richtigen Umgang mit diesem Risiko erwachsen jedoch zahlreiche Vorteile, aber die Konditionierung der Füße für das Barfußtraining sollte progressiv gesteigert werden und umfasst hauptsächlich drei Aspekte:

- **Das Nervensystem in den Füßen »wecken«**
  Die Sohle der Füße hat eine immense Zahl an Nervenenden. Die Menge an Informationen, die das Gehirn empfängt, wenn man barfuß auf unebenen Untergründen läuft, ist überwältigend, sodass Barfußlaufen als unangenehm, manchmal schmerzhaft empfunden wird. Diese Rückmeldung vom Boden zum Gehirn hat noch weitgehend unbekannte positive Auswirkungen auf die Körper-Geist-Verbindung.
- **Kräftigung der passiven und aktiven Strukturen der Füße**
  Die meisten Menschen haben ihre Füße für mehrere Jahrzehnte in gepolsterten Schuhen »gefoltert«, sodass sie kaum die Gelegenheit bekamen, so zu funktionieren, wie die Natur sie erschaffen hat. Unglücklicherweise kann dies zu einer allgemeinen Schwächung ihrer passiven und aktiven Strukturen führen. Regelmäßiges Barfußlaufen bringt hervorragende biomechanische und funktionelle Anpassungen mit sich, zum Beispiel die Neupositionierung der Zehen, Aktivierung der Funktion der Plantarfaszien, es lockert die Füße auf, mobilisiert und stabilisiert zugleich, wodurch sie nachgiebiger werden und Reflexe auslösen, welche die Gangsicherheit verbessern, das Sturzrisiko verhindern und das sogenannte »Umknicken« verhindern. Dieser Anpassungsvorgang in Richtung der »natürlichen« Füße kann leider Wochen, Monate oder Jahre dauern.
- **Konditionierung der Haut**
  Das Tragen von Socken und Schuhen über den Tag produziert Feuchtigkeit, was die Haut weich und dünn macht. Die Haut unserer Füße kann also nur dicker und somit belastbarer werden, wenn Sie diese so oft und lange wie möglich nackt lassen. Die Sohle der Füße wird besonders fest und dick, wenn Sie damit auf vielen Untergründen laufen. Entgegen der geläufigen Meinung sollten die Fußsohlen jedoch auch geschmeidig bleiben und keine Blasen oder Risse aufweisen. Nackte Füße brauchen also Pflege!

Der Übergang zum Barfuß

Für einige ist Barfußlaufen schon damit erledigt, die Schuhe auszuziehen. Für andere wiederum kann es wie eine unüberwindbare Hürde sein. Für die meisten wird es ein empfindlicher und langer Prozess der Anpassung sein, der nicht zu schnell durchlaufen werden sollte. Es gibt nämlich physische, psychologische und soziale Aspekte, die man nicht unberücksichtigt lassen sollte. Zunächst einmal ist das Barfußlaufen oder barfuß MovNat auf KEINEN Fall Pflicht. Die Wahl, Schuhe zu tragen oder nicht, sollte jedem selbst überlassen werden, genau wie die Art der Schuhe, die man tragen möchte, jedem selbst überlassen wird. Der Widerstand gegen Barfußlaufen kommt manchmal aus dem sozialen Umfeld, manchmal liegt er bei der Person selbst, er sollte in jedem Fall respektiert werden. Sich von solchen Begrenzungen zu befreien, kann ein sehr erleichternder Prozess sein, der eventuell angestoßen, jedoch nicht erzwungen werden sollte.

Raus aus der Komfortzone!

Warum sollten Sie stehen, wenn Ihr Fitnessstudio einen schönen Trainingszirkel mit gepolsterten Sesseln und einer Lendenwirbelstütze hat?
Jeder will sich gut fühlen, gut aussehen und sich gut bewegen, auch wenn viele gar nicht wissen, ob die Zeit und die Mühen, die sie im Fitnessstudio verbringen, die Ergebnisse bringen, die die Werbung verspricht. Stellen Sie sich die natürliche Bewegung im Vergleich zum Training in einem Fitnessstudio vor. Was macht für Sie mehr Sinn? Training außerhalb oder in der Komfortzone? Maschinelles oder natürliches Training. Muskel oder Fähigkeiten? Schein oder Sein? Je mehr Sie Ihre Grenzen herausfordern, neue Erfahrungen sammeln und sich auf scheinbar unkomfortable, zumindest aber ungewohnte Aktivitäten einlassen, desto mehr Komfortzone bekommen Sie, das heißt, Sie werden sich generell wohler in Ihrem Körper fühlen und eine neue Lebensqualität finden, wenn Sie wieder wandern gehen können oder mit Ihren Kindern oder Enkeln richtig mitspielen können. Überstürzen Sie nichts und versuchen Sie nicht, über Nacht Ihre gesamte Routine und Ihren Lebensstil zu verändern. So wird es nicht klappen. Die Ausdehnung Ihrer Komfortzone durch das langsame und intelligente Verschieben Ihrer Grenzen wird Sie langsam aber sicher zuversichtlich machen, dass natürliche Bewegung so einfach und gewinnbringend sein kann und deshalb doch noch einen bedeutenden Platz in Ihrem Leben bekommt. Wie viele Zivilisationskrankheiten sind auf das Sitzen auf Stühlen vor dem Bildschirm zurückzuführen? Setzen Sie sich einfach mal wieder mehr auf den Boden, balancieren Sie auf jedem Bordstein, den Sie sehen.
So können Sie ganz einfach Ihre Komfortzone ausbauen, indem Sie kleine Änderungen in Ihr gewöhnliches Training oder Ihren Lebensstil einbauen. Trauen Sie sich aus Ihrer Routine heraus und durchbrechen Sie langsam mentale Grenzen. Wenn Sie damit beginnen, natürliche Bewegungen zu trainieren, werden Sie sich daran gewöhnen, dass es ein leichter Weg ist, ein interessanter, einer der Neugierde weckt, süchtig macht und die Freude an immer mehr Natürlichkeit und Natur weckt, neuen Techniken und Herausforderungen. Die Natur kommt nicht mit Polstern und perfekten Griffen wie im Fitnessstudio, sondern wird erlebbar in Form von Baumrinde, die Ihnen Schwielen bereiten kann, ganz unterschiedlichen Qualitäten des Bodens, kalter und feuchter Luft. Sie werden tiefe Freude spüren und eine Menge mehr Erfahrungen machen, als Sie sich es in Ihrem Fitnessstudio je erhofft hätten.

Gehen Sie nach draußen

Das Gehirn entwickelt sich in den ersten drei Lebensjahren hauptsächlich zur Kontrolle komplexer Bewegungen, deshalb macht es Sinn, dem Gehirn die richtige Nahrung zu geben. Neue Fertigkeiten auszuprobieren und zu lernen, hat enorme Effekte auf Ihr Wohlbefinden und Ihre Leistung, egal ob Sie ein

Hochleistungssportler sind oder ein Mensch, der sich einfach gern bewegt.

Wenn man bedenkt, wie viele Stunden wir in Gebäuden oder Fortbewegungsmitteln verbringen, ist es nicht verwunderlich, wenn das unser Gehirn beeinflusst. Denn wir sind doch seit jeher daran gewöhnt, frische Luft zum Atmen zu haben und natürlichen Boden unter den Füßen zu spüren. Einfach nur barfuß auf der Wiese oder im Wald zu laufen, auf Felsen zu klettern oder auf Baumstämmen zu balancieren, auf unebenem Grund zu gehen, ist ein enorm positiver Stimulus auf die Rezeptoren in Ihren Fußsohlen mit direkten Folgen für das Gehirn. Nur fünf Minuten Bewegung in der freien Natur gibt Ihrem Selbstwertgefühl eine deutliche Aufwertung. Einen ganzen Tag in der Natur zu verbringen, etwa in der Nähe eines Gewässers, hat einen enormen Effekt auf Ihre Gesundheit, Ihr Wohlbefinden und Ihr Gehirn. Versuchen Sie also, so oft wie möglich draußen zu sein.

Lange Wanderungen oder Spaziergänge erhöhen Ihre Gedächtnisleistung und beugen Demenz vor. Gerade im Kontrast zur Arbeit mit elektronischen Geräten und dem Aufenthalt in Gebäuden werden die Fähigkeit, Probleme zu lösen, die Aufmerksamkeit, das Erkennen von Gefahren und das kreative Denken durch das Bewegen in der Natur verbessert.

Das wirkt sich auch sehr positiv auf die Stimmung aus und kann als gutes Mittel gegen schlechte Laune, Sorgen oder depressive Verstimmungen angesehen werden. Es erlaubt eine Rückbesinnung auf das Wesentliche, sich selbst und die Natur und gibt somit ein Urvertrauen zurück, dass jeder Mensch zur Entwicklung einer gesunden Psyche benötigt. Nutzen Sie jede Gelegenheit, sich natürlich zu bewegen. Nutzen Sie die Möglichkeiten, die Sie zu Hause, im Büro, beim Spazierengehen auf Ihrem Weg entdecken, einen Bordstein zum Balancieren, eine Erhöhung, auf die Sie springen können, ein Objekt zum Heben oder einen Ast oder eine Stange auf einem Spielplatz zum Klettern.

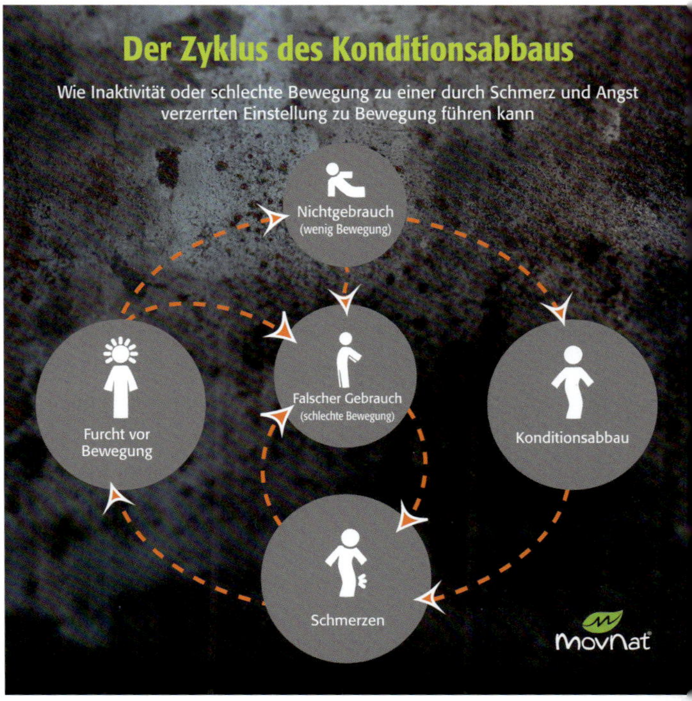
Der Zyklus des Konditionsabbaus
Wie Inaktivität oder schlechte Bewegung zu einer durch Schmerz und Angst verzerrten Einstellung zu Bewegung führen kann
Nichtgebrauch
(wenig Bewegung)
Falscher Gebrauch
(schlechte Bewegung)
Furcht vor Bewegung
Konditionsabbau
Schmerzen
MovNat

Lebensstil

»Wir sind dazu bestimmt, zu starken Menschen zu wachsen und in Würde zu altern. Die Wiedererlangung einer authentischen Bewegung ist der Ausgangspunkt.«

Gray Cook

Wir glauben, dass MovNat genauso eine Wiedererlangung von authentischer Bewegung ermöglicht. Während die modernen Fitnessmethoden für den Einzelnen nur optional sind, war, ist und wird die natürliche Bewegung für den Menschen auch in Zukunft eine biologische Notwendigkeit sein. Man kann sich leicht vorstellen, welche körperlichen und geistigen Konsequenzen es für ein Tier hat, wenn es davon abgehalten wird, sich natürlich zu bewegen. Warum sollte es bei uns anders sein?

Nachwort

Es besteht eine hohe Dringlichkeit, ein Buch über natürliche Bewegung in deutscher Sprache zu veröffentlichen angesichts der gesundheitlichen Probleme der breiten Bevölkerung, begleitet von einer seit Jahrzehnten vorherrschenden Fitnessphilosophie, deren positive Effekte nur wenigen dienen. Auf der einen Seite beginnt sich langsam aber unglaublich schnell ein »Movement«-Trend zu entwickeln, der den Mensch in seiner Natürlichkeit in den Mittelpunkt stellt.
Nach all den Jahren der wissenschaftlich-technologischen Überladung von Sport, Fitness, Prävention und Rehabilitation und im Gegensatz zu dem Vergessen alter, unendlich wertvoller Bewegungsweisheiten beobachtet man wieder das Verlangen der Menschen nach diesen Dingen – nach althergebrachten, alters- und leistungsunabhängigen, selbstständigen, alltagstauglichen und vor allem natürlichen Methoden der Gesunderhaltung und der Möglichkeit der Wiederfindung der wahren Natur des Menschen und dem, was man für eine »ganzheitliche Gesundheit« wirklich braucht.
Eine Bewegungsmethode, die nicht als Trend oder Mode bezeichnet werden kann, sondern eine notwendige Bedingung ist für die Gesundheit von Körper und Geist, deren Einheit miteinander. Im Gegensatz dazu stehen die Vereinfachung, Mechanisierung und die auf optische Effekte ausgerichtete Fitnessbewegung und der Breiten- und Leistungssport, dem die Bewegung nur noch als Vehikel für den Wettkampf dient. Eine Unzahl von Geräten, die die Lösung aller Probleme versprechen, und uralte Bewegungsformen, die rein für wirtschaftliche Zwecke so weit verändert wurden, dass deren ursprüngliche Zielsetzung, die Vereinigung von Körper und Geist, gänzlich verschwunden ist.
MovNat ist das einzige Verbindungsstück zwischen der ursprünglichen Lebensart des Menschen und dem heutigen körperlichen und damit auch geistigen Verfall. Diese Lebensart war über Millionen Jahre integraler Teil der Natur. Der Mensch war Teil der Natur. Der gesamte menschliche Organismus war auf einfachste Werkzeuge, Nahrungssuche und Überleben in einer sehr rauen Natur geprägt, dabei war der Bewegungsapparat bereits vor ca. 2 Millionen Jahren nahezu fertig entwickelt. Das geistige Potenzial, wie wir es bis heute nutzen, haben wir erst seit ca. 2000 Jahren. Die Vermittlung der vordergründig rein praktischen Bewegungswerkzeuge in Verbindung mit kindlich-spielerischen Bewegungsmöglichkeiten garantieren eine überragende Fitness, Gesundheit und Wohlbefinden und eine wunderbare Beeinflussung des Lebensstils. Dies ist die Zielsetzung und der Weg von MovNat.

Verwendete Literatur und Empfehlungen

Atchely, R. A./Strayer D. L./Atchley P. (2012). *Creativity in the Wild: Improving Creative Reasoning through Immersion in Natural Settings.* PLOS ONE.

Barreto de Brito et al. (2012). *Ability to sit and rise from the floor as a predictor of all-cause mortality.* European Journal of Preventive Cardiology, 0 (0): 1-7.

Bohus, Julius (1986): *Sportgeschichte. Gesellschaft und Sport von Mykene bis heute.* BLV Buchverlag.

Bowman, Katy (2014): *Move Your DNA. Restore Your Health Through Natural Movement.* Lotus Publishing, USA.

Bratman, G. N. et al. (2015). *Nature experience reduces rumination and subgenual prefrontal cortex activation.* Proceedings of the National Academy of Science of the United States of America.

Cook, Gray (2010): *Movement. Functional Movement Systems.* On Target Publications, Aptos CA, USA.

Hetzler/Rakowski/Raynor (2014): *Movement Restoration. Improving Movement Always and in All Ways.* Movement Restoration, LLC, Springfield MO, USA.

Lieberman, Daniel E. (2013): *The Story of the Human Body.* Pantheon Books, New York, USA.

ten Brinke, L. F. et al. (2014). *Aerobic exercise increases hippocampal volume in older women with probable mild cognitive impairment: a 6-month randomised controlled trial.* British Journal of Sports Medicine.

Yu, Edward (2015): *The Mass Psychology of Fittism. Art of Slowing Down,* Los Angeles, USA.

Übungsverzeichnis

Stichwortverzeichnis

Über die Autoren

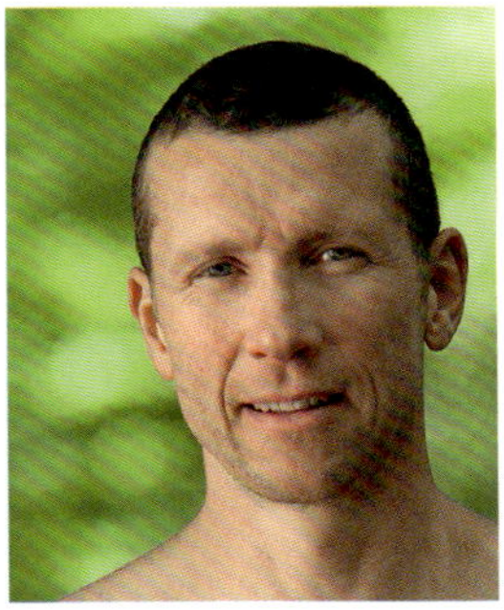

Dipl. Sportwissenschaftler **Bernd Reicheneder** M. A. ist selbstständiger Unternehmer mit der Firma Betasport, einem Dienstleistungs- und Beratungsunternehmen mit der Zielsetzung ganzheitlicher und natürlicher Wiederherstellung eines gesunden Körpers und Geistes. Nach 20 Jahren Shotokan-Karate-Leistungssport hat er 2011 MovNat kennengelernt und als Erster in Europa professionelles MovNat angeboten. Mittlerweile stehen Muskelmotorik-Funktionstests, MovNat-Workshops und die Ausbildung sowie der Gerätebau für natürliches Bewegungstraining (GymTree) im Mittelpunkt seines Schaffens. www.movnatmuenchen.de

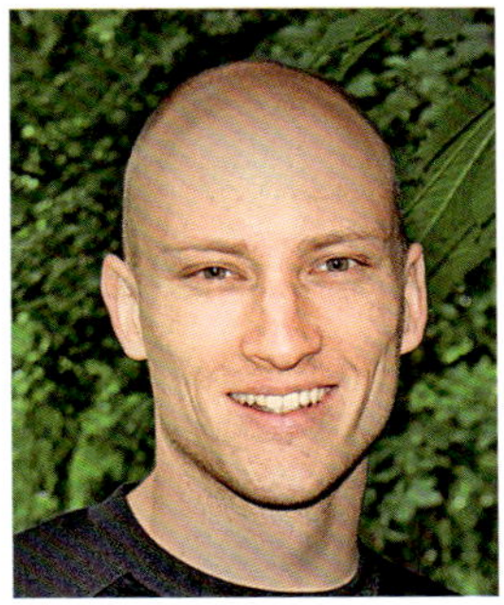

Daniel Müller ist Sportwissenschaftler (Master of Arts) sowie Sport- und Bewegungstherapeut und arbeitet als wissenschaftlicher Mitarbeiter an der Otto-von-Guericke-Universität Magdeburg. Er ist außerdem selbstständig tätig als Trainer, Therapeut und Referent in den Bereichen individuelles Training, Sport- und Bewegungstherapie, Neurokinetische Therapie, Outdoor-Training und Entspannungstraining. Seine größte Leidenschaft ist Bewegung. So praktiziert er seit vielen Jahren Krafttraining, Körperübungen, Achtsamkeits- und Entspannungstraining und vielfältige Bewegungsformen im Alltag und in der Natur.

Impressum

Bibliografische Information der Deutschen Nationalbibliothek
Die Deutsche Nationalbibliothek verzeichnet diese Publikation in der Deutschen Nationalbibliografie; detaillierte bibliografische Daten sind im Internet über http://dnb.d-nb.de abrufbar.

BLV Buchverlag GmbH & Co. KG
80636 München

© 2016 BLV Buchverlag GmbH & Co. KG, München

Das Werk einschließlich aller seiner Teile ist urheberrechtlich geschützt. Jede Verwertung außerhalb der engen Grenzen des Urheberrechtsgesetzes ist ohne Zustimmung des Verlags unzulässig und strafbar. Das gilt insbesondere für Vervielfältigungen, Übersetzungen, Mikroverfilmungen und die Einspeicherung und Verarbeitung in elektronischen Systemen.

Bildnachweis
Alle Bilder von Ulli Seer, außer: S. 12 Gettyimages/NurPhoto, S. 14 (li) Thinkstock/motiongrafiks, S. 14 (re) J. Walker, engraver, based on specifications by Francis Lowndes [Public domain], via Wikimedia Commons (https://commons.wikimedia.org/wiki/File%3AGymnasticon.png), S. 16 iStock/zhudifeng, S. 20 Shutterstock/MNStudio, S. 23 iStock/Squaredpixels, S. 24 Fotolia/Robert Kneschke

Grafiken:
Die Verwendung der Grafiken erfolgt mit freundlicher Genehmigung von MovNat.

Umschlagkonzeption und Gestaltung: BLV-Verlag
Umschlagfotos: Gettyimages/Westend61/Roman Märzinger (vorne), Ulli Seer (Rückseite)

Lektorat: Stella Rahn
Herstellung: Hermann Maxant
Layoutkonzept und DTP: griesbeckdesign, München

Gedruckt auf chlorfrei gebleichtem Papier

Printed in Slovakia
ISBN 978-3-8354-1564-5

www.facebook.com/blvVerlag

Hinweis
Das vorliegende Buch wurde sorgfältig erarbeitet. Dennoch erfolgen alle Angaben ohne Gewähr. Weder Autoren noch Verlag können für eventuelle Nachteile oder Schäden, die aus den im Buch vorgestellten Informationen resultieren, eine Haftung übernehmen.

BLV im WEB

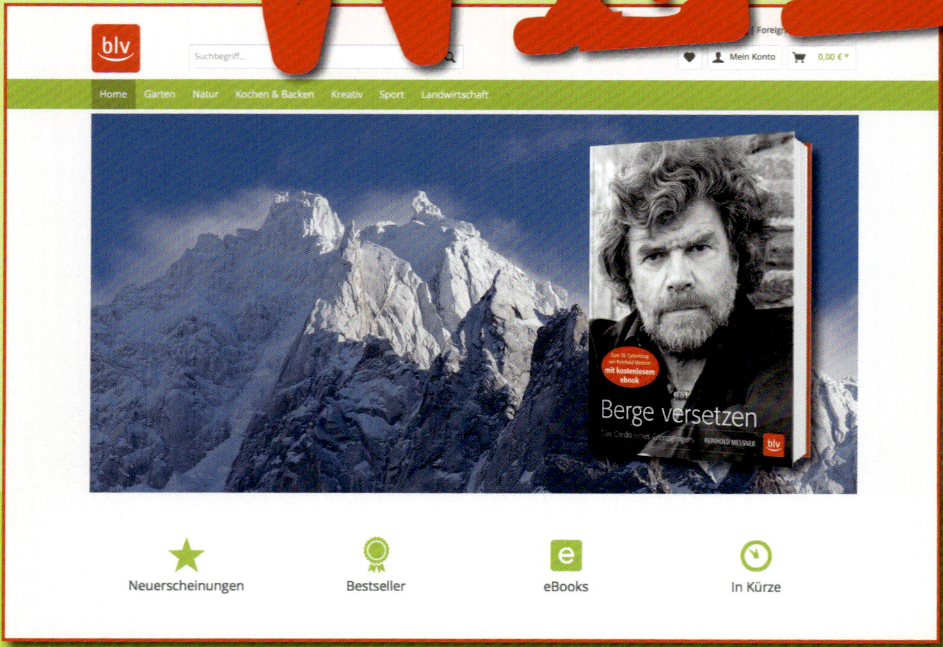

In unserem Webshop warten weit über 500 lieferbare Titel zu den Themen Garten, Natur, Sport, Fitness, Kreativ und Kochen auf Sie.

Surfen Sie doch mal vorbei, bestellen Sie **versandkostenfrei** und zahlen Sie bequem z.B. **auf Rechnung** oder schnell via **Paypal**.

Versandkostenfrei bestellen: www.blv.de

blv